VAN DEZELFDE AUTEUR:

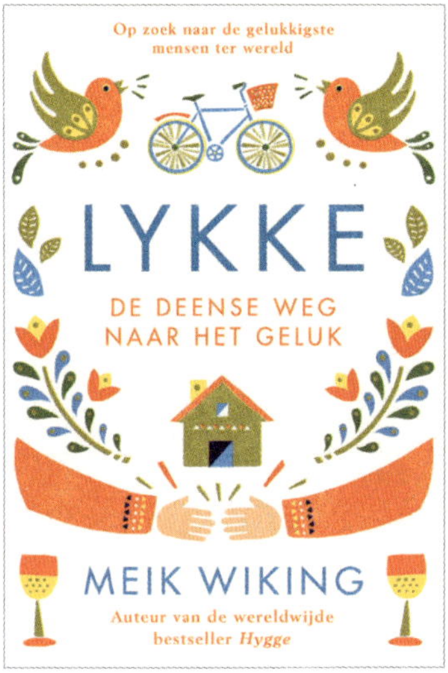

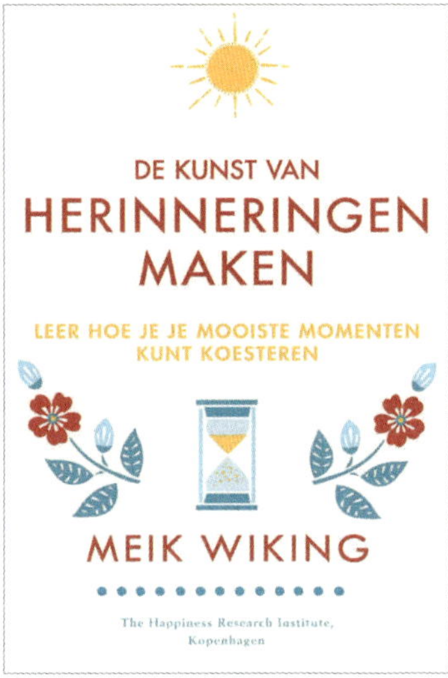

HYGGE

DE DEENSE KUNST VAN HET LEVEN

MEIK WIKING

Lev.

Oorspronkelijke titel
The Little Book of Hygge
Original English language edition first published by Penguin Books Ltd, London

Vertaling
Barbara Lampe
Ontwerp binnenwerk en omslag
Hampton Associates
Bewerking Nederlands binnenwerk en omslag
Pinta Grafische Producties

ISBN 978 94 005 0818 7
NUR 770

Achtste druk, juli 2021

De songtekst op pagina 178 van 'De gelukkige dag van Svante' van Benny Andersen komt uit *Højskolesangbogen*, naar de Engelse vertaling van Kurt Hansen.

INHOUD

INLEIDING

Hoega? Hhuuguh? Heurgh? Het doet er niet toe hoe je hygge *schrijft of spelt. Zoals Winnie de Poeh, een van de grootste filosofen van onze tijd, zei toen hem werd gevraagd hoe je een bepaald gevoel spelt: 'Dat spel je niet, dat voel je.'*

Toch is het spellen en uitspreken van 'hygge' nog vrij gemakkelijk. Uitleggen wat het precies is daarentegen, is ingewikkelder. Hygge is al van alles genoemd, van 'de kunst van het creëren van intimiteit', 'behaaglijkheid van de ziel' en 'de afwezigheid van ergernis', tot 'genieten van de aanwezigheid van kalmerende dingen', 'knus kameraadschap' en mijn persoonlijke favoriet: 'warme chocolademelk bij kaarslicht'.

Hygge draait veel meer om een bepaalde sfeer en ervaring dan om spullen. Het draait om het samenzijn met de mensen van wie we houden. Een gevoel van thuis. Het gevoel dat we veilig zijn en ons kunnen ontspannen, afgeschermd van de buitenwereld. Waar we een gesprek kunnen hebben over de kleine of grote dingen des levens – of in comfortabele stilte bij elkaar zitten – of gewoon in ons eentje genieten van een kop thee.

In december, vlak voor kerst, zat ik met wat vrienden in een oud vakantiehuisje in Zweden. De kortste dag van het jaar werd opgelicht door de sneeuwdeken die het omliggende landschap bedekte. Toen rond vier uur 's middags de zon onderging – die we de komende zeventien uur niet meer zouden zien – gingen we naar binnen en staken we het haardvuur aan.

We hadden gewandeld en zaten allemaal moe en doezelig rondom de haard met dikke truien en wollen sokken aan. De enige geluiden die we hoorden

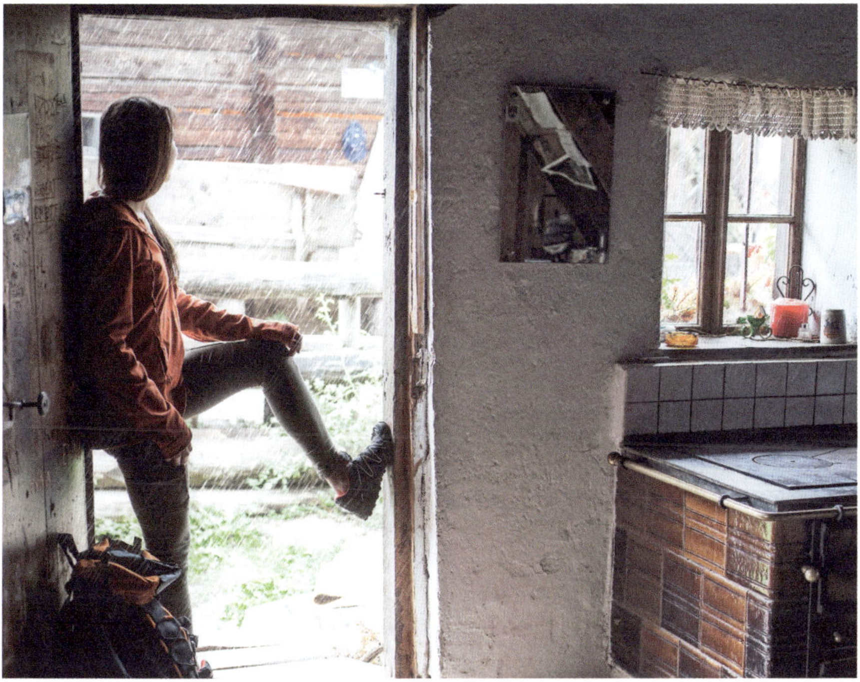

waren het borrelen van de stoofpot op het fornuis, het knappen van het haardvuur en het slikken wanneer iemand een slokje glühwein nam. Toen verbrak een van mijn vrienden de stilte met de retorische vraag: 'Meer hygge dan dit kan het toch niet worden?'

'Jawel,' antwoordde een van de meisjes na een poosje. 'Als het buiten ook nog gaat stormen.'

Iedereen knikte instemmend.

DE SLEUTEL TOT GELUK?

Ik heb de beste baan van de wereld. Ik onderzoek waar mensen gelukkig van worden. Op het Happiness Research Institute, een onafhankelijke denktank die zich bezighoudt met welzijn, geluk en kwaliteit van leven, onderzoeken we de oorzaken en effecten van menselijk geluk en werken we aan de verbetering van de kwaliteit van leven van mensen over de hele wereld.

We zijn gestationeerd in Denemarken en ja, er branden inderdaad de hele week kaarsen op ons kantoor. (En ja, ons kantoorpand is mede gekozen op basis van de hygge-factor.) We hebben echter geen open haard. Nog niet. We zijn ook opgericht en gestationeerd in Denemarken omdat dat land steevast boven aan de lijst van gelukkigste landen ter wereld staat. Hoewel Denemarken ook geen perfect Utopia is en net als elk land te kampen heeft met problemen en uitdagingen, geloof ik dat Denemarken een inspiratiebron kan zijn voor landen die de kwaliteit van leven van hun inwoners willen verbeteren.

Dat Denemarken een van de gelukkigste landen ter wereld is, heeft voor veel media-aandacht gezorgd. Wekelijks krijg ik vragen als 'Waarom zijn de Denen zo gelukkig?' en 'Wat kunnen we van de Denen leren als het gaat om geluk?' van journalisten van onder andere *The New York Times*, de BBC, *The Guardian*, de *China Daily* en *The Washington Post*. Daarnaast komen er uit alle hoeken van de wereld delegaties van burgemeesters, onderzoekers en politici naar het Happiness Research Institute, die op zoek zijn naar... geluk, of in elk geval naar de reden voor de hoge mate van geluk, welzijn en kwaliteit van leven in Denemarken. Voor velen is het een raadsel, want naast vreselijk slecht weer hebben de Denen ook te maken met een van de hoogste belastingtarieven ter wereld.

Toch is er brede steun voor de verzorgingsstaat. Die steun komt voort uit een bewustzijn van het feit dat het verzorgingsmodel de collectieve rijkdom omzet in welzijn. We zien het niet als belasting betalen, maar als investering in onze maatschappij. We schaffen kwaliteit van leven aan. Het antwoord op de vraag waarom Denen zich over het algemeen zo prettig voelen moet men zoeken in die verzorgingsstaat. Deze beperkt de risico's voor de burgers, gaat daarmee gevoelens van angst en onzekerheid te lijf en verhindert zo dat men extreem ongelukkig wordt.

Toch heb ik onlangs nog een ingrediënt voor het recept voor geluk gevonden dat tot nu toe over het hoofd werd gezien, namelijk hygge. Het woord 'hygge' komt van het Noorse woord voor welzijn. Bijna vijfhonderd jaar lang waren Denemarken en Noorwegen één koninkrijk, totdat Denemarken in 1814 Noorwegen verloor. Hygge verscheen voor het eerst in geschreven Deens aan het begin van de negentiende eeuw. Het verband tussen hygge en welzijn of geluk is waarschijnlijk geen toeval.

Volgens de European Social Survey zijn Denen niet alleen de gelukkigste mensen van Europa, maar zijn zij ook degenen die het vaakst met vrienden en familie afspreken en zich het kalmst en vredigst voelen. We zien dan ook met recht een steeds groter wordende interesse in hygge. Journalisten gaan op rondreis door Denemarken op zoek naar hygge, in het Verenigd Koninkrijk worden aan een hogeschool lessen in Deense hygge gegeven, en overal ter wereld verschijnen er hygge-bakkerijen, -winkels en -cafés. Maar hoe creëer je hygge? Wat is het verband tussen hygge en geluk? En wat ís hygge precies? In dit boek wordt er gezocht naar antwoorden op die vragen.

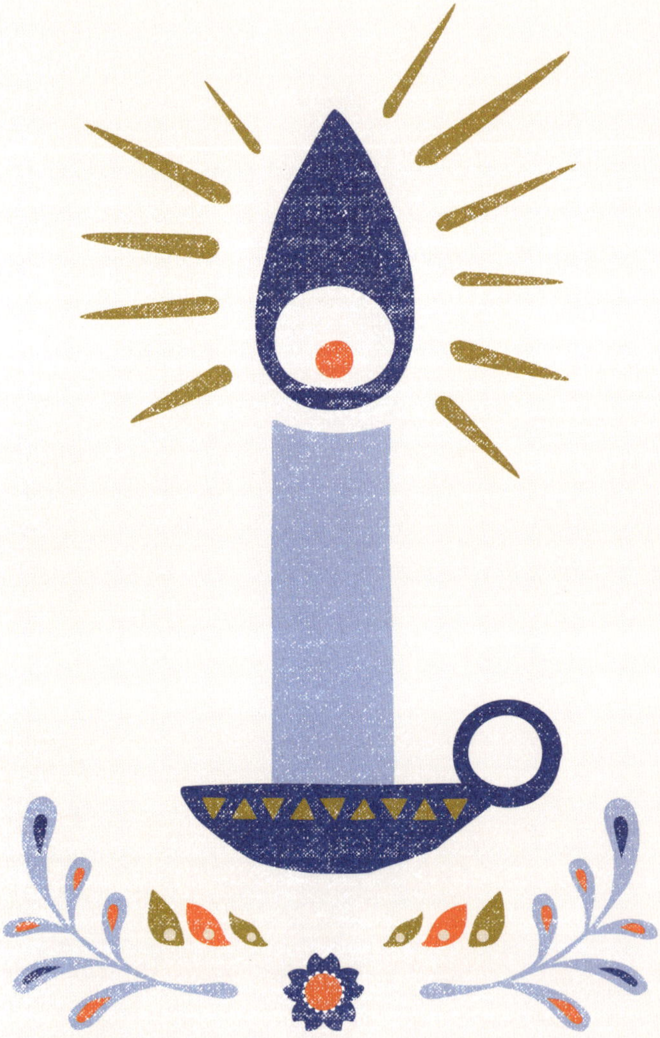

HOOFDSTUK EEN

LICHT

KANT-EN-KLARE HYGGE: KAARSEN

Er bestaat geen recept voor hygge zonder kaarsen. Als je aan Denen vraagt wat ze het meest associëren met hygge, zal een overweldigende meerderheid van 85 procent antwoorden: kaarsen.

Het Deense woord voor spelbreker is *lyseslukker*, wat letterlijk betekent: degene die de kaarsen uitdoet, en dat is geen toeval. Er is geen snellere manier om hygge te creëren dan het aansteken van een paar kaarsen, of zoals ze in het Deens heten: *levende lys*, oftewel 'levend licht'. Rufus Gifford, de Amerikaanse ambassadeur in Denemarken, zei over de liefdesrelatie van Denen met kaarsen: 'Je hebt ze niet alleen in de woonkamer, maar overal. In klaslokalen, in vergaderzalen. Als Amerikaan denk je algauw: Brandgevaar! Hoe halen ze het in hun hoofd om open vuur in een klaslokaal te zetten? Maar het gaat om een emotioneel geluk, een emotionele knusheid.'

Daar heeft de Amerikaanse ambassadeur een punt. Volgens de European Candle Association worden er in Denemarken per hoofd van de bevolking meer kaarsen gebrand dan waar dan ook in Europa. Iedere Deen brandt ongeveer 6 kilo kaarsen per jaar. Om dit in perspectief te plaatsen: iedere Deen eet ongeveer 3 kilo spek per jaar. (Ja, de spekconsumptie is een standaard meeteenheid in Denemarken.) Het kaarsenverbruik is een Europees record. Denemarken brandt zelfs twee keer zoveel kaarsen als de tweede op de lijst: Oostenrijk, waar 3,16 kilo per hoofd wordt opgebrand. Geurkaarsen zijn echter niet populair. Sterker nog, Asp-Holmblad, de oudste kaarsenproducent van Denemarken, heeft niet eens geurkaarsen in het assortiment. Ze worden beschouwd als kunstmatig en Denen geven juist de voorkeur aan natuurlijke en biologische producten. Denen scoren namelijk ook als een van de hoogsten als het gaat om het kopen van biologische producten.

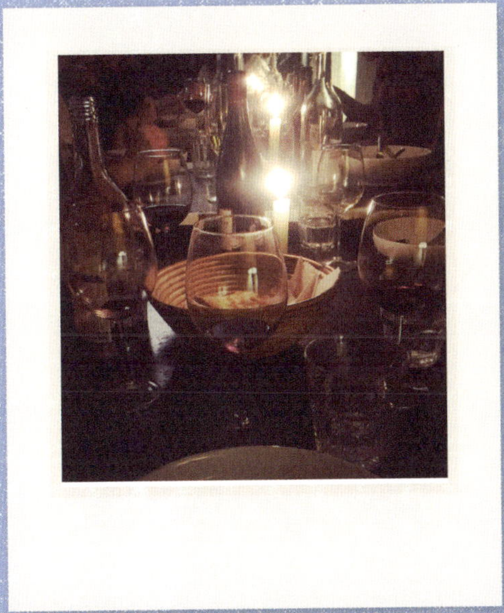

Meer dan de helft van de Denen steekt in de herfst en winter elke dag kaarsen aan. Volgens een onderzoek van een van de grootste kranten van Denemarken zegt slechts 4 procent nooit kaarsen aan te steken. In december stijgt het kaarsenverbruik naar drie keer zoveel. Dit is ook de tijd waarin je een speciale kaars ziet die alleen wordt gebrand in de dagen voor kerst: de *kalenderlys*, oftewel adventskaars. Op deze kaars staan vierentwintig streepjes, één voor elke decemberdag voor kerst, waarmee het de langzaamste aftelklok ter wereld is.

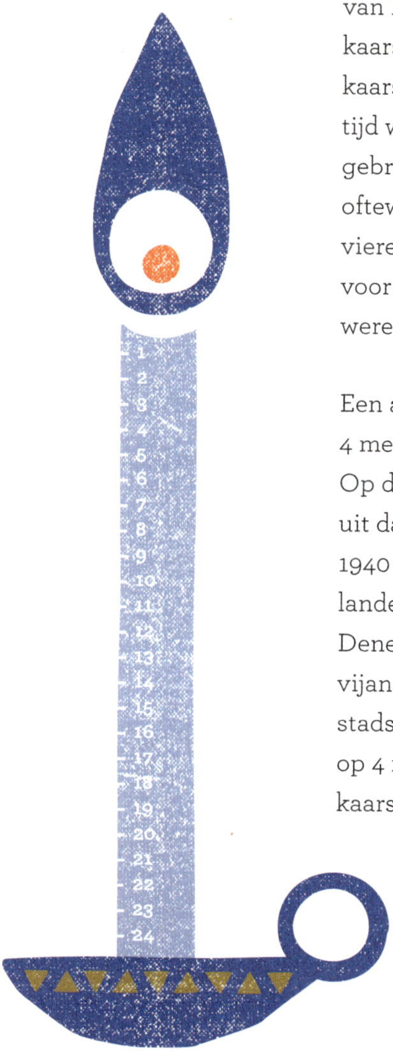

Een andere speciale gelegenheid voor kaarsen is 4 mei, ook bekend als het *lysfest*, oftewel lichtfeest. Op de avond van 4 mei 1945 zond de BBC het bericht uit dat de Duitse troepen die Denemarken al sinds 1940 bezetten, capituleerden. Zoals in wel meer landen tijdens de Tweede Wereldoorlog, werd er in Denemarken aan verduisteringen gedaan, zodat vijandige vliegtuigen niet konden navigeren op stadsverlichting. Vandaag de dag vieren de Denen op 4 mei nog steeds de terugkeer van het licht door kaarsen voor hun ramen te zetten.

Hoe *hyggelig* ze ook mogen zijn, er zit ook een nadeel aan kaarsen en dat is het roet. Uit onderzoek blijkt dat het branden van één kaars meer roetdeeltjes in de lucht brengt dan het verkeer op een drukke straat.

Onderzoek door het Deense Bouwonderzoeksinstituut toont aan dat kaarsen binnenshuis meer roetdeeltjes uitstoten dan sigaretten of koken. Maar ondanks het feit dat Denemarken een zeer gereguleerd land is, zitten er nog geen waarschuwingslabels aan kaarsen. Dat zouden de hygge-fanaten niet pikken. Maar inmiddels zijn de Denen zich wel meer bewust van het belang van het luchten van kamers na het branden van kaarsen, die ze ondanks de gezondheidsrisico's in belachelijke hoeveelheden blijven verbruiken.

Hoe vaak steken de Denen kaarsen aan?

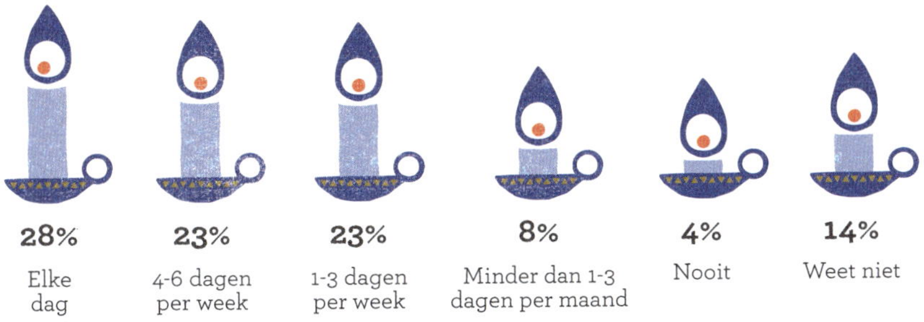

Hoeveel kaarsen branden er per keer?

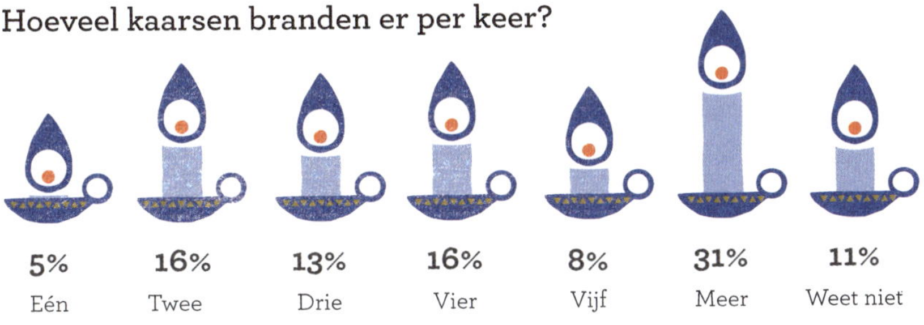

LAMPEN

Licht draait niet alleen om kaarsen. De Denen zijn geobsedeerd door licht in het algemeen. Ik heb een keer twee uur lang met mijn vriendin door Rome gelopen, op zoek naar een restaurant met hyggelige verlichting.

De Denen kiezen hun lampen zorgvuldig uit en plaatsen ze op strategische plekken waar ze kalmerende baden van licht vormen. Het is een kunstvorm, een wetenschap en een industrie. Een aantal van de allermooiste ontwerpen ter wereld stammen uit de gouden eeuw van Deens design. Bijvoorbeeld de lampen van Poul Henningsen, Arne Jacobsen en Verner Panton. Als je op bezoek gaat bij een armzalige student kun je nog weleens een dure lamp van Verner Panton in de hoek van de studentenkamer aantreffen.

Een vuistregel is: hoe lager de lichttemperatuur, hoe meer hygge. De flits van een camera is rond de 5.500 Kelvin (K), tl-buizen zijn 5.000 K en gloeilampen 3.000 K, terwijl zonsondergangen, houtvuur en kaarsvlammen rond de 1.800 K liggen. En dat is precies de juiste lichttemperatuur voor hygge.

Vampieren die verbrand worden door daglicht moeten er ongeveer net zo uitzien als een paar Denen die uitgenodigd worden voor een hygge-diner en vervolgens onder een tl-bak van 5.000 K worden geplaatst. Eerst zullen ze hun ogen toeknijpen en het martelwerktuig dat je aan het plafond hebt hangen proberen te onderzoeken. Vervolgens, wanneer het diner begint, zul je zien hoe ze ongemakkelijk heen en weer schuiven op hun stoelen en dwangmatig krabben en zenuwtrekjes onderdrukken.

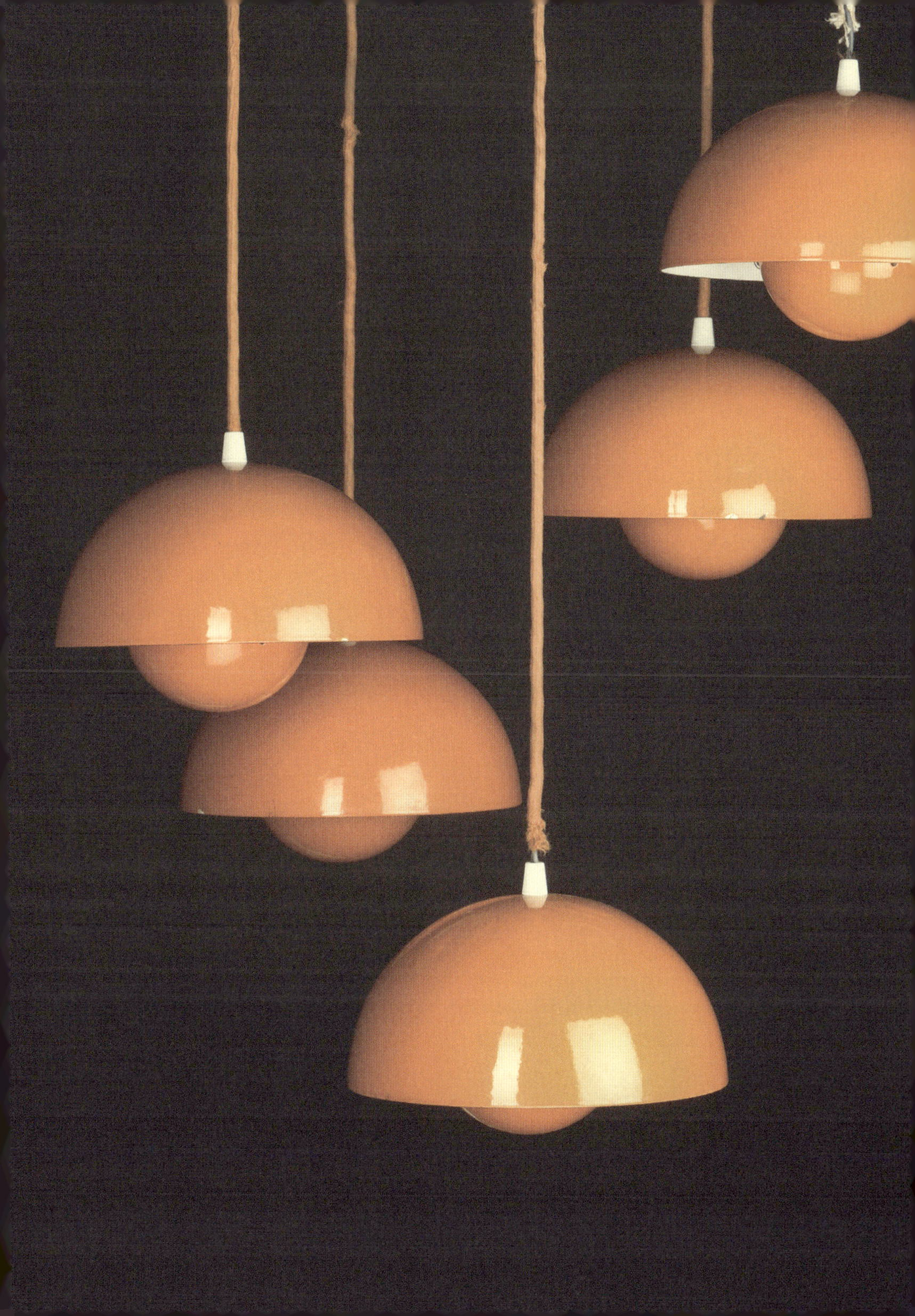

Die obsessie voor licht komt door een gebrek aan contact met de natuurlijke omgeving van oktober tot maart. Gedurende deze periode is duisternis het enige wat Denemarken in overvloed heeft. Zomers in Denemarken zijn prachtig. Als de eerste zonnestralen het land bereiken, worden de Denen wakker uit hun winterslaap en weten ze niet hoe snel ze een plekje in de zon moeten veroveren. Ik ben gek op de zomer in Denemarken. Het is mijn favoriete dag van het jaar. Alsof het nog niet erg genoeg is dat de winters lang en koud zijn en de zomers kort, heeft Denemarken ook nog eens 179 dagen per jaar regen. Voor *Game of Thrones*-fans: zoiets als Winterfell.

Daarom is hygge tot zo'n hoog niveau verfijnd, daarom wordt het in Denemarken gezien als een onderdeel van de nationale identiteit en cultuur. Hygge is het tegengif voor de koude winter, de regenachtige dagen en de uitgestreken duisternis. Je kunt hygge het hele jaar door hebben, maar in de winter wordt het niet alleen noodzaak, maar ook een overlevingsstrategie. Daarom hebben de Denen de reputatie van hygge-fundamentalisten en daarom hebben ze het er ook zo vaak over.

Mijn favoriete plekje in mijn appartement in Kopenhagen is de vensterbank in de woonkeuken. Hij is breed genoeg om gemakkelijk op te zitten en ik heb er kussens en dekens neergelegd om er een echte *hyggekrog* (zie het hygge-woordenboek op pagina 42) van te maken. Vanwege de radiator onder de vensterbank is het hét perfecte plekje om van een kop thee te genieten op een koude winteravond. Maar wat ik er het leukst aan vind, is de warme, oranje gloed die uit elk appartement rondom de binnenplaats stroomt. Het is een mozaïek van schijnsels dat voortdurend verandert naarmate er mensen vertrekken of thuiskomen. Dit uitzicht heb ik deels te danken aan Poul Henningsen, want in elke goedverlichte kamer in Denemarken staat allicht een lamp van de architect en ontwerper die bij iedere Deen kortweg bekend is als PH.

Hij was voor lichtarmaturen wat Edison voor de gloeilamp was. PH was, net als de meeste Denen vandaag de dag, geobsedeerd door licht. Sommigen noemen hem de eerste lichtarchitect ter wereld, want hij heeft zijn hele carrière toegewijd aan onderzoek naar het belang van licht voor ons welzijn, en aan het ontwerpen van een lamp die licht kon verspreiden zonder dat mensen er direct in hoefden te kijken.

> *Het kost geen geld om een ruimte in het juiste licht te zetten, maar het vereist wel cultuur. Vanaf het moment dat ik op mijn achttiende begon te experimenteren met licht, ben ik op zoek geweest naar harmonie in verlichting. Mensen zijn net kinderen. Zodra ze nieuwe speeltjes krijgen, gooien ze hun oude weg en dan kan het feest beginnen. Met de komst van elektrisch licht kwam ook de mogelijkheid om te baden in het licht.*
>
> *Als je 's avonds vanuit de tram bij mensen op de begane grond naar binnen kijkt, lopen de rillingen over je rug bij de aanblik van hun troosteloze huizen. Meubels, stijl, vloerkleden – alles is ondergeschikt aan de positie van het licht.*
>
> **Poul Henningsen (1894-1967), 'Over licht'**

DRIE ICONISCHE DEENSE LAMPEN

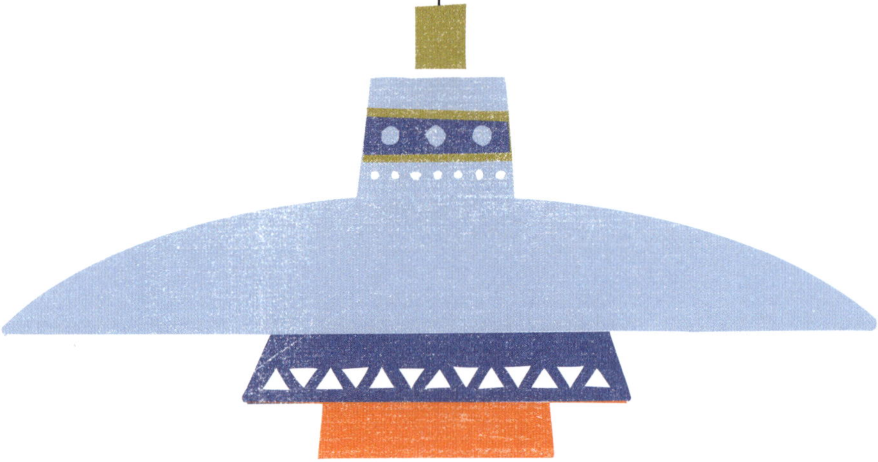

1 DE PH-LAMP

Na een decennium lang op zijn zolder te hebben geëxperimenteerd met lampen en verlichting, presenteerde Henningsen de eerste PH-lamp in 1925. Hij gaf zachter en meer diffuus licht door het gebruik van een aantal over elkaar geplaatste kappen, waardoor het licht werd verspreid, maar de gloeilamp zelf aan het oog werd onttrokken. Daarnaast gaf PH de binnenkant van een van de onderdelen een rode kleur om het harde witte licht roder te maken. Zijn grootste succes was de PH5, met metalen kappen, uit 1958. De PH-lampen werden toen al in meer dan duizend verschillende ontwerpen geproduceerd. Veel van die ontwerpen worden nu niet meer gemaakt en de zeldzaamste modellen kunnen voor wel 24.000 euro worden geveild.

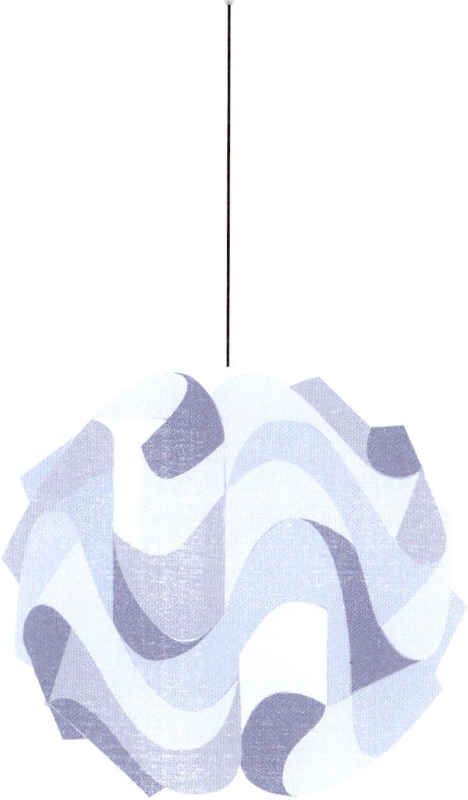

2 LE KLINT

In 1943 begon de familie Klint met het produceren van lampenkappen met gevouwen plooien, die in feite al veertig jaar eerder waren ontworpen door Peder Vilhelm Jensen-Klint, een Deense architect. Hij ontwierp ze voor eigen gebruik, omdat hij een petroleumlamp had waar hij een kap voor nodig had. Het werd een familiebedrijf waarin de zonen en dochters van Klint al hun vaardigheden in ontwerpen, innoveren en zakendoen kwijt konden.

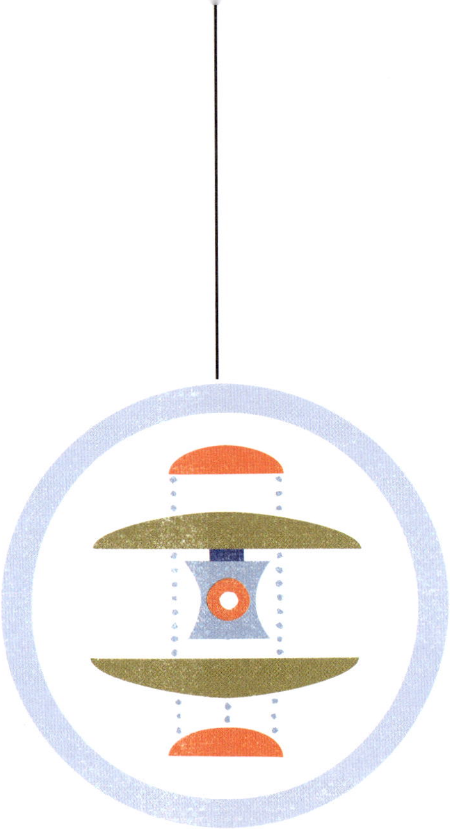

3 PANTON VP GLOBE

De Panton VP Globe is een hanglamp die rustgevend, diffuus licht werpt vanuit zijn binnenste ring. Hij werd in 1969 ontworpen door Verner Panton, het enfant terrible van het Deense design. Hij hield van werken met moderne materialen zoals plastic en staal. Panton had gestudeerd aan de Koninklijke Academie voor Schone Kunsten en de School voor Architectuur, Ontwerp en Restauratie, een vooraanstaand instituut voor architectuur dat tegenwoordig ook een 'lichtlaboratorium' huisvest waar daglicht en kunstlicht worden bestudeerd.

BETER DAN PHOTOSHOP

Er is een beroepsgroep die misschien wel net zo geobsedeerd is door licht als de Denen, en dat zijn fotografen. 'Fotograferen' betekent schilderen met licht. Iemand die zich daarmee bezighoudt, leert licht beter te begrijpen en kan het beter waarnemen en waarderen.

Misschien hou ik daarom wel zo van fotografie en is dat de reden dat ik in de afgelopen tien jaar wel tienduizenden foto's heb gemaakt. Misschien is daarom mijn favoriete licht ook wel het licht tijdens het 'gouden uur'. Het gouden uur is ongeveer het uur na zonsopgang en het laatste uur voor zonsondergang. Als de zon laag aan de hemel staat, moet het zonlicht door een diepere atmosfeer dringen en dan produceert het een warm, zacht, diffuus licht. Het wordt ook wel het 'magische uur' genoemd en ik geloof dat ik een fractie van een seconde verliefd ben geworden op iedere vrouw die ik op dat moment van de dag heb gefotografeerd. Dit is het licht dat je binnenshuis ook wilt creëren als je 'hyggeligt' licht wilt. Het is heel flatteus licht, beter dan elk Instagram-filter, en jij en je vrienden zullen er allemaal uitzien alsof je in een fotogenieke grot zit.

HYGGE-TIP: CREËER HYGGELIGE VERLICHTING

Je raadt het al. Haal die kaarsen maar tevoorschijn. Maar denk erom dat je de kamer lucht. Misschien moet je ook eens een kritische blik werpen op je elektrische licht. Meestal geven meerdere kleine lampen die verspreid staan door de kamer een meer hyggeligt licht dan één grote lamp aan het plafond. Het doel is om her en der in de kamer kleine verlichte grotjes te creëren.

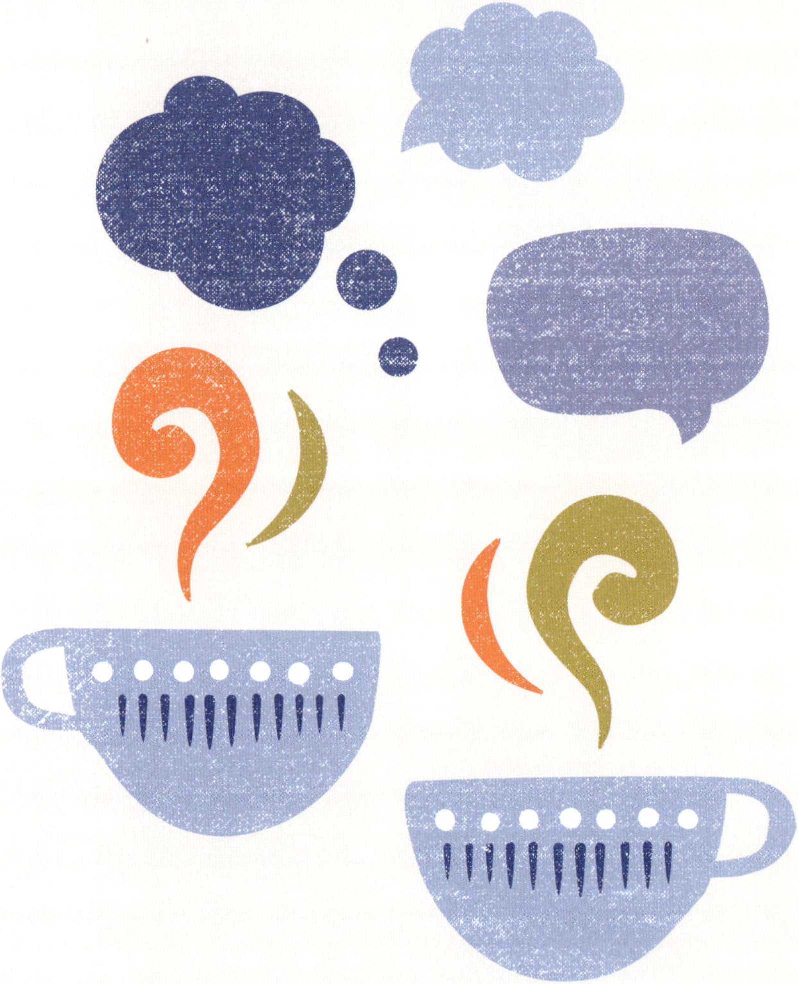

HOOFDSTUK TWEE

HYGGE VOOR EN HYGGE NA

HET SYNDROOM VAN GILLES DE LA TOURETTE

Je kunt veel over de Deense taal zeggen, maar niet dat hij mooi klinkt. Voor buitenlanders klinkt Deens als iemand die Duits praat met een hete aardappel in zijn keel. Maar er zijn ook mensen die zeggen dat het een beetje klinkt als een zieke zeehond die langzaam stikt. Hoe dan ook wemelt de taal van het woord 'hygge'.

Hygge is zowel een werkwoord als een bijvoeglijk naamwoord. Iets kan hyggelig(t) zijn: Wat een hyggelige woonkamer! Het was zo hyggeligt om je te zien! Ik hoop dat je het hyggeligt zult hebben!

We strooien zoveel met de woorden 'hygge' en 'hyggelig' dat het voor buitenlanders moet lijken alsof we allemaal lijden aan een milde vorm van het syndroom van Gilles de la Tourette. We moeten gewoon zeggen hoe hyggeligt alles is. De hele tijd. En niet alleen op het hygge-moment zelf. We praten over hoe hyggeligt het zal zijn om vrijdag af te spreken en op maandag vertellen we elkaar hoe hyggeligt het vrijdag was.

Bij de meeste Deense sociale gelegenheden is hygge een kritieke prestatie-indicator. 'Denk je dat onze gasten zichzelf *hyggede* hebben, schat?' (Verleden tijd, probeer het maar niet uit te spreken.)

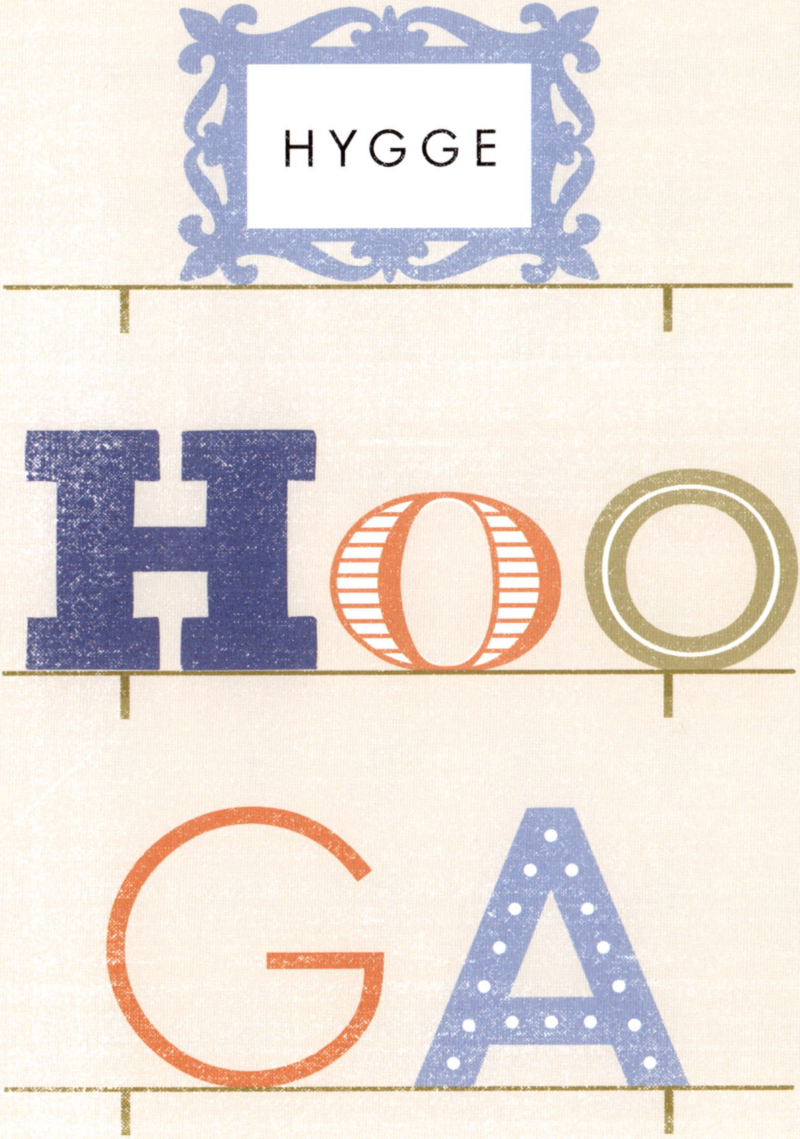
HYGGE
HOO
GA

Om de paar weken spreek ik af met een groep vrienden om te pokeren. Het is een vrij internationaal gezelschap, met mensen uit Mexico, de VS, Turkije, Frankrijk, Engeland, India en Denemarken. In de loop der jaren zijn alle gespreksonderwerpen wel aan bod gekomen – van vrouwen tot het optimaliseren van het bereik van een sinaasappelkanon – en door de diversiteit van de groep vinden onze gesprekken altijd in het Engels plaats. Maar er is één Deens woord dat vaak wordt gebruikt rond de pokertafel. Je raadt het al. Vaak zegt Danny uit Mexico het, wanneer hij net een potje heeft verloren: 'Maakt niet uit. Ik ben hier toch voor de hygge.'

De hygge-factor is niet alleen een kritieke prestatie-indicator bij sociale gelegenheden, maar ook een vrij afgezaagde aanbeveling voor cafés en restaurants. Als je in het Deens zou googelen naar een 'mooi restaurant' krijg je 7.000 treffers. Zoeken naar een 'kwaliteitsrestaurant' levert 9.600 treffers op en een 'goedkoop restaurant' 30.600. Maar een 'hyggelig restaurant' levert wel 88.900 treffers op.

Kun je hygge vertalen?

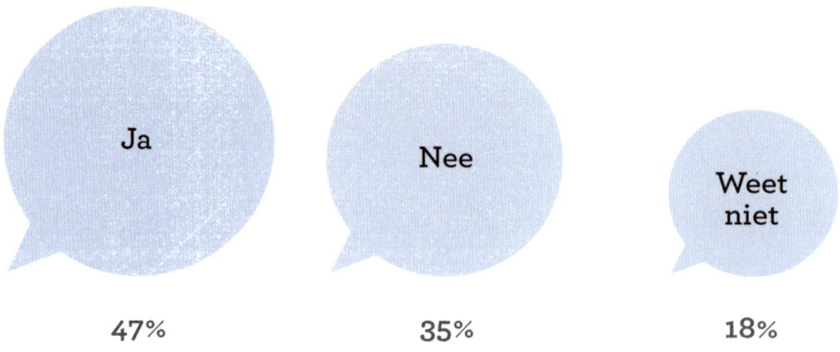

Zoals de *Lonely Planet* zegt: 'Denen zijn geobsedeerd door gezelligheid. Allemaal. Zelfs de stoerste, in leer gehulde motorrijder zal je een bar aanraden die hygge is.'

Dit betekent dus dat alles wat je tijdens je lessen marketing hebt geleerd verkeerd is. Prijs, product, plaats en promotie kunnen het raam uit. Het draait alleen maar om hygge. Ik woon in Kopenhagen, waar ontzettend veel cafés zijn en er zit er ook eentje tegenover mijn appartement. Ze schenken beroerde koffie die naar vis smaakt (ja, echt, ik was ook verbaasd) en vijf euro kost. En toch ga ik er soms heen. Ze hebben namelijk een open haard, en dat is hygge.

Denemarken is niet het enige land met open haarden. Ook niet het enige land met kaarsen, leuk gezelschap of waar je met een dekentje op de bank een kop thee kunt drinken. Toch staan de Denen erop dat hygge typisch Deens is. Een derde van de Denen weigert te geloven dat je hygge kunt vertalen naar een andere taal en is van mening dat het voornamelijk in Denemarken voorkomt.

Komt hygge voornamelijk in Denemarken voor?

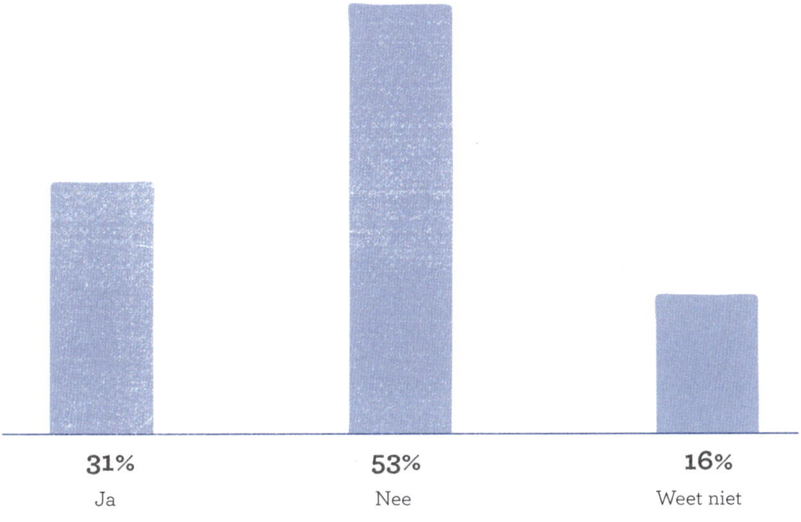

Bron: het Happiness Research Institute

Ik ben het daar niet mee eens. Denen zijn niet de enigen die het hygge kunnen hebben of die het kunnen identificeren, en andere talen hebben vergelijkbare woorden. Nederlanders noemen het gezelligheid en Duitsers hebben het over *Gemütlichkeit,* als ze het hebben over een gevoel van welzijn dat gebaseerd is op goed eten en goed gezelschap. Canadezen zullen het *hominess* noemen. Hoewel er dus meerdere landen zijn die vergelijkbare woorden als hygge kennen als zelfstandig of bijvoeglijk naamwoord, schijnen de Denen de enigen te zijn die hygge ook gebruiken als werkwoord. 'Waarom kom je vanavond niet langs om met ons te hyggen?' Misschien is dat wel iets unieks.

Wat misschien ook uniek is, is hoeveel er in Denemarken over hygge gepraat wordt en hoeveel nadruk erop wordt gelegd. Het wordt beschouwd als een kenmerk voor de Deense culturele identiteit en ligt ingebakken in het Deense DNA. Met andere woorden, wat *freedom* is voor de Amerikanen, *Gründlichkeit* voor de Duitsers en de *stiff upper lip* voor de Britten, is hygge voor de Denen.

Door het belang van hygge voor de Deense cultuur en identiteit, staat de Deense taal bol van de hygge-woorden.

Deens is een opsomming van samengestelde woorden. *Speciallægepraksisplanlægningsstabiliseringsperiode* is bijvoorbeeld een echt woord. Het bevat 51 letters en kan beschouwd worden als het gouden scrabbelwoord.

Met hygge gaat het ook. Je kunt er praktisch elk Deens woord aan vastplakken. Je kunt een *hyggespreder* zijn (iemand die de hygge verspreidt), vrijdagavond is gereserveerd voor *familiehygge*, en sommige sokken zijn echte *hyggesokker.* Op het Happiness Research Institute hangt een bordje met:

> *'Als u koude voeten hebt, mag u gerust een paar hyggesokker lenen.'*

WAT ZEGT EEN NAAM?

Zoals Shakespeare al schreef in Romeo en Julia*: 'Wat zegt een naam? Zou niet een roos, wanneer/ Ze anders heette, even lieflijk ruiken?' Ik denk dat dit ook geldt voor hygge.*

Denen zijn niet de enigen die genieten van een goede sfeer, comfort en het genoegen dat wordt veroorzaakt door goed gezelschap, bij een haardvuur, met wat glühwein.

Hoewel de vertaling van hygge naar het Engels (*cosiness*) problematisch kan zijn, omdat er heel wat belangrijke associaties mee verloren gaan, zijn er wereldwijd toch veel vergelijkbare concepten te vinden.

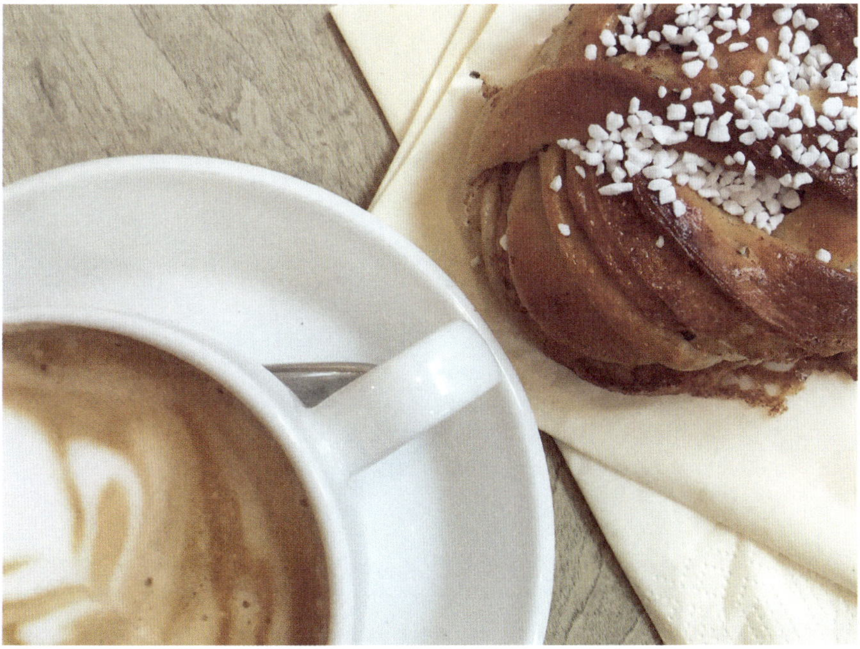

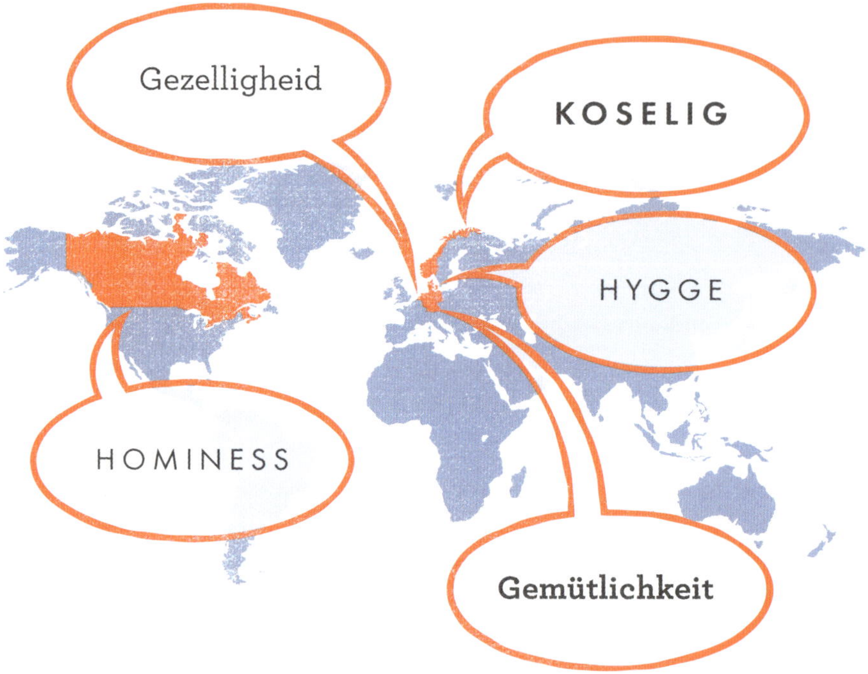

GEZELLIGHEID – NEDERLAND

Nederlanders gebruiken het woord ‘gezellig’ ook op verschillende manieren, bijvoorbeeld: koffiedrinken in een gezellig café (lees: warm interieur, kaarslicht, een slapende kat). Schuilen voor de regen in een gezellige bar die alleen ouderwetse biertjes serveert en oude platen draait is pure gezelligheid. In een kale wachtkamer zitten wachten op je afspraak met de tandarts is allesbehalve gezellig, tenzij een vriend gezellig meegaat. Je ziet: er zijn nogal wat overeenkomsten tussen gezelligheid en hygge.

Hoewel de twee concepten sterk op elkaar lijken, zijn ze niet precies hetzelfde. Vaak wordt benadrukt dat gezelligheid iets socialer is dan hygge. Om te testen of dit inderdaad het geval is, hebben we een klein onderzoek gedaan onder Nederlanders en het resultaat bevestigt die bewering.

Op de meeste fronten ervaren de Denen hygge op dezelfde manier als de Nederlanders gezelligheid ervaren. In beide culturen is het een belangrijk concept en kaarsen, open haarden en Kerstmis zijn belangrijke elementen van zowel hygge als gezelligheid. Het feit dat gezelligheid een socialer aspect heeft dan hygge komt echter ook naar voren uit de gegevens die wij verzamelden. Een meerderheid van de Nederlanders (57 procent) zegt dat buitenshuis meer gezelligheid wordt ervaren, terwijl slechts 27 procent van de Denen het hyggeligt vindt om uit te gaan. Daarbij vindt 62 procent van de Nederlanders dat de zomer het gezelligste seizoen is, terwijl Denen de herfst meer hygge vinden.

KOSELIG – NOORWEGEN

Noren hebben het liefst dat alles *koselig* is. Maar toch, zeggen de Noren, moet je koselig niet verwarren met het Engelse 'cosiness'.

Koselig is vooral een gevoel van warmte, intimiteit en samenzijn. Een ideale koselige avond zou bestaan uit goed eten, warme kleuren om je heen, een groep vrienden en een open haard, of op zijn minst een aantal kaarsen.

HOMINESS – CANADA

Canadezen gebruiken het woord 'hominess' om te beschrijven hoe het is als je de buitenwereld buitensluit. Het suggereert een gevoel van gemeenschappelijkheid, warmte en kameraadschappelijkheid. Hominess verwijst ook naar dingen die lijken op thuis of die een gevoel van thuis overbrengen. Het heeft dus zowel een fysieke als symbolische betekenis: het beschrijft dat een huis *homey* kan zijn als het authentiek is en dat een situatie homey kan zijn als die je het gevoel geeft dat je beschut bent tegen de buitenwereld. Net als hygge slaat hominess dus op een gevoel van authenticiteit, warmte en kameraadschap.

GEMÜTLICHKEIT – DUITSLAND

Duitsers gebruiken het woord 'Gemütlichkeit' voor een gevoel van warmte, vriendelijkheid en thuis. Vaak beschrijft het een sfeer in een Duitse *Biergarten.* Als je in Duitsland een *Oktoberfest* bezoekt, is de kans groot dat je het lied 'Ein Prosit der Gemütlichkeit' (Een toost op gezelligheid) zult horen.

Welk seizoen is het hyggeligst/gezelligst?

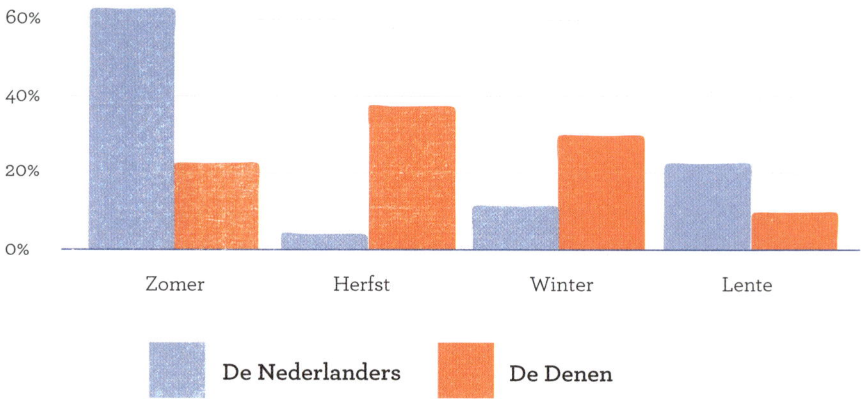

HYGGE IS VOOR IEDEREEN

De woorden die hierboven zijn genoemd bewijzen niet alleen dat behalve Denen ook mensen uit andere landen hygge kunnen ervaren, maar ook dat ze dat al doen.

Het is belangrijk te weten dat de concepten niet in elk land precies hetzelfde betekenen, maar wat ze overeenkomstig hebben is dat ze allemaal een verder uitgewerkte en complexere vorm van knusheid, warmte en kameraadschap zijn. Ze duiden allemaal een verzameling activiteiten en settings aan die hetzelfde soort gevoelens oproept, die wordt samengevat in één woord.

Deense hygge en Nederlandse gezelligheid zijn een beetje anders dan de rest, omdat ze zo geïntegreerd zijn in het dagelijks taalgebruik en de dagelijkse bezigheden. Je kunt je afvragen of dit goed is. Op die vraag is echter geen eenvoudig antwoord te geven. Wat wel de moeite waard is om te vermelden is dat Denemarken en Nederland volgens de European Social Survey de minste inwoners hebben die zelden van het leven genieten of zich zelden kalm en relaxed voelen. Ook staan deze twee landen boven aan de officiële gelukslijst die wordt opgesteld in opdracht van de VN.

Dus wat zegt een naam? Aan de ene kant heeft een naam zelf weinig waarde; hygge werkt net zo goed als hominess of gezelligheid. Aan de andere kant gebruiken we namen om een gevoel te vangen van knusheid, warmte en kameraadschap en daar maken we een vaststaand concept van dat uiteindelijk een fenomeen wordt dat onze unieke culturele trekken kenmerkt.

WAAROM TALEN HUN UNIEKE WOORDEN HEBBEN

Een Fin en een buitenlander lopen door het Finse woud.
De Fin: 'Er loopt een tokka achter je!'
*De buitenlander: 'Een wat?' (*klets*)*
*De Fin: 'Tokka!' (*klets*)*

Ik weet niet zeker of dit een Finse mop is, maar het zou er een moeten zijn. Tokka betekent 'grote kudde rendieren'. In de meeste talen heeft het niet veel zin om een speciaal woord te hebben voor een grote kudde rendieren, maar in het Fins blijkbaar wel.

Onze taal geeft uitdrukking aan onze wereld. De dingen die we om ons heen zien, dingen die ertoe doen, geven we een naam. Dit is niets nieuws. In 1880 bestudeerde de antropoloog Franz Boas de Inuit in Noord-Canada. Zij hadden woorden als *aqilokoq* voor 'sneeuw die zachtjes valt' en *piegnartoq* voor 'sneeuw die heel geschikt is om over te sleeën'.

Op deze ontdekkingen volgde de Sapir-Whorf-hypothese, die stelt dat de taal van een bepaalde cultuur zowel de belevingswereld van mensen reflecteert als hun daden beïnvloedt. Zouden we nog steeds liefde voelen als we er geen woord voor hadden? Natuurlijk wel. Maar hoe zou de wereld eruitzien als we geen woord hadden voor huwelijk? Onze woorden en taal vormen onze hoop en dromen voor de toekomst en onze dromen voor de toekomst vormen ons huidige gedrag.

Doordat ze een onderscheid maakten tussen pas gevallen sneeuw en oude sneeuw handelden de Inuit ook anders, terwijl Europeanen de verschillende soorten sneeuw waarschijnlijk hetzelfde zouden behandelen. De behoefte om een onderscheid te maken tussen de verschillende soorten sneeuw wordt dus geregeld door de taal.

Eén verklaring voor het ontwikkelen van deze unieke en onvertaalbare woorden is dat we als onderdeel van onze cultuur bepaald gedrag en specifieke tradities hebben. En daar hebben we woorden voor nodig. Sommige woorden zijn gemakkelijk te vertalen, vooral tastbare en zichtbare dingen. We kunnen naar een hond wijzen en 'hond', 'perro' of 'hund' zeggen. Een hond blijft een hond, of je nu in Nederland, Guatemala of Denemarken zit. Maar er zijn ook talloze onvertaalbare woorden in de wereld, het ene wat gemakkelijker te definiëren dan het andere: sommige kunnen bijvoorbeeld uitgelegd worden met een kort zinnetje, zoals 'grote kudde rendieren'.

Maar als het woord iets ontastbaars is, wordt het al moeilijker om te vertalen. En dat geldt ook voor het concept hygge. Als geluksonderzoeker loop ik hier vaak tegenaan. Gedurende dit boek zal ik proberen bepaalde dingen, ervaringen en momenten aan te wijzen die hygge zijn, zodat je geleidelijk aan leert bevatten wat hygge precies inhoudt.

TIEN UNIEKE WOORDEN EN ZINNEN VAN OVER DE HELE WERELD

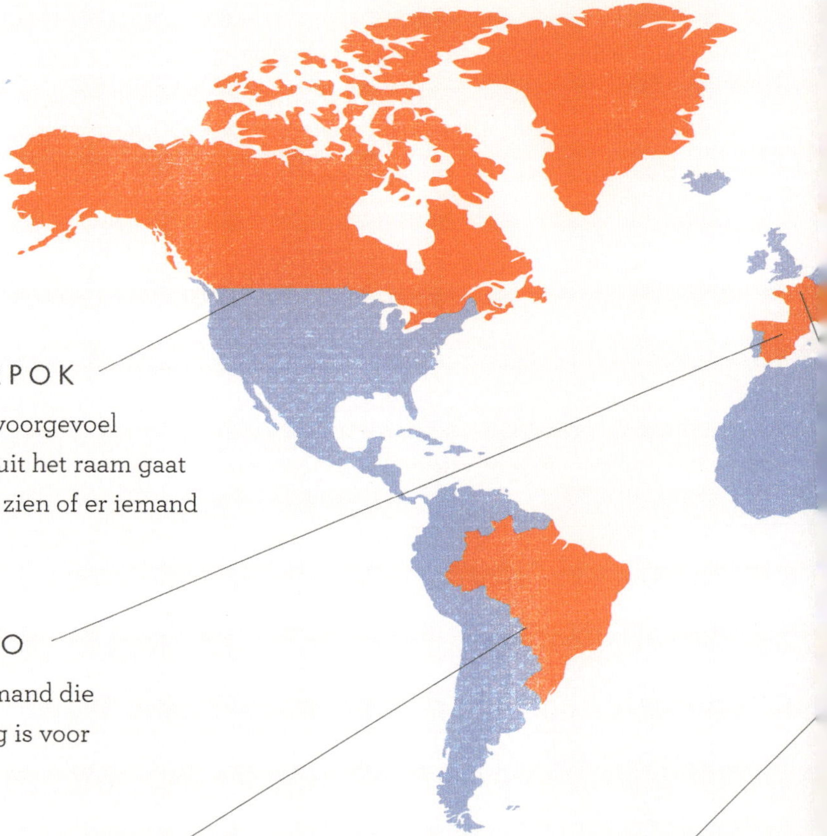

IKTSUARPOK

(Inuit): Een voorgevoel waardoor je uit het raam gaat kijken om te zien of er iemand aankomt.

FRIOLERO

(Spaans): Iemand die heel gevoelig is voor koud weer.

CAFUNÉ

(Braziliaans-Portugees): Het zachtjes met de vingers door het haar van een geliefde strelen.

HANYAUKU

(Rukwangali; Namibië): Op je tenen lopen op warm zand.

BUSAT

(Sami; Noord-Scandinavië): Een mannetjesrendier met één grote testikel.

UTEPILS

(Noors): Op een zonnige dag buiten zitten en genieten van een biertje.

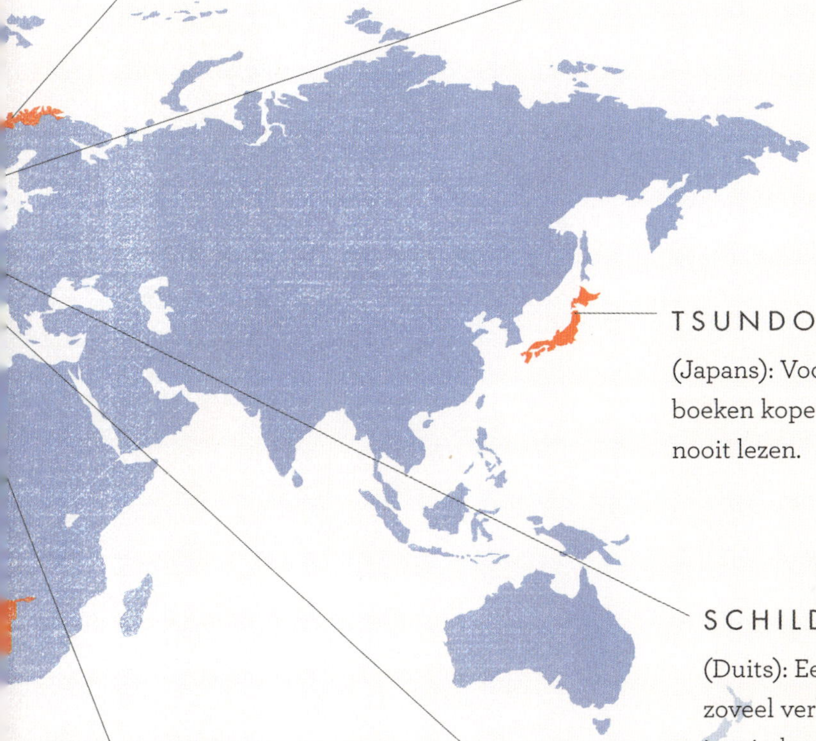

TSUNDOKO

(Japans): Voortdurend boeken kopen maar ze nooit lezen.

SCHILDERWALD

(Duits): Een straat met zoveel verkeersborden dat je erin kunt verdwalen.

RIRE DANS SA BARBE

(Frans): Zachtjes ‘in je baard lachen’, terwijl je aan iets terugdenkt wat gebeurd is.

GATTARA

(Italiaans): Een oude vrouw die haar leven toewijdt aan zwerfkatten.

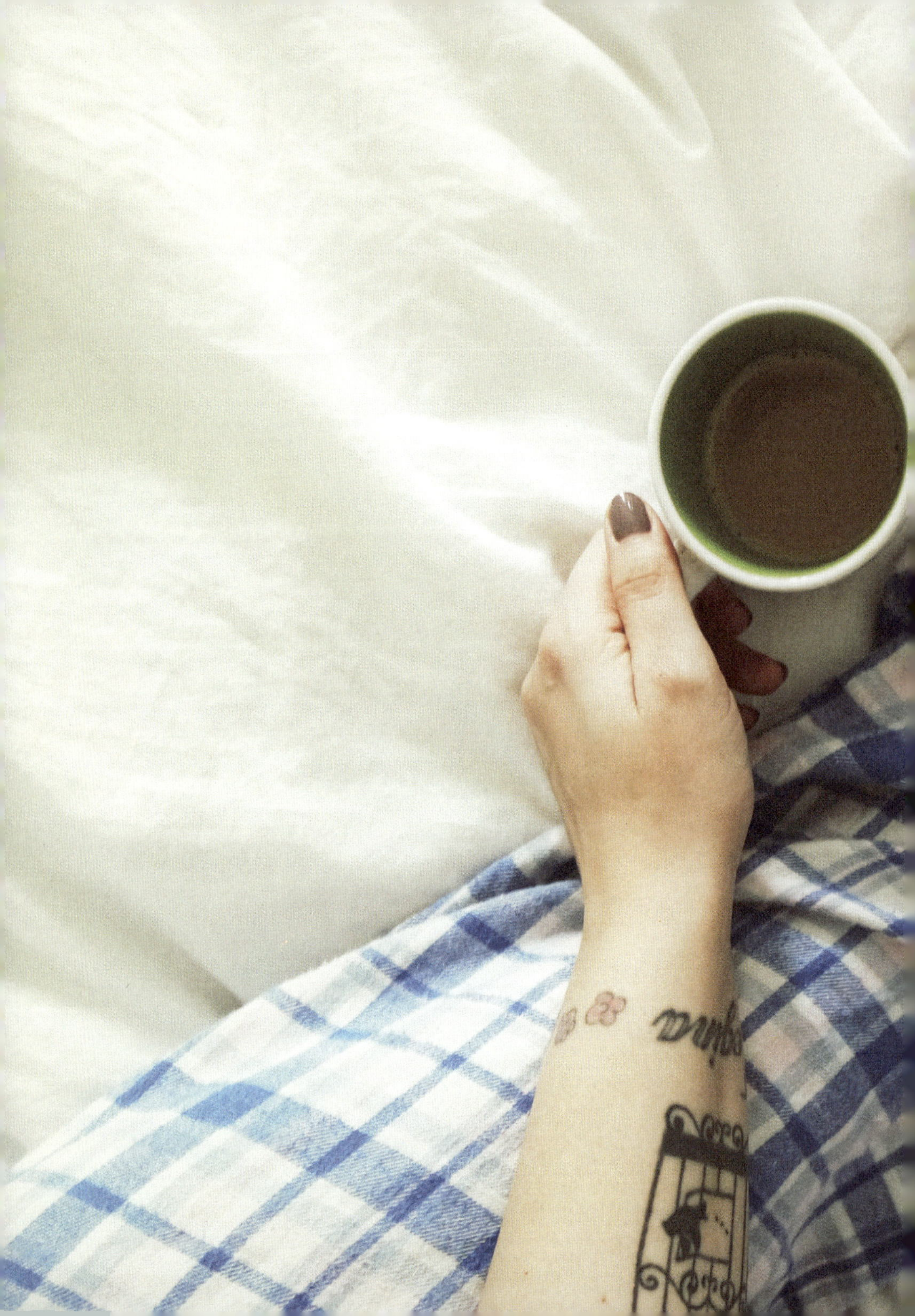

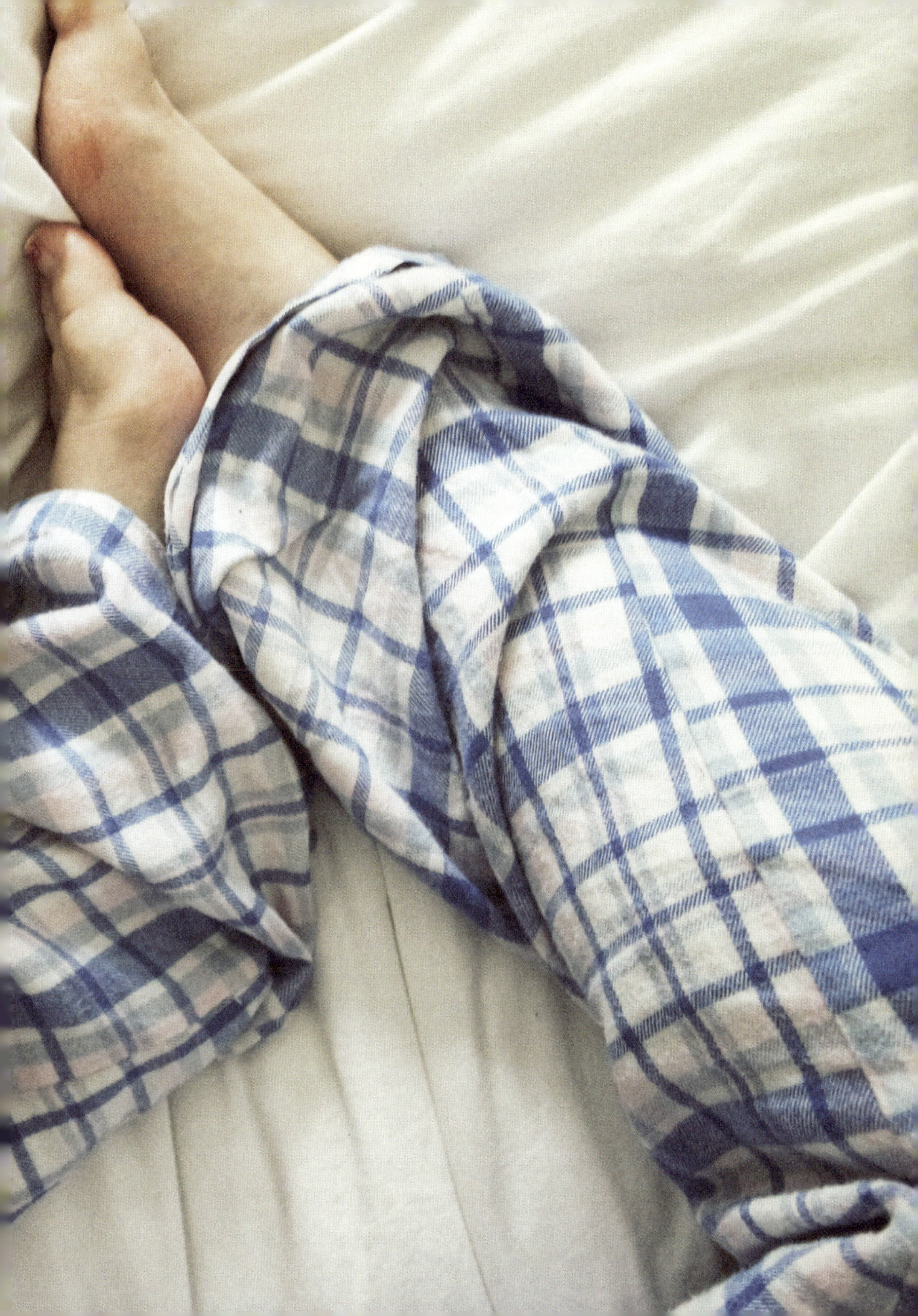

HYGGE-WOORDENBOEK

Aangezien onze woorden invloed hebben op onze daden, volgen hier wat nieuwe woorden die je aan de hygge zullen krijgen.

Fredagshygge/Søndagshygge [*fredèshuuge/sundèshuuge*]

Hygge die je op vrijdag of zondag hebt. Na een lange week betekent *fredagshygge* meestal dat je met het hele gezin op de bank zit en samen tv-kijkt. *Søndagshygge* is een lome dag met thee, boeken, muziek, dekens en als je echt gek wilt doen misschien een wandelingetje.

> 'Een fredagshygge-traditie in onze familie was snoepen en een Disney-film kijken.'

Hyggebukser [*huugeboksa*]

Een broek die je nooit in het openbaar zou dragen, maar die zo lekker zit dat hij stiekem je favoriete broek is.

> 'Ze had gewoon wat tijd voor zichzelf nodig, dus bleef ze thuis in haar *hyggebukser* zonder make-up op en ging ze de hele dag dvd's kijken.'

Hyggehjørnet [*huugejurn*]

In de stemming zijn voor hygge. Letterlijk betekent het 'het hygge-hoekje'.

> 'Ik ben in *hyggehjørnet*.'

Hyggekrog [*huugekro*]

Een hoekje in de keuken of woonkamer waar je gezellig (hyggelig) kunt zitten.

> 'Laten we in de *hyggekrog* gaan zitten.'

Hyggeonkel [*huugeonkel*]

Iemand die met de kinderen speelt en misschien iets te toegeeflijk is. Letterlijk betekent het: 'de oom van de hygge'.

> 'Hij is zo'n *hyggeonkel*.'

Hyggesnak [*huugesnak*]

Gebabbel of gezellig geklets over niet-controversiële onderwerpen.

> 'We hebben een paar uur *ge-hyggesnakkede*.'

Hyggestund [*huugeston*]

Hygge-moment.

> 'Hij schonk zichzelf een kop koffie in en ging voor het raam zitten voor een *hyggestund*.'

Uhyggeligt [*oehuugliet*]

Hoewel hygge en hyggelig soms wat moeilijk te omschrijven kunnen zijn, is dat niet het geval met het antoniem. *Uhyggeligt* betekent namelijk gewoon 'griezelig' of 'eng'. Dit maakt meteen duidelijk dat een gevoel van veiligheid belangrijk is voor hygge.

> 'Als je 's nachts in je eentje door het bos loopt en een wolf hoort huilen, is dat behoorlijk uhyggeligt.'

Zoals mijn vriendin in het vakantiehuisje in Zweden al zei, zou de avond nog meer hygge zijn geweest als het buiten had gestormd. Misschien is hygge nog wel méér hygge als er een element van gevaar, van *uhygge* aan te pas komt. Zoals een storm, onweer of een enge film.

WAAR KOMT HYGGE VANDAAN?

Het woord 'hygge' verscheen voor het eerst in geschreven Deens aan het begin van de negentiende eeuw, maar oorspronkelijk is het een Noors woord.

Tussen 1397 en 1814 waren Denemarken en Noorwegen één koninkrijk. Denen en Noren verstaan elkaar vandaag de dag nog steeds.

Het oorspronkelijke, Noorse woord betekent 'welzijn', maar het is ook mogelijk dat hygge afstamt van het woord *'hug'*. Hug stamt af van het zestiende-eeuwse woord *'hugge'*, dat zoveel betekent als 'omhelzen'. Waar hugge vandaan komt is onbekend. Misschien komt het van het Oudnoorse woord *'hygga'*, dat 'troosten' betekent en zelf van het woord *'hugr'* afstamt, wat 'stemming' betekent. Hugr stamt op zijn beurt weer af van het Germaanse woord *'hugjan'*, dat verwant is aan het Oudengelse woord *'hycgan'*, dat zoiets als 'nadenken' betekent. Wat opvalt is dat 'nadenken', 'stemming', 'troosten', 'omhelzen' en 'welzijn' allemaal woorden zijn die betrekking hebben op de huidige betekenis van hygge.

HYGGE-TIP: DOE HET IN HET DEENS

Begin met het verspreiden van die hygge-woorden. Nodig je vrienden uit voor een hyggelige avond en maak tot in den treure samenstellingen met hygge. Je kunt ook nog het hygge-manifest op je ijskast hangen om jezelf eraan te herinneren dat hygge elke dag moet.

EEN WERELDWIJD GESPREK OVER HYGGE

Hygge lijkt tegenwoordig wel het gesprek van de dag.

'Hygge: een hartverwarmende les uit Denemarken' schrijft de BBC; 'Maak het gezellig: waarom we allemaal de Deense hygge moeten omarmen' staat er in de *Telegraph*; en op Morley College in Londen kun je nu hygge-lessen volgen. De Hygge Bakery in Los Angeles verkoopt Deense *romkugler* (rumbollen), chocoladegebakjes met rumsmaak die Deense bakkers oorspronkelijk maakten van restjes deeg. In het boek *The Danish Way of Parenting* wordt uitgebreid ingegaan op het opvoeden van de gelukkigste kinderen ter wereld.

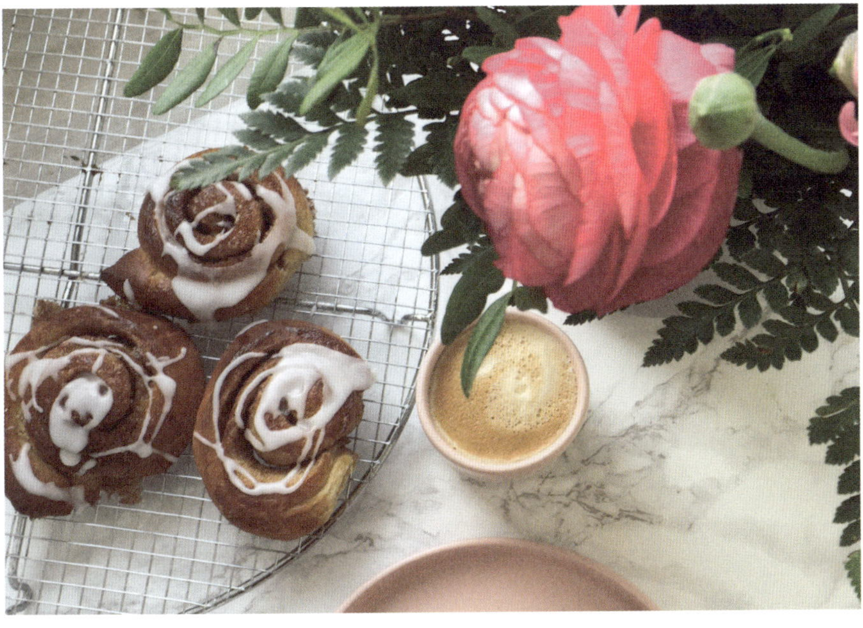

HET HYGGE-MANIFEST

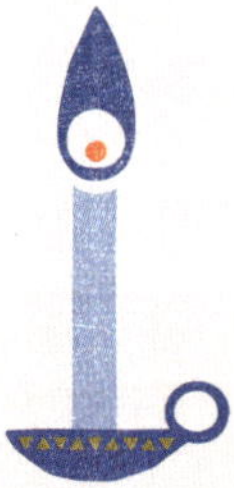

1. SFEER

Dim het licht.

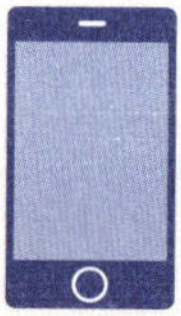

2. AANWEZIGHEID

Blijf in het nu.
Zet de telefoons uit.

3. GENIETEN

Koffie, chocolade, koekjes, taart, snoep: kom maar op!

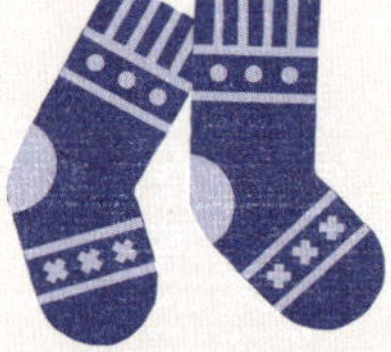

4. GELIJKHEID

Stel 'wij' boven 'mij'. Doe karweitjes samen en laat elkaar uitpraten.

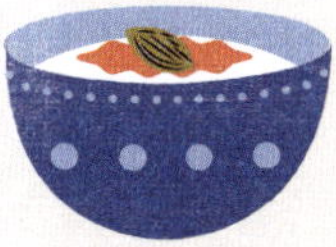

5. DANKBAARHEID

Besef dat je het goed hebt.

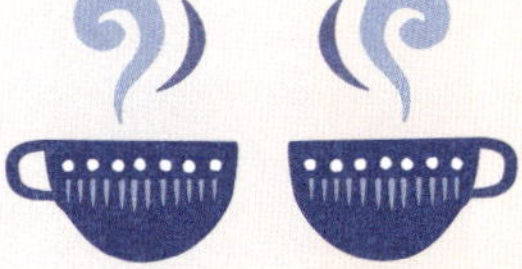

6. HARMONIE

Het is geen wedstrijd. Je hoeft niet op te scheppen. We vinden je toch al aardig.

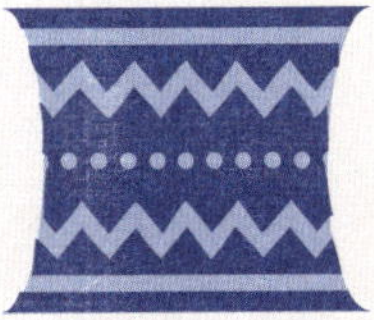

7. COMFORT

Maak het jezelf gemakkelijk. Rust even uit. Ontspan je.

8. WAPENSTILSTAND

Geen gedoe. We hebben het een andere keer wel over politiek.

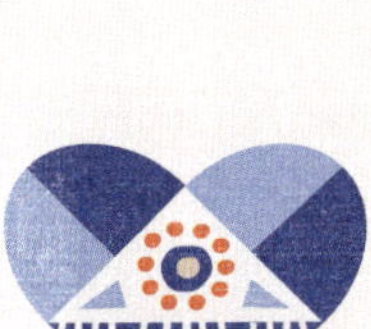

9. KAMERAAD-SCHAPPELIJKHEID

Onderhoud je relaties en je verhalen. 'Weet je nog toen we . . . ?'

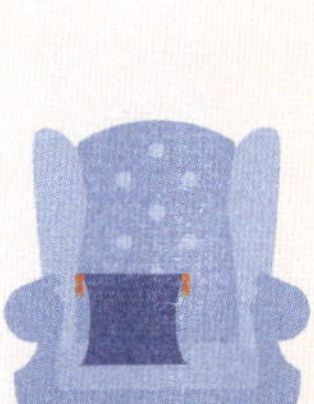

10. SCHUILPLAATS

Je bent bij jouw stam. Hier voel je je rustig en veilig.

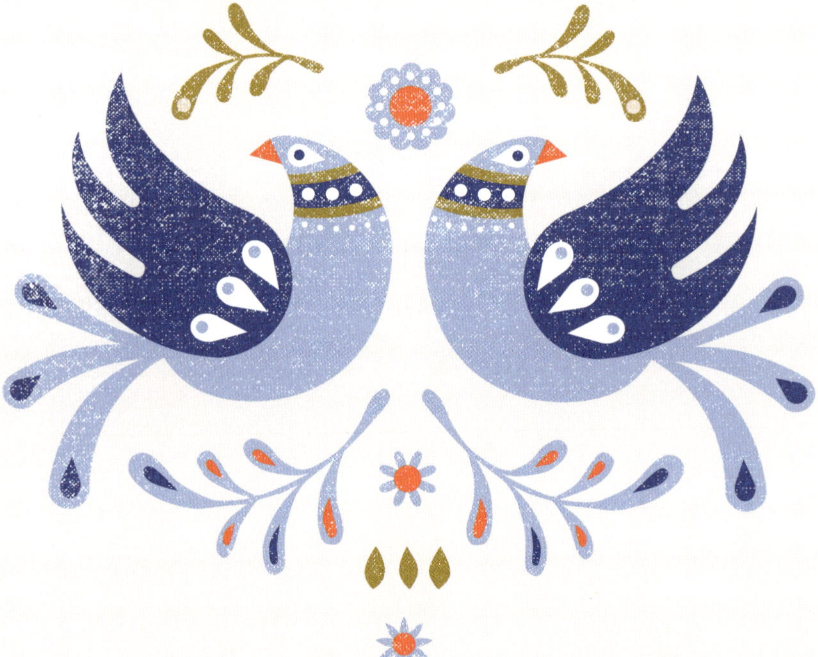

HOOFDSTUK DRIE

KAMERAADSCHAP

ALS EEN OMHELZING ZONDER ELKAAR AAN TE RAKEN

Elk jaar ga ik met mijn vrienden skiën in de Alpen (afgelopen keer had zelfs iemand kaarsen meegenomen). We houden allemaal van de snelheid, spanning, inspanning en ontspanning op de helling, maar ik geniet het meest van het thuiskomen in onze blokhut aan het einde van de dag.

Je voeten doen pijn, je lichaam is op, je gaat op het balkon zitten en hoort iemand Grand Marnier en koffie inschenken. De anderen komen ook naar het balkon, je hebt je skipak nog aan omdat je te moe bent om je om te kleden, te moe om te praten, te moe voor wat dan ook, behalve voor in stilte samen zijn en genieten van het uitzicht en de frisse berglucht.

Als ik lezingen geef over onderzoek naar geluk, vraag ik het publiek altijd om hun ogen dicht te doen en terug te denken aan de laatste keer dat ze zich echt gelukkig voelden. Soms worden mensen daar een beetje ongemakkelijk van, maar dan vertel ik hun dat ze hun herinnering heus niet met de rest van de groep hoeven te delen. Je kunt precies zien wanneer mensen aan hun geluksmoment denken: de ruimte licht dan op door alle vredig stralende gezichten. Als ik dan vraag wie er tijdens zijn geluksmoment met andere mensen samen was, gaan negen van de tien handen de lucht in.

Dit is natuurlijk geen wetenschappelijke manier van onderzoek doen dus het bewijst niets, maar hierdoor kan het publiek zich iets voorstellen bij de droge cijfers die ik hun vervolgens voorschotel. Van alle ontdekkingen die ik heb gedaan tijdens mijn geluksonderzoek, is deze degene waar ik het zekerst van ben: of iemand gelukkig is of niet valt het beste af te lezen aan zijn sociale contacten. Het is het duidelijkste en vaakst terugkerende patroon dat ik zie als ik kijk naar de redenen waarom de ene persoon gelukkiger is dan de andere.

Daaruit volgt de vraag hoe we onze maatschappij het beste kunnen vormgeven zodat onze sociale contacten tot bloei kunnen komen. Een voor de hand liggend antwoord is: zorgen voor een gezonde balans tussen leven en werken. Veel mensen zullen de Denen in dat opzicht benijden. 'We waren niet verbaasd toen we vorige week lazen dat Denemarken als topper uit de bus kwam in het eerste World Happiness Report van de VN,' schreef Cathy Strongman in *The Guardian*. Ze was drie jaar eerder met haar man en dochter van Finsbury Park in Londen naar Kopenhagen verhuisd.

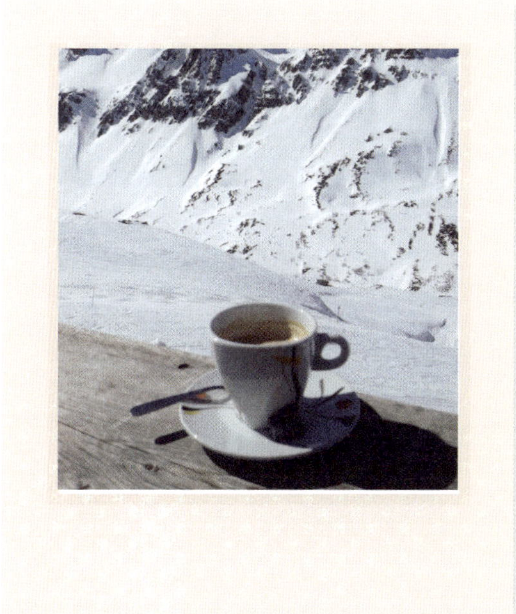

Onze kwaliteit van leven is omhooggeschoten en onze ooit zo onwankelbare loyaliteit aan Londen is vervangen door een bijna beschamend enthousiasme voor alles wat 'Dansk' is. De grootste uitdaging was de verandering in de balans tussen leven en werken. Vroeger werkten we vlug ons avondeten naar binnen zodra Duncan tegen negenen uit zijn kantoor kon ontsnappen, maar nu gaat hij al om vijf uur naar huis. Na halfzes is het kantoor uitgestorven. Als je in het weekend doorwerkt, denken de Denen dat je gek bent geworden. Het idee hierachter is dat de gezinnen elke dag tijd hebben om samen te eten en te spelen. En het werkt. Duncan doet bijna elke avond onze veertien maanden oude dochter Liv in bad en brengt haar dan naar bed. Ze zijn nu de beste vriendjes in plaats van twee vreemden die elkaar elk weekend opnieuw moeten leren kennen.

Cathy Strongman, *The Guardian*

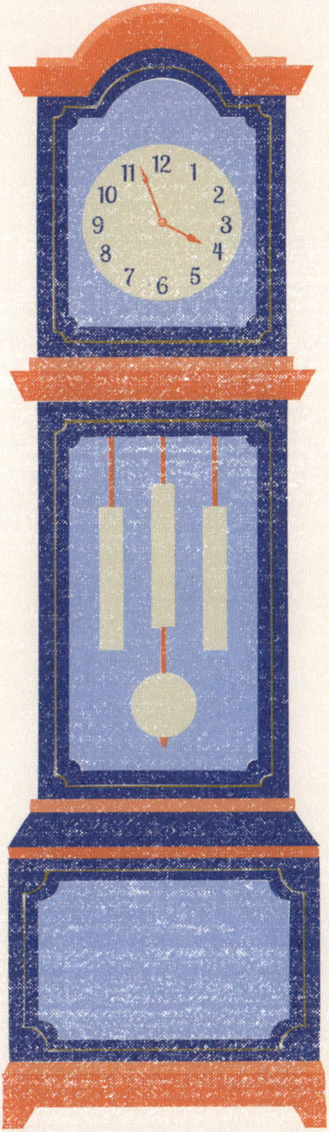
12
1
2
3
4
5
6
7
8
9
10
11

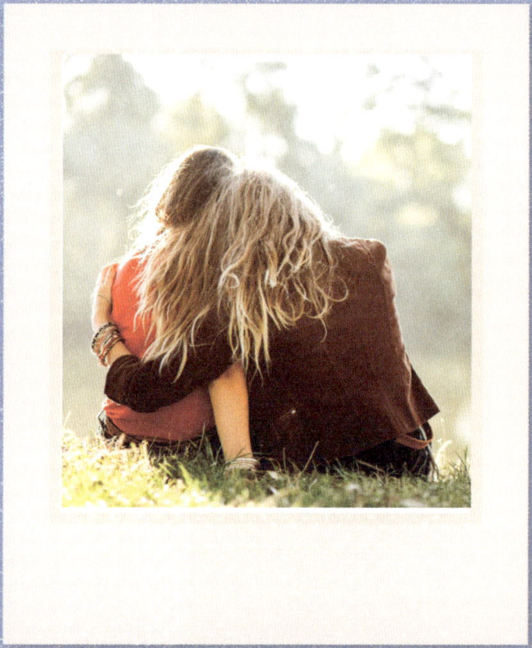

De Deense werkplek wordt weleens omschreven als het begin van de tekenfilmserie *The Flintstones.* Voordat je 'Yabba dabba doo!' kunt roepen is iedereen alweer naar huis. Mensen met kinderen gaan meestal om vier uur naar huis, mensen zonder kinderen om vijf uur. Iedereen gaat meteen naar huis en maakt het avondeten klaar. Als manager zorg ik ervoor dat er geen vergaderingen worden gepland die kunnen uitlopen tot na vieren als er ouders onder de werknemers zijn. Op die manier kunnen ze hun kinderen op de gewone tijd ophalen.

Gemiddeld spreekt 60 procent van de Europeanen minstens één keer per week met vrienden, familie of collega's af. In Denemarken is dat 78 procent. Hoewel hygge ook in je eentje kan, speelt hygge zich meestal af in kleine groepen goede vrienden en familie.

Hygge is ook een situatie waarin er heel ontspannen kan worden nagedacht. Er is niemand die in het middelpunt van de belangstelling staat of te lang achtereen gesprekken overheerst. Gelijkheid is een belangrijk element van hygge, en diepgeworteld in de Deense cultuur. Het komt ook tot uiting in de verdeling van de taken tijdens een hyggelige avond. Het is veel *hyggeliger* als we samen het eten bereiden in plaats van dat één persoon in de keuken staat.

De tijd die we samen met anderen doorbrengen zorgt voor een warme, ontspannen, vriendelijke, nuchtere, innige, gemakkelijke, knusse en uitnodigende sfeer. Het heeft erg veel weg van een goede knuffel, maar dan zonder het fysieke contact. In zo'n situatie kun je compleet ontspannen en jezelf zijn. De kunst van hygge is dus ook de kunst om je comfortzone te vergroten zodat anderen erbij passen.

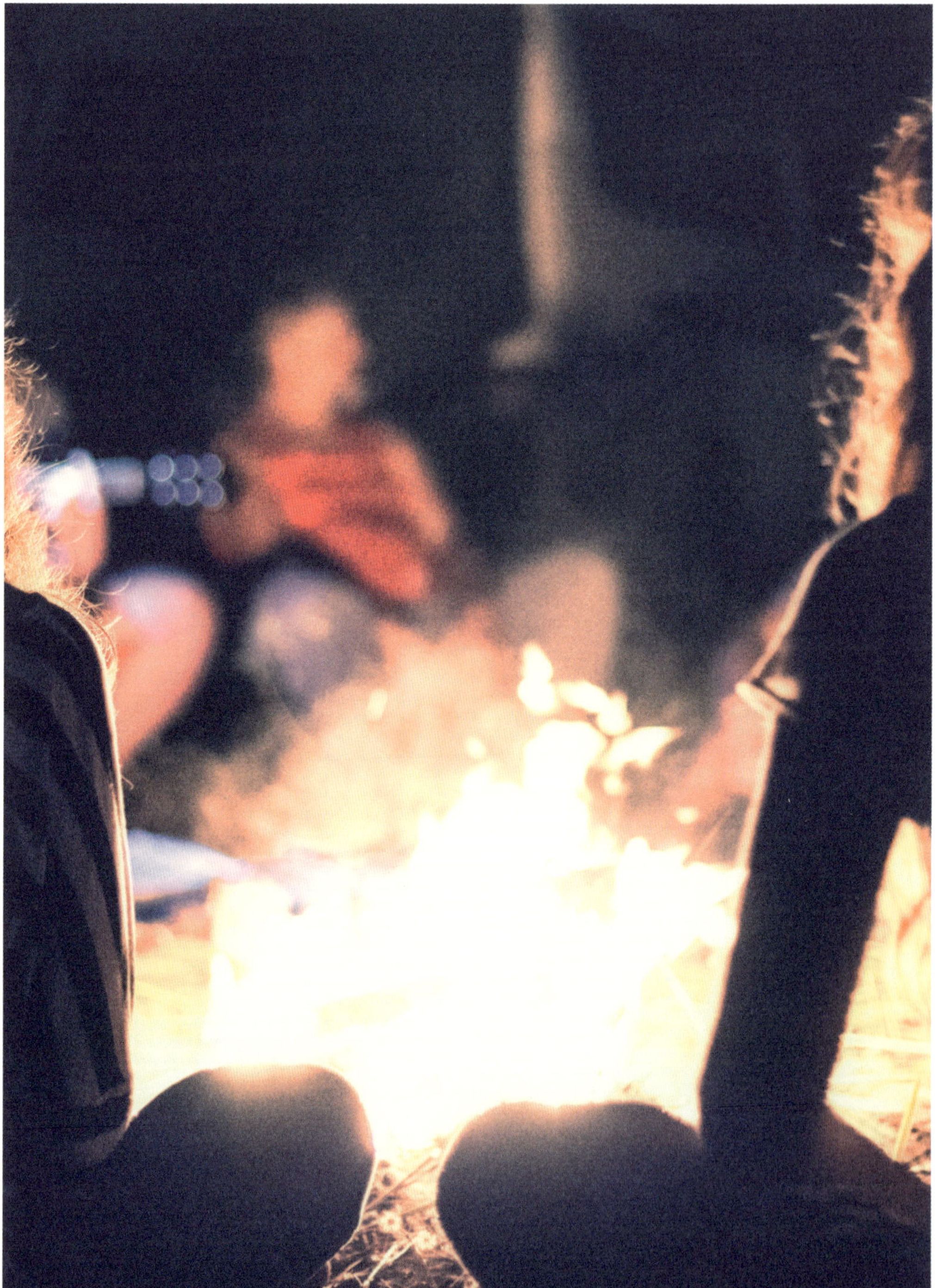

WHAT'S LOVE GOT TO DO WITH IT? OXYTOCINE

Iemand legt een hand op je schouder, geeft je een kus of aait over je wang en je bent meteen kalmer en gelukkiger. Zo werkt ons lichaam, die wonderbaarlijke machine. Aanraking zorgt voor de aanmaak van het hormoon oxytocine, dat een geluksgevoel teweegbrengt en stress, angst en pijn vermindert.

Wanneer ervaren we dat genot dat oxytocine teweegbrengt dan? Over het algemeen wordt gezegd dat je van knuffelen gelukkiger wordt, en dat klopt ook. In intieme situaties gaat de oxytocine stromen, waardoor we gemakkelijker contact maken met anderen. Het wordt daarom ook wel het 'knuffelhormoon' of het 'liefdeshormoon' genoemd. Omdat hygge een intieme bezigheid is, vaak in combinatie met knusheid en gezelschap, kun je de conclusie trekken dat tijdens hygge ook oxytocine wordt aangemaakt. Huisdieren knuffelen heeft hetzelfde effect als andere personen knuffelen; we voelen ons geliefd, warm en veilig, en dat zijn drie belangrijke elementen van hygge. Oxytocine wordt aangemaakt als we lichamelijk dicht bij elkaar zijn en kan ook wel omschreven worden als 'sociale lijm' omdat ze de maatschappij bij elkaar houdt door middel van samenwerking, vertrouwen en liefde. Misschien hebben de Denen daarom wel zoveel vertrouwen in wildvreemden; ze hyggen veel en bij hyggelige activiteiten komt oxytocine vrij, waardoor vijandigheid wordt afgezwakt en sociale binding wordt versterkt. Ook warmte en volheid stimuleren dit hormoon. Goed eten, kaarsen, open haarden en dekens maken altijd onderdeel uit van hygge, dus op een bepaalde manier draait hygge volledig om oxytocine. Zou het zo simpel kunnen zijn?
Misschien is het geen toeval dat alles wat met hygge te maken heeft ons een gelukkig, kalm en veilig gevoel geeft.

GELUKKIG SAMEN

Samen zijn met anderen vormt een belangrijk onderdeel van hygge, maar als geluksonderzoeker kan ik ook melden dat het misschien wel het belangrijkste ingrediënt is voor geluk. Onder geluksonderzoekers en wetenschappers bestaat de consensus dat sociale contacten essentieel zijn voor een geluksgevoel.

In het World Happiness Report, dat in opdracht van de Verenigde Naties is opgesteld, staat: 'Voor geluk is allereerst nodig dat er voldaan is aan de essentiële voorwaarden om te overleven, maar vervolgens blijkt geluk meer afhankelijk te zijn van de kwaliteit van de intermenselijke relaties dan van de hoogte van het inkomen.'

Het belang van relaties heeft er zelfs toe geleid dat we die in geld willen uitdrukken. 'Een prijskaartje aan vrienden, familieleden en buren hangen: een tevredenheidsonderzoek om sociale relaties op waarde te kunnen schatten.' Dit was een onderzoek dat is uitgevoerd in 2008 in het Verenigd Koninkrijk. Geschat werd dat een toename in sociale betrokkenheid een toename in tevredenheid voortbrengt die ongeveer gelijkstaat aan 100.000 euro per jaar meer.

Ik zie die link tussen onze relaties en ons geluk steeds vaker, niet alleen in Deense maar ook in wereldwijde gegevens en onderzoeken. Een voorbeeld is een stadsonderzoek dat we een paar jaar geleden op het Happiness Research Institute hebben uitgevoerd in de stad Dragør, vlak bij Kopenhagen.

In samenwerking met de gemeente maten we geluk en tevredenheid onder de inwoners, waarna we gezamenlijk aanbevelingen opstelden om de kwaliteit van leven in de stad te verbeteren. Als onderdeel van het onderzoek bekeken we hoe tevreden de mensen waren met hun sociale relaties, naast hun algehele geluksgevoel. Hier troffen we, zoals altijd, een zeer sterk verband aan. Hoe tevredener mensen waren met hun sociale relaties, hoe gelukkiger ze in het algemeen waren. Zoals ik al eerder heb gezegd, is de factor 'relaties' vaak de beste indicatie voor geluk. Als ik mensen niet op de man af kan vragen hoe gelukkig ze zijn, vraag ik hoe tevreden ze zijn over hun sociale contacten; dan heb ik mijn antwoord ook.

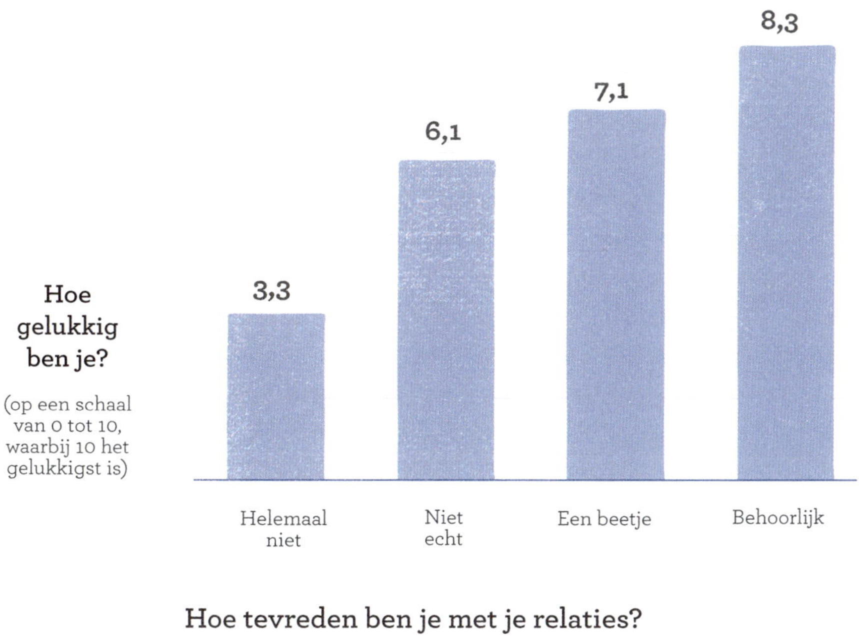

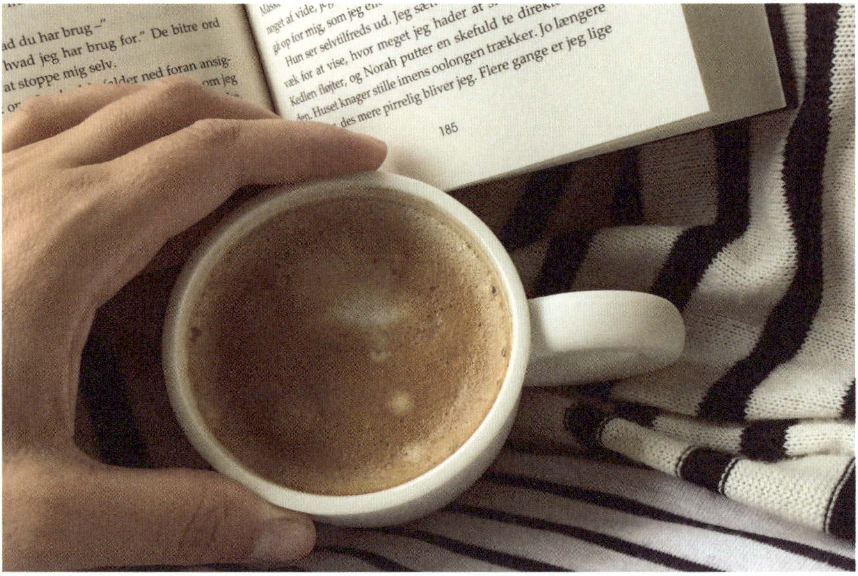

Tevredenheid over onze relaties is één ding; het dagelijkse geluk van goed gezelschap is iets anders. De ‘dagreconstructiemethode’ van Nobelprijswinnaar en psycholoog Daniel Kahneman kan hierin wat duidelijkheid verschaffen over het effect van hygge. Bij deze methode doorlopen mensen een gewone dag, waarbij ze steeds moeten aangeven hoe tevreden, geïrriteerd of gedeprimeerd ze zich voelen tijdens de verschillende activiteiten.

In 2004 liet een groep wetenschappers onder leiding van dr. Kahneman 909 vrouwen in Texas meedoen aan een experiment. De vrouwen moesten een dagboek bijhouden en een uitgebreide vragenlijst invullen, waarbij alles wat ze de dag ervoor hadden gedaan een cijfer kreeg tussen de 1 en de 7; wat ze deden, hoe laat en met wie, en hoe ze zich daarbij voelden. Niet geheel verrassend was de uitkomst dat reizen naar het werk, het huishouden en gesprekken met een baas de minst aangename activiteiten waren, terwijl van seks, sociale activiteiten, eten en ontspannen het meest werd genoten. Zoals we inmiddels weten zijn sociale activiteiten, eten en ontspannen ook de hoofdingrediënten van hygge.

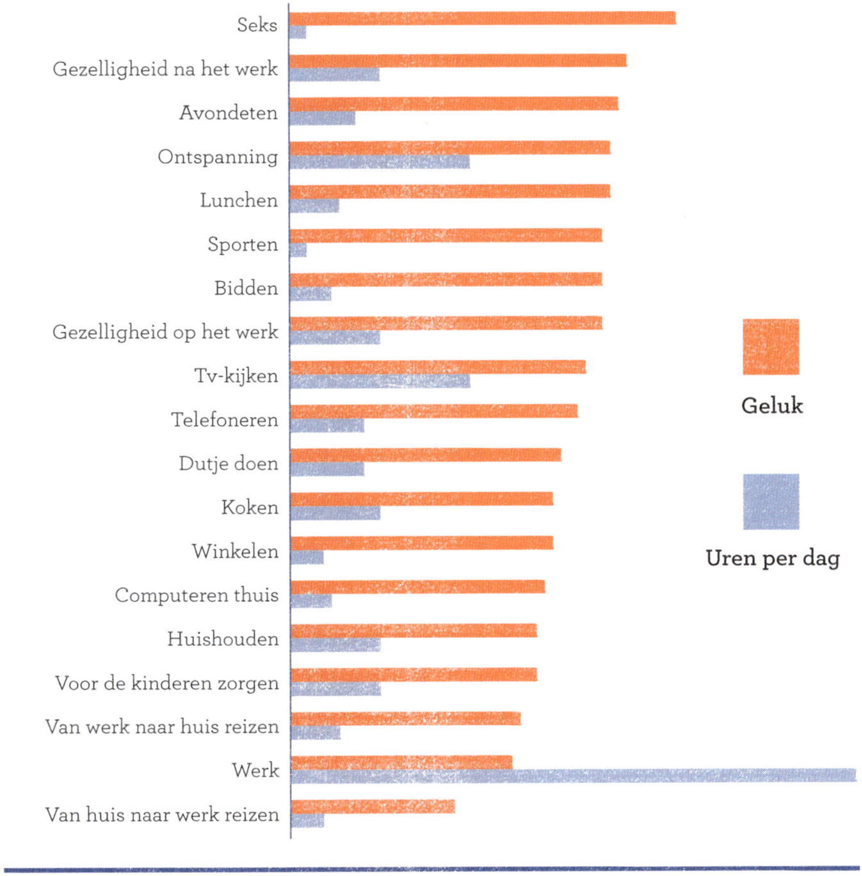

Bron: Kahneman et al. 'A Survey Method for Characterizing Daily Life Experience: The Day Reconstruction Method', 2004

Iedereen heeft een basale behoefte om ergens bij te horen, zich verbonden te voelen. Het aanhalen van nauwe banden met andere mensen speelt een grote rol in onze motivatie en ons gedrag. Bewijs hiervoor is het feit dat mensen over de hele wereld worden geboren met de vaardigheid en drang om relaties aan te gaan met anderen, dat mensen niet graag verbintenissen verbreken, en dat getrouwde of samenwonende mensen langer leven dan alleenstaanden (hoewel dit laatste ten dele komt door een beter immuunsysteem).

'Onze relaties hebben effect op ons geluk. Goh, bedankt geluksstudie!' Ja, als wetenschapper kan het behoorlijk frustrerend zijn om je jaren bezig te houden met de vraag waarom sommige mensen gelukkiger zijn dan andere om er vervolgens achter te komen dat we het antwoord allang wisten! Niettemin hebben we nu de cijfers, de gegevens en het bewijs om deze stelling te onderbouwen en daar kunnen en moeten we gebruik van maken bij het vormgeven van ons beleid, onze maatschappij en onze levens. We zijn sociale dieren, en dat wordt heel duidelijk wanneer we de tevredenheid van mensen over hun sociale contacten vergelijken met hun tevredenheid over het leven. De belangrijkste sociale relaties zijn intieme relaties, waarbij je samen met anderen iets ervaart. Onder ervaren verstaan we 'het delen van gedachten en gevoelens en wederzijds steun bieden'. Met een ander woord: hygge.

Misschien is dat ook de reden dat Denen de voorkeur geven aan kleinere groepen vrienden. Je kunt natuurlijk een hyggelige tijd hebben met meer mensen, maar Denen geven de voorkeur aan een klein groepje voor een hyggelige tijd. Bijna 60 procent van de Denen zegt dat het beste aantal mensen voor hygge 3 à 4 is.

Hoeveel mensen heb je nodig voor hygge?

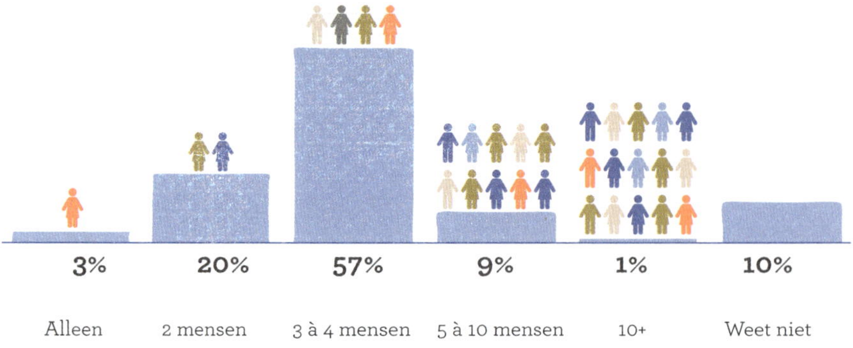

DE KEERZIJDE VAN HYGGE

Samen zijn met je beste vrienden in een hechte kring waarbinnen iedereen elkaar al heel lang en goed kent heeft zo zijn voordelen.

Maar in de afgelopen jaren ben ik tot de ontdekking gekomen dat een dergelijke sociale omgeving ook haar keerzijde heeft: ze staat niet open voor nieuwkomers. Iedereen die ik ken die naar Denemarken is verhuisd zegt hetzelfde: het is praktisch onmogelijk om ertussen te komen, en als dat toch lukt is dat pas na jarenlang hard werken en volhouden.

Toegegeven, Denen zijn niet goed in het toelaten van nieuwe mensen in hun vriendenkring. En dat komt deels door hygge. Iets wordt als minder hyggelig beschouwd als er te veel nieuwe mensen bij zijn. Als je in Denemarken dus nieuwe vrienden wilt maken, kost dat heel veel moeite en eenzame tijd. Het mooie is echter: 'Als je eenmaal binnen bent, zit je gebakken,' zoals mijn vriend Jon zegt. Als je in een kring eenmaal hebt weten binnen te dringen, kun je erop vertrouwen dat je levenslange vriendschappen hebt gesloten.

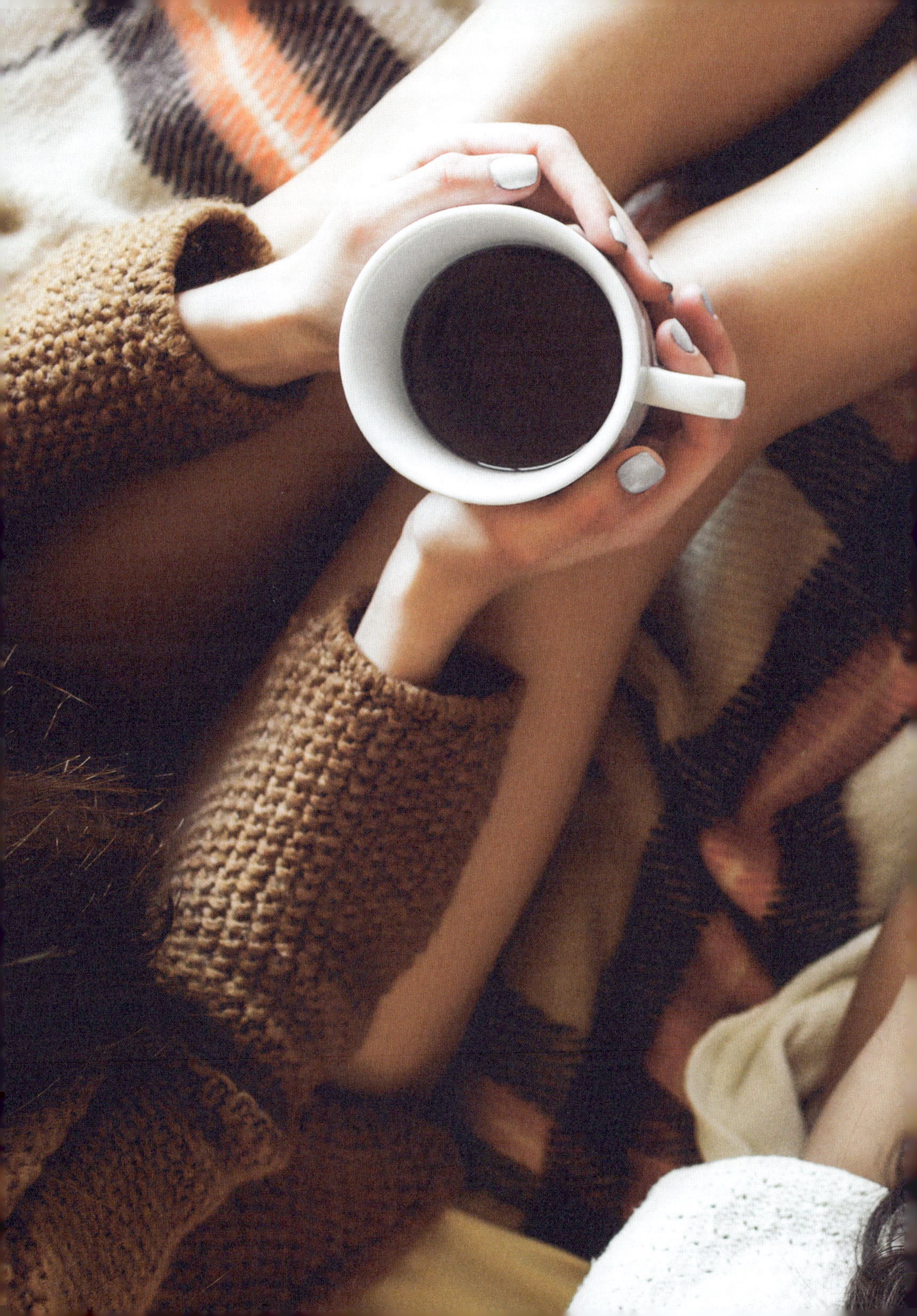

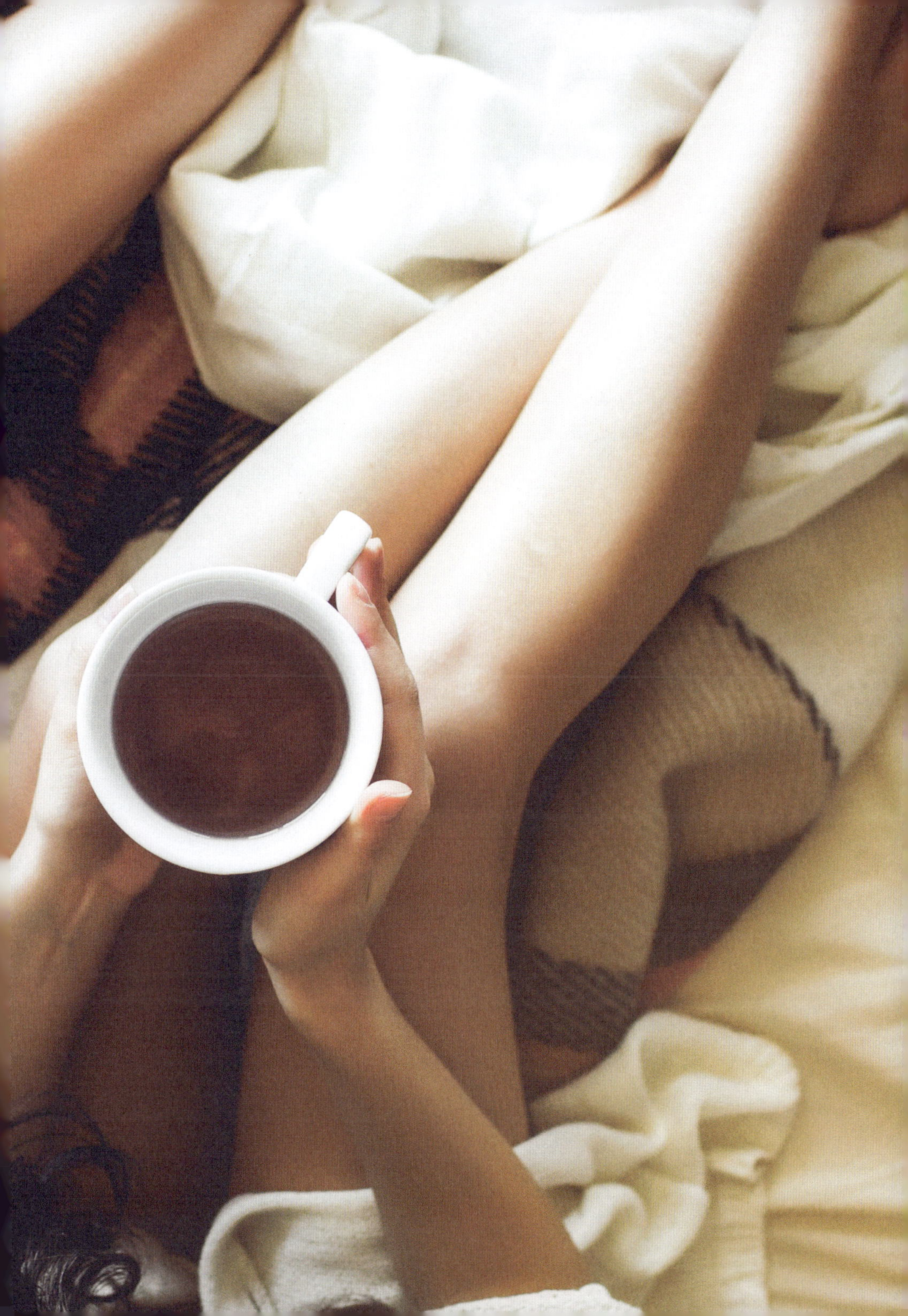

HYGGE – GEZELLIGHEID VOOR INTROVERTE TYPES

In de periode dat ik onderzoek deed voor dit boek, gaf ik een keer een lezing voor een groep Amerikaanse studenten die een semester in Kopenhagen studeerden. Ik gebruik mijn lezingen vaak als gelegenheid om input en inspiratie voor mijn lopende onderzoek op te doen; zo ook deze keer. Ik leidde de discussie in de richting van de relatie tussen welzijn en hygge.

Een student, die tot dan toe stil was geweest, stak haar hand op en zei: 'Ik ben een introvert type. Voor mij is hygge iets fantastisch.' Ze bedoelde dat ze in de VS gewend was aan het ondernemen van sociale activiteiten met veel mensen, veel en snel genetwerk en vluchtige opwinding. Oftewel, daar bevond ze zich in het rijk der extroverte types. Ze merkte dat de sociale activiteiten in Denemarken veel meer bij haar pasten en dat hygge perfect is voor introverte types. Voor hen is het een manier waarop ze sociaal kunnen zijn zonder dat ze er bekaf van raken. Ik vond dit zo ontzettend goed opgemerkt dat ik haar beloofde haar inzicht in dit boek op te nemen.

Het is algemeen bekend dat introverte types energie uit zichzelf putten, terwijl extroverte types energie uit externe stimulatie halen. Introverte mensen worden vaak gezien als einzelgängers, terwijl extroverte mensen die types zijn die je om je heen wilt hebben als je plezier gaat maken. Introversie wordt vaak ten onrechte in verband gebracht met verlegenheid. Hoewel sociale gelegenheden niet voor iedereen een pretje zijn en een introvert iemand er zelfs overprikkeld en uitgeput van kan raken, bestaan er ook sociale introverte mensen (net zo goed als er rustige extroverte mensen bestaan).

Dit klinkt misschien als een cliché, maar introverte mensen besteden hun 'sociale tijd' liever aan dierbaren die ze heel goed kennen, goede gesprekken of een goed boek met een kop thee. En dat heeft toevallig allemaal een zeer hoge hygge-factor. Komt dat even mooi uit. Introverte types zijn wel sociaal, maar op een andere manier. Er bestaat niet één manier waarop je sociaal kunt zijn, maar het kan lijken alsof er goede en slechte manieren zijn. Dat introverte mensen heel moe kunnen worden van externe prikkels betekent nog niet dat ze niet willen afspreken met andere mensen. Hygge is een manier om iets gezelligs te doen die goed kan passen bij introverte mensen: ze kunnen een ontspannen, gezellige avond doorbrengen met wat vrienden, zonder dat daar een grote groep mensen of al te veel drukte aan te pas komt. Een introverte persoon zal misschien liever thuisblijven dan naar een groot feest te gaan waar veel mensen zijn die hij niet kent. Hygge is dan een optie, omdat dat het midden houdt tussen heel sociaal doen en je alleen ontspannen. Bij hygge gaan die twee werelden hand in hand en dat is goed nieuws voor zowel introverte als extroverte mensen, omdat het een soort compromis vormt. Dus, tegen alle introverte types zou ik willen zeggen: voel je niet beschaamd of saai als je de voorkeur geeft aan hygge. En tegen alle extroverte types: steek eens wat kaarsen aan, zet een rustig muziekje op en geef je introverte kant voor één avond een kans.

HYGGE-TIP: HOE JE HERINNERINGEN MAAKT

Het is algemeen bekend dat het maakproces het leukste deel van de herinnering is. Begin daarom nieuwe tradities met vrienden of familie. Dat kan bijvoorbeeld zijn: een spelletjesavond op elke eerste vrijdag van de maand, of de langste dag van het jaar aan zee vieren, of wat dan ook waarmee je een groep hechter kunt maken en wat jullie jaar na jaar dichter bij elkaar zal brengen.

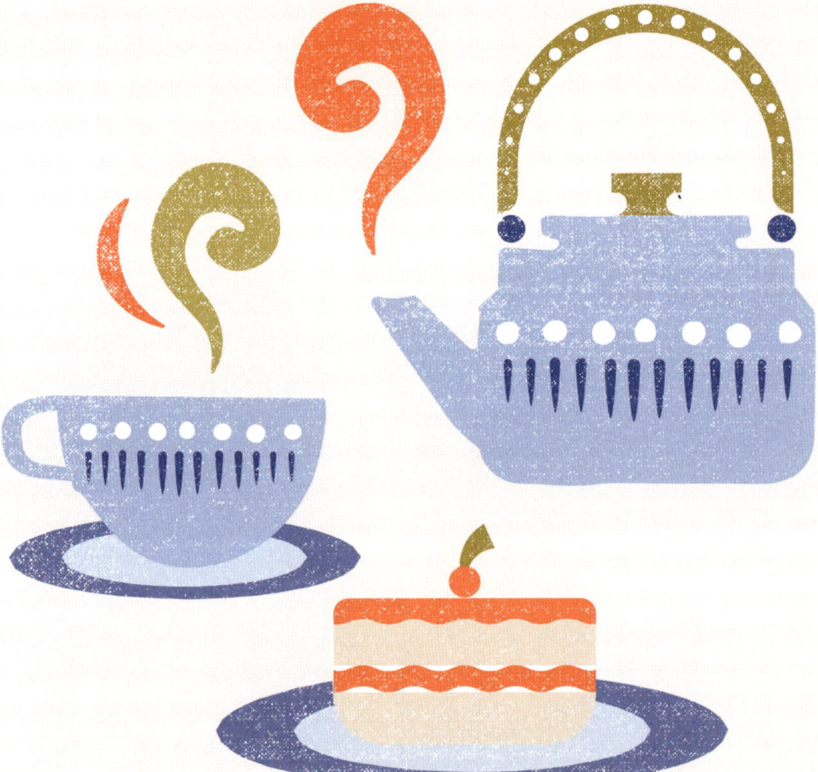

HOOFDSTUK VIER

ETEN EN DRINKEN

JE BENT WAT JE EET

Als hygge een mens was, denk ik dat het Hugh Fearnley-Whittingstall van het YouTube-kanaal River Cottage zou zijn. Met die relaxte, langzame plattelandsmanier van leven is Hugh de vleesgeworden hygge, bovendien begrijpt hij als geen ander het belang van lekker, gezond eten in het gezelschap van fijne mensen.

De nieuwe Scandinavische keuken krijgt de laatste jaren veel aandacht en dat komt voornamelijk door Noma, dat in 2003 openging en sinds 2010 al vier keer benoemd is tot beste restaurant ter wereld. Hoewel een gerecht van levende garnalen met mieren erop natuurlijk voer voor de pers is, heeft het weinig te maken met de dagelijkse Deense keuken. Een traditionele Deense lunch is een eenvoudige versie van *smørrebrød*: volkoren boterhammen met zure haring of *leverpostej* (een smeerbare pastei van varkenslever en spek). Waarschijnlijk vind je de garnalen met mieren nu al een stuk aantrekkelijker. Wat betreft het avondeten: *50 tinten aardappels met vlees* zou een prima titel zijn voor een traditioneel Deens kookboek. Denen houden van vlees en gemiddeld eet een Deen ongeveer 48 kilo vlees per jaar. Varkensvlees is favoriet.

De hoge consumptie van vlees, snoep en koffie in Denemarken heeft een rechtstreeks verband met hygge. Hygge gaat om aardig zijn voor jezelf, jezelf trakteren en jezelf en anderen even een pauze gunnen van gezond doen. Snoep is hyggelig. Taart is hyggelig. Koffie en warme chocolademelk zijn ook hyggelig. Rauwe worteltjes... niet bepaald. Iets 'fouts' eten of drinken is een vast onderdeel van hygge, maar het moet niet iets bijzonders of buitensporigs zijn. Foie gras is niet hyggelig. Maar een stevige stoofpot wel. Popcorn ook. Vooral als we met z'n allen één grote schaal leegeten.

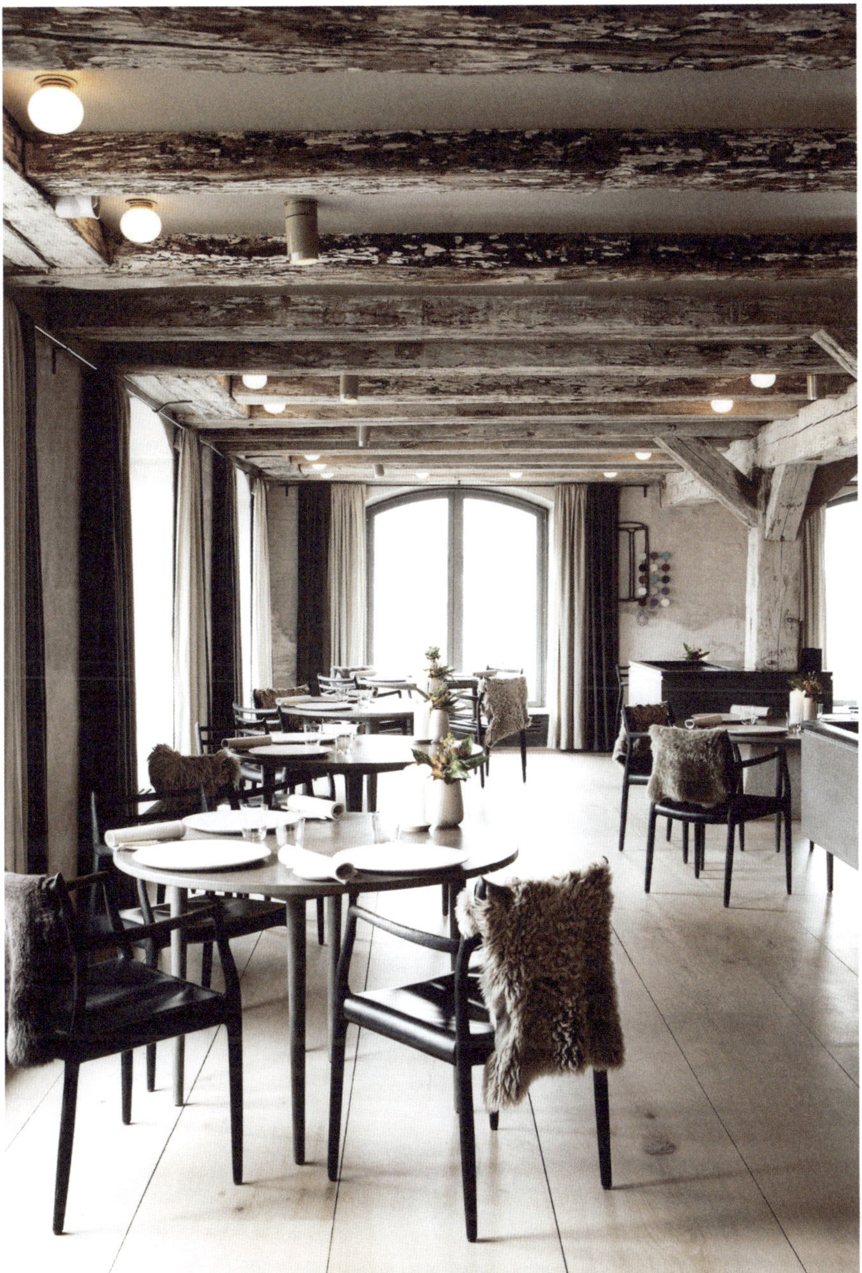

SAMEN ZONDIGEN

Een paar jaar geleden was ik op bezoek bij een vriend en zijn gezin. Zijn dochter was toen vier en tijdens het eten vroeg ze opeens aan mij: 'Wat voor werk doe jij?'

'Ik probeer te ontdekken waar mensen gelukkig van worden,' antwoordde ik. 'Dat is gemakkelijk,' zei ze schouderophalend. 'Snoep.' Nu geloof ik niet dat het antwoord zo eenvoudig is als het om geluk gaat, maar wat betreft hygge had ze een punt.

Denen zijn gek op snoep en velen associëren het met hygge: gummibeertjes, drop en *flødeboller* (chocoladezoenen)... Volgens het Sugar Confectionery Europe Report is het zelfs zo dat de Denen 8,2 kilo snoep per persoon per jaar eten, waarmee ze op de tweede plek staan achter de Finnen, die het meeste snoepen ter wereld, zelfs twee keer zoveel als het Europese gemiddelde. Verwacht wordt dat de Denen in 2018 8,5 kilo snoep per persoon per jaar wegwerken, waarmee ze de Finnen zouden inhalen en de nummer 1 van de wereld worden wat betreft snoepen. En het is niet alleen snoep waar de Denen gek op zijn. Wat dacht je van een stuk taart?

Snoepconsumptie

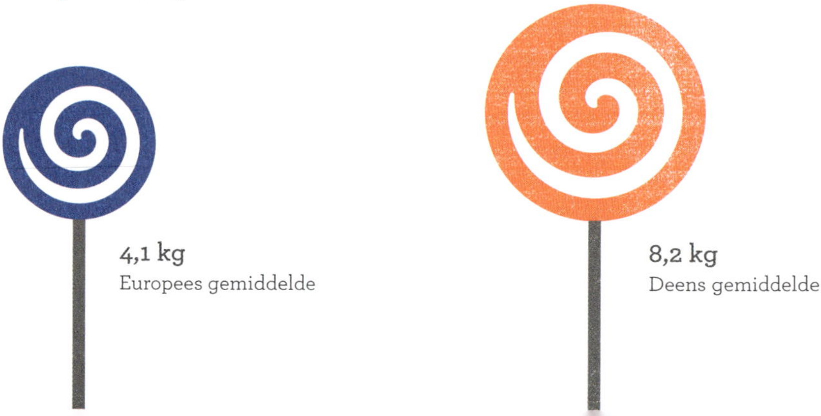

TAART

Taart is hartstikke hyggelig en wij Denen eten het vaak. Taart op kantoor is heel gewoon. Jon is een van mijn pokermaatjes. Ik ging een biertje met hem drinken in Lord Nelson, zijn favoriete kroeg in Kopenhagen, om het te hebben over hygge en onze obsessie met taart.

'We lopen op kantoor weleens langs de vergaderruimte om te kijken of er nog overgebleven taart is. Dat noemen we "taartwacht",' vertelde hij me. 'En dat is alleen bij de interne vergaderingen. Als er cliënten komen zijn er ook petitfours.' Jon heeft gelijk. Taart en gebak maken alles hyggelig, zowel het eten ervan als het bakken ervan. Bovendien geven ze zakelijke bijeenkomsten een ontspannen sfeer.

De meeste taart wordt echter gegeten buiten het kantoor: in een banketbakkerszaak of thuis. Een van de populairste plekken is La Glace, de oudste banketbakkerszaak van Denemarken, die zijn deuren opende in 1870. Hun taarten, soms vernoemd naar beroemde Denen zoals Hans Christian Andersen en Karen Blixen, zien er sprookjesachtig uit. Hun beroemdste taart is de 'sporttaart', die hoofdzakelijk bestaat uit een zee van slagroom, en dus niet bepaald voer voor topsporters is. Hij dankt zijn naam aan het feit dat de taart voor het eerst werd gemaakt in 1891 ter ere van de première van een toneelstuk dat *Sportman* heette. De oude idealen, het interieur, de taarten en gebakjes, en de prachtige kamers waarin men kan zitten om te genieten van een zoet meesterwerkje, schreeuwen allemaal hygge.

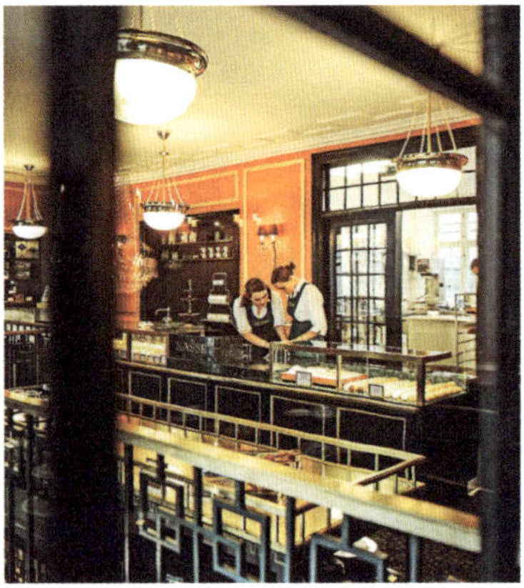

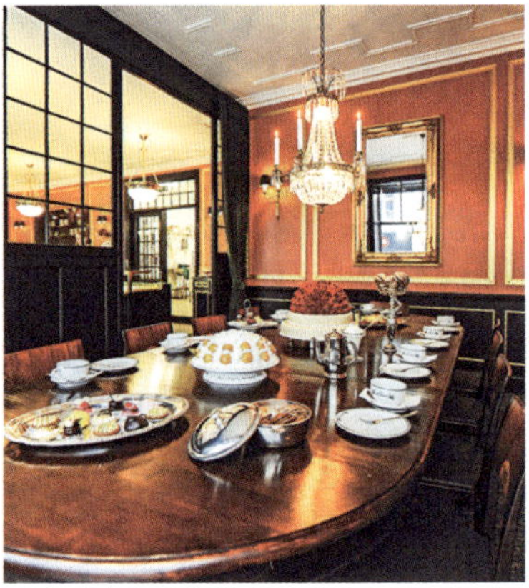

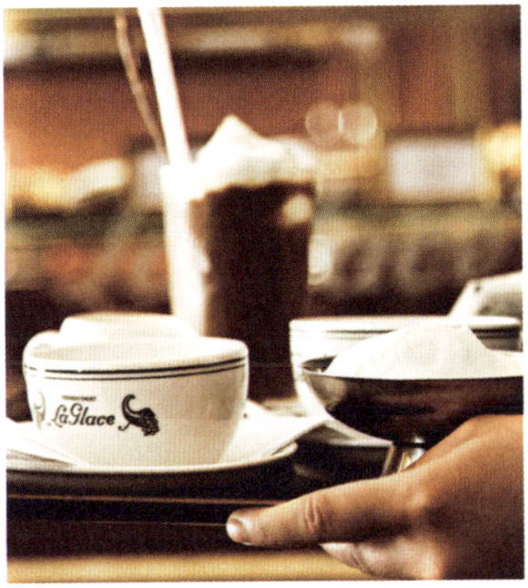
La Glace

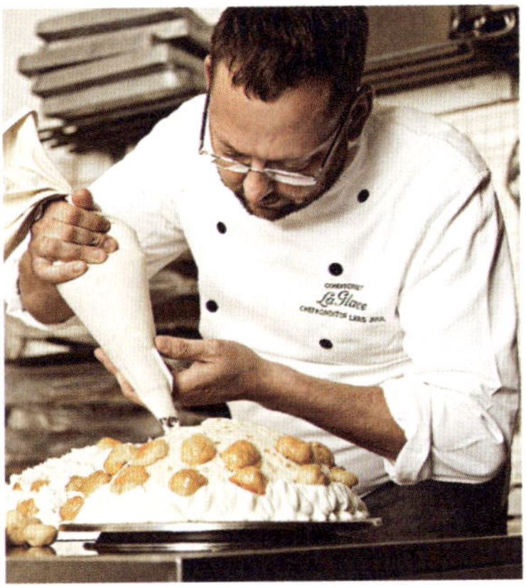
La Glace

KAGEMAND

Men zegt dat je helden veel over jezelf vertellen.
De Amerikanen hebben Superman, Spiderman en Batman.
De Denen hebben... eh... Taartman.

Goed, het is niet echt een held, maar hij is net zo populair op verjaardagspartijtjes als zijn Amerikaanse collega's. Kagemand [keemen] is een traditioneel onderdeel van kinderpartijtjes. Hij ziet eruit als een uitvergrote *gingerbread man*, is gemaakt van zoet deeg met veel suiker en boter, en wordt versierd met snoepjes, Deense vlaggetjes en kaarsjes. Als er ook nog spek doorheen zou gaan, zou hij alle essentiële Deense ingrediënten bevatten. Een onderdeel van de traditie is dat de jarige job of jet de keel van Kagemand doorsnijdt terwijl de andere kinderen gillen. 'Gefeliciteerd, schatje. Snij nu maar de keel van Taartman door.' Onvervalste Scandinavische gezelligheid.

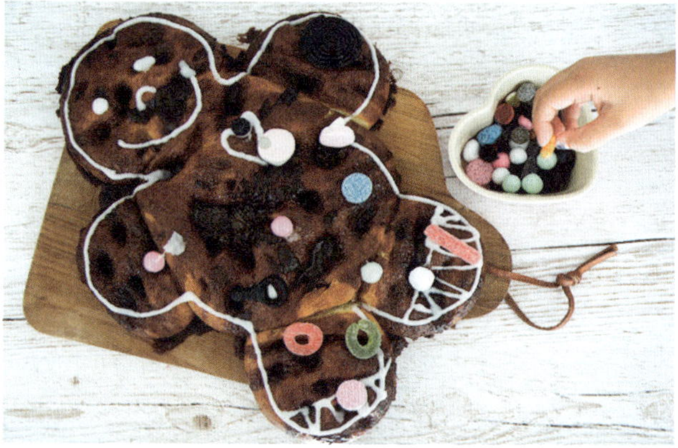

GEBAK

Een typisch Deens gebakje is het koffiebroodje (in het Engels: Danish). Niet elke nationaliteit heeft een botervet, mierzoet broodje dat naar haar is vernoemd.

Meestal is het een natie die elke oorlog heeft verloren waaraan zij door de eeuwen heen heeft meegedaan. Toch worden de koffiebroodjes in Denemarken juist *wienerbrød* (Weense broodjes) genoemd, omdat het recept werd ontwikkeld door bakkers die halverwege de negentiende eeuw naar Wenen waren geweest. Sommige koffiebroodjes hebben grappige namen zoals 'Slakken' of 'Het slechte oog van de bakker', maar afgezien van die namen zijn ze heerlijk en goed voor de hygge. Trouwens, als je de boel wilt opvrolijken op een Deens kantoor hoef je alleen maar *'Bon-kringle!'* te roepen. De *kringle* is een klassiek Deens gebakje en *bon* betekent gewoon bon. Het idee achter bon-kringle is dat je een gratis kringle krijgt wanneer je voor meer dan 1.000 kronen (ongeveer 130 euro) taart en gebak koopt bij je vaste bakker en het bonnetje daarvan kunt laten zien. Het is zoiets als een klantenkaart, maar dan zonder de klantenkaart.

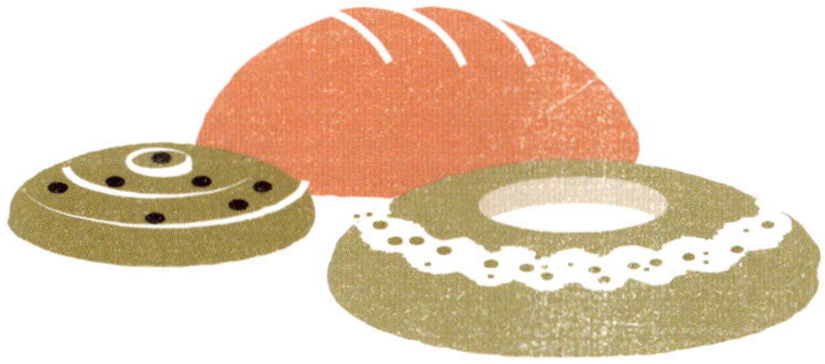

ZELF MAKEN

Zelf taarten bakken is een hyggelige bezigheid die je in je eentje kunt doen of met vrienden en familie. Er is weinig wat meer bijdraagt aan de hygge-factor dan de geur van versgebakken brood of taart.

Het resultaat hoeft er niet uit te zien als iets uit een Disney-film; hoe rustieker, hoe meer hygge. Sinds enige tijd is zuurdesem een hit onder de Denen. Het langzame proces en het idee dat je 'iets levends' verzorgt maken het allemaal nog hyggeliger. Sommige Denen hebben het over hun deeg alsof het een baby is waar ze voor moeten zorgen. Eigenlijk is zuurdesem een soort eetbare tamagotchi.

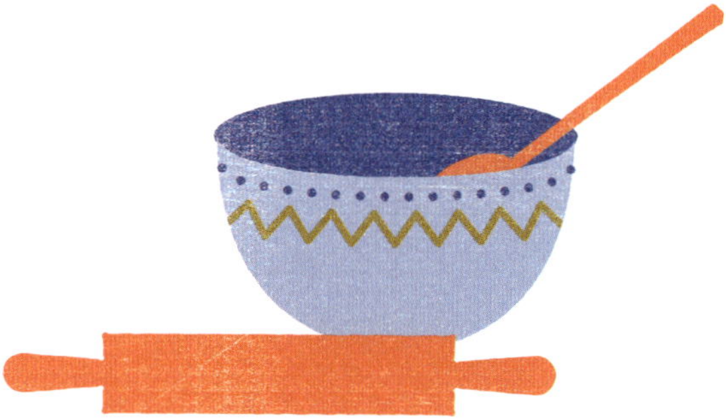

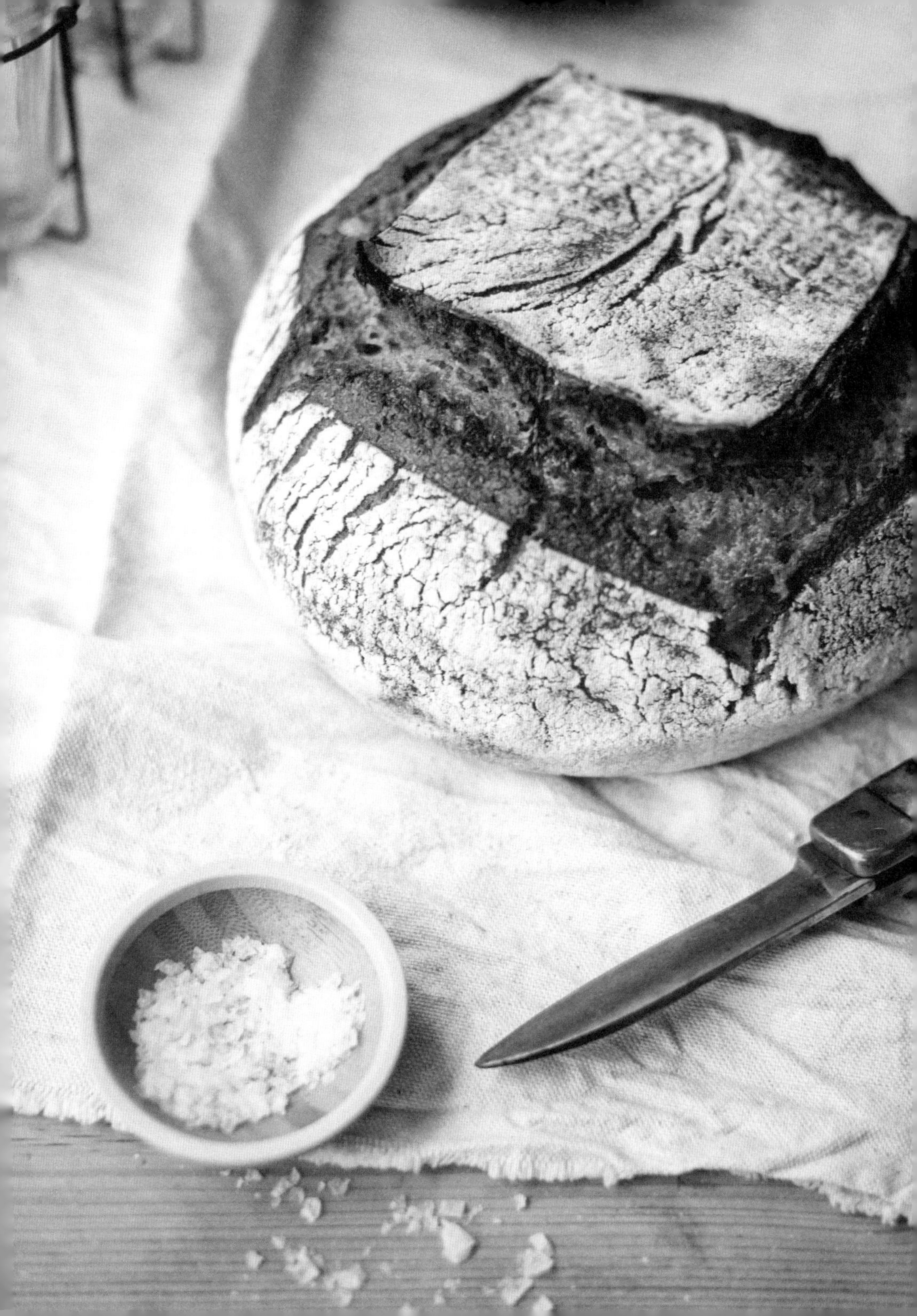

WARME DRANKEN

Mijn team heeft een onderzoek uitgevoerd onder Denen om te ontdekken wat mensen met hygge associëren. Ik had al mijn geld ingezet op kaarsen, maar ik had het mis. Kaarsen stonden op de tweede plek, bovenaan stonden de warme dranken.

Door 86 procent van de Denen worden warme dranken in verband gebracht met hygge. Dat kan thee, warme chocolademelk of glühwein zijn, maar de favoriete warme drank van de Denen is koffie.

Als je van Deense series zoals *Borgen* of *The Killing* houdt, weet je al hoeveel de Denen van koffie houden. Er gaat bijna geen scène voorbij waarin er geen koffie wordt besteld of gezet of waarin een personage een ander aankijkt en vraagt: 'Koffie?' Denen staan op de vierde plek van de wereldranglijst als het gaat om koffieconsumptie. Ze drinken gemiddeld zo'n 33 procent meer koffie dan Amerikanen.

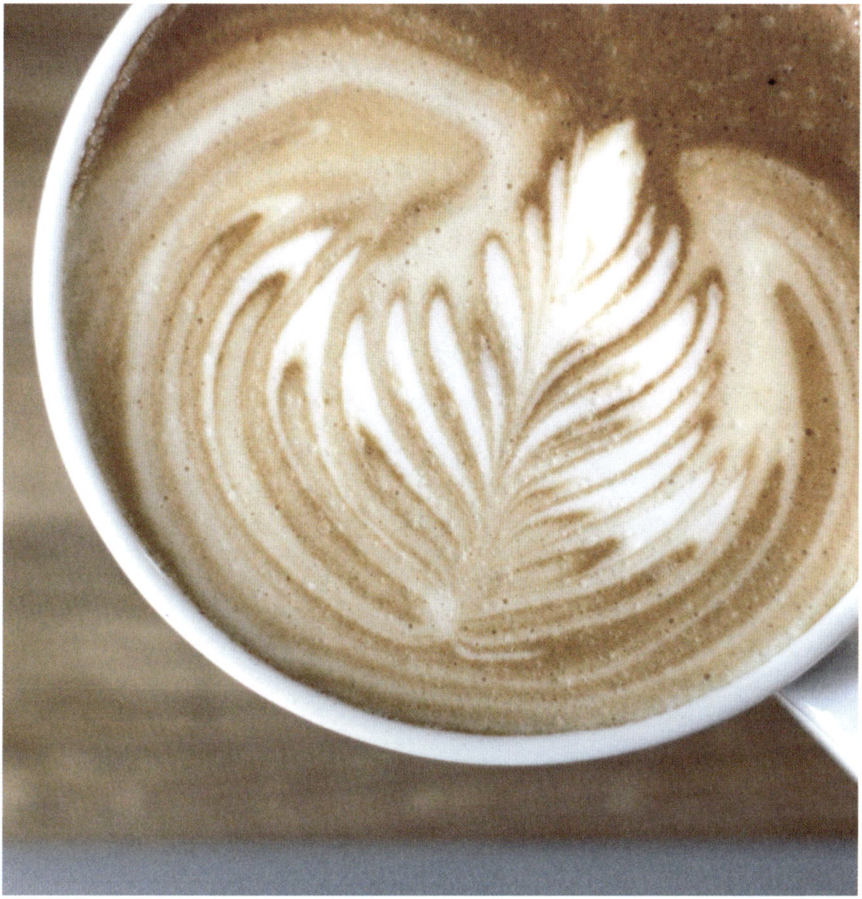

Het verband tussen koffie en hygge is in het Deens evident. *Kaffehygge* – weer zo'n samenstelling, deze keer bestaande uit 'koffie' en 'hygge' – is alom aanwezig. 'Kom naar de kaffehygge,' kaffehygge en taart, gymnastiek en kaffehygge, breigaren en kaffehygge. Kaffehygge is overal. Er is zelfs een website die helemaal over kaffehygge gaat, waarop staat: 'Leef je leven vandaag alsof er morgen geen koffie meer is.'

Je kunt dus wel aan hygge doen zonder koffie, maar het helpt wel om het toch te drinken. Het heeft iets geruststellends om een warm 'bakkie troost' in je handen te hebben. Koffie bevordert hygge.

VERSLAAFD AAN HYGGE?

Geluk kun je niet kopen, maar taart wel en dat is bijna hetzelfde... tenminste, volgens onze hersenen. Stel je in gedachten voor dat je de deur van een banketbakkerij opendoet. Alle verleidelijke geuren van de zoete dingen op de balie komen je tegemoet terwijl je naar binnen stapt. Bij het zien van al die gebakjes en taarten voel je je gelukkig. Je kiest je lievelingstaart uit en als je het eerste hapje neemt, stroomt er een gelukzalig gevoel door je lijf. Wat is dát lekker. Maar heb je weleens bedacht waaróm je zo gelukkig wordt van het eten van zoetigheid?

Wat associëren Denen met hygge?

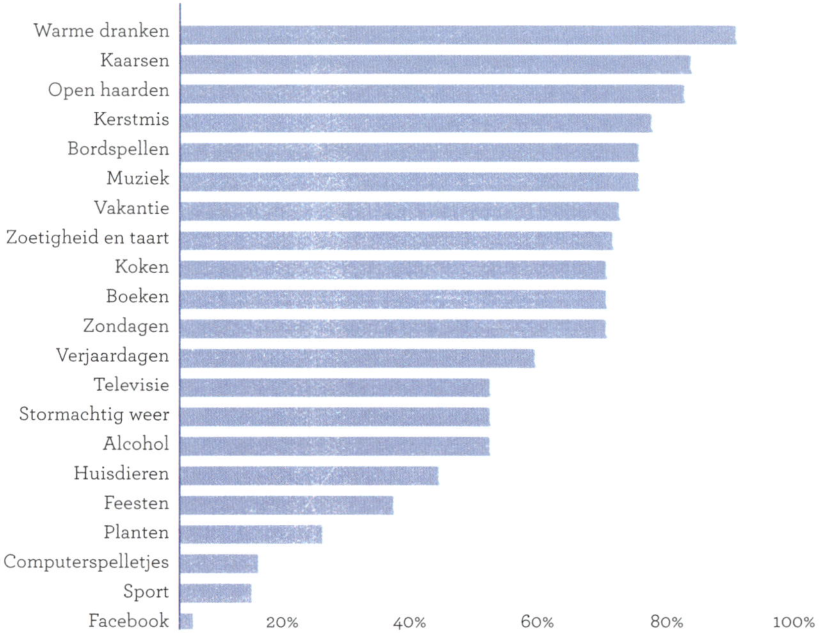

In de basale voorhersenen zit iets wat de *nucleus accumbens* wordt genoemd. Het is een deel van het beloningssysteem van de hersenen en het speelt een belangrijke rol bij motivatie, genot en bekrachtiging. Net als alle andere gewervelde diersoorten hebben wij dit systeem om ervoor te zorgen dat we genot voelen bij zaken als eten en seks, omdat die zaken van primair belang zijn voor het overleven en voortbestaan van onze soort.

Bij het doen van iets wat voldoening geeft, wordt er een chemische substantie afgegeven in de hersenen en dan wordt de neurotransmitter dopamine geactiveerd. In de buurt van de nucleus accumbens zit een gebied dat het ventrale tegmentum heet. In lonende situaties wordt van daaruit dopamine afgegeven. Wanneer de dopamine van de zenuwvezels wordt overgedragen aan de receptoren op verschillende plekken in onze hersenen, voelen we genot. Herinneringen aan een prettige gebeurtenis worden opgeslagen in de hersenschors, zodat we ze niet vergeten. Het klinkt misschien vreemd, maar op een bepaalde manier zou je kunnen zeggen dat onze hersenen zorgen voor bepaalde verslavingen zodat we kunnen overleven.

Wanneer we worden geboren is het eerste wat we proeven de zoete moedermelk. Houden van zoetigheid is goed voor onze overleving. Dat is de reden waarom we een geluksgevoel krijgen bij het eten van taart en andere zoetigheid, en ook waarom we het moeilijk vinden om ermee te stoppen. Ons lichaam heeft ons geleerd om door te gaan met zaken die lonend zijn. Hetzelfde geldt voor vet en zout.

In het kort zou je dus kunnen zeggen dat we bepaalde voedselsoorten associëren met een gevoel van genot, waardoor we er meer van willen. Hygge is ook iets waar je je goed bij hoort te voelen en dat houdt in dat je taart moet eten als je zin hebt in taart. Maar tegelijkertijd moeten we ook weten wanneer we moeten stoppen met taart eten. Buikpijn is namelijk niet erg hyggelig.

HET MOLLIGE NEEFJE VAN SLOWFOOD

Snoep, taart en gebak zijn dus hyggelig. Maar hygge-etenswaren kunnen meer voor je doen dan je alleen maar dik maken, ze kunnen ook troost bieden (comfortfood). Naast comfortfood is hyggeligt eten ook heel erg slowfood.

Hoe hyggeligt het eten is hangt ook af van de bereiding. Vuistregel daarbij is: hoe langer het duurt om het te bereiden, hoe hyggeliger het is.

Het gaat daarbij om het langzame proces, de tijd en liefde die je in de bereiding steekt. Het gaat om je relatie met het eten. Daarom zijn zelfgemaakte jams bijvoorbeeld hyggeliger dan jam uit de winkel. Elke hap die je neemt brengt je in gedachten terug naar die zomer dat je het fruit plukte en het hele huis naar aardbeien rook.

Vooral in de winter hou ik ervan om in het weekend het grootste gedeelte van de dag te besteden aan het bereiden van een maal dat uren op het vuur of in de oven moet staan. Het maakproces kan ook nog uitgebreid worden met een bezoekje aan een streekproductenmarkt, waarbij je zorgvuldig de beste groente uitzoekt en een praatje maakt met de slager over welk stuk vlees het geschiktst is voor je stoofpot. Als er een pan op het vuur staat te pruttelen terwijl je een boek leest in je hyggekrog is dat niet alleen het geluid van hygge, maar ook de essentie van hygge. De enige reden om op te staan is dat je nog wat wijn bij het stoofvlees moet gieten.

Het is echter belangrijk om te benadrukken dat niet alles draait om een pruttelende pan vol Scandinavisch stoofvlees. Het draait om het proces en niet om het eindproduct. Afgelopen zomer heb ik geprobeerd om zelf limoncello te maken. Een deel van het proces is dat je de citroenschil meer dan een week in alcohol laat weken, zodat de alcohol de smaak en kleur kan absorberen. Elke dag als ik thuiskwam van mijn werk deed ik de ijskast open om de geur op te snuiven en te zien hoe mijn brouwsel vorderde. Het eindresultaat was matig, maar het plezier dat ik schiep in het hele proces was helemaal hygge.

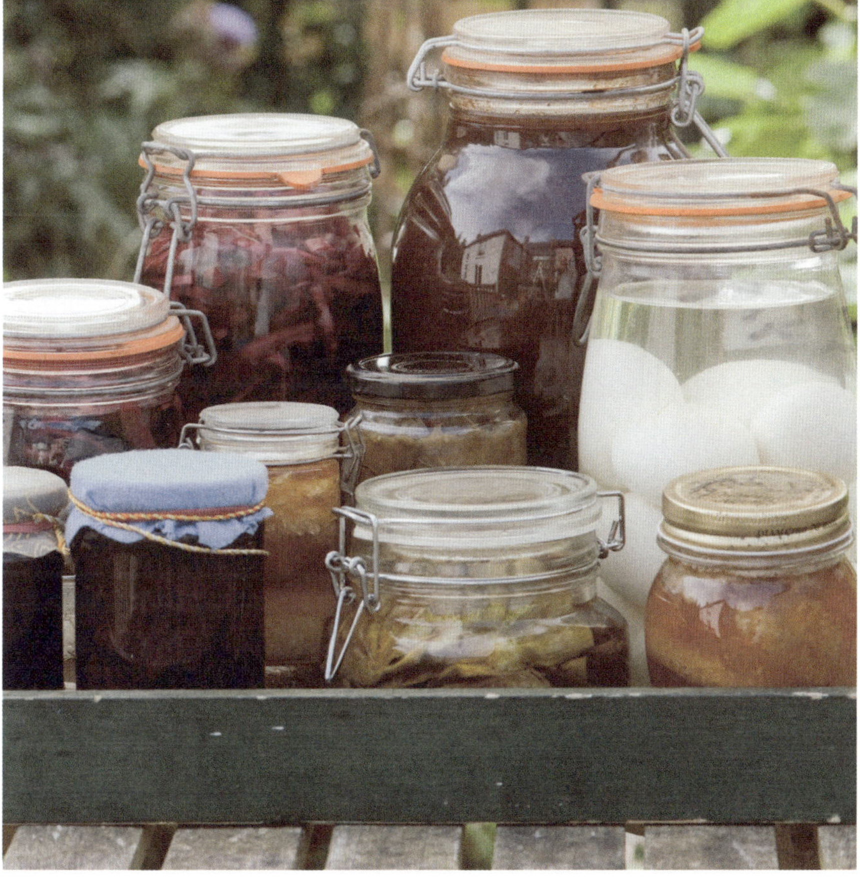

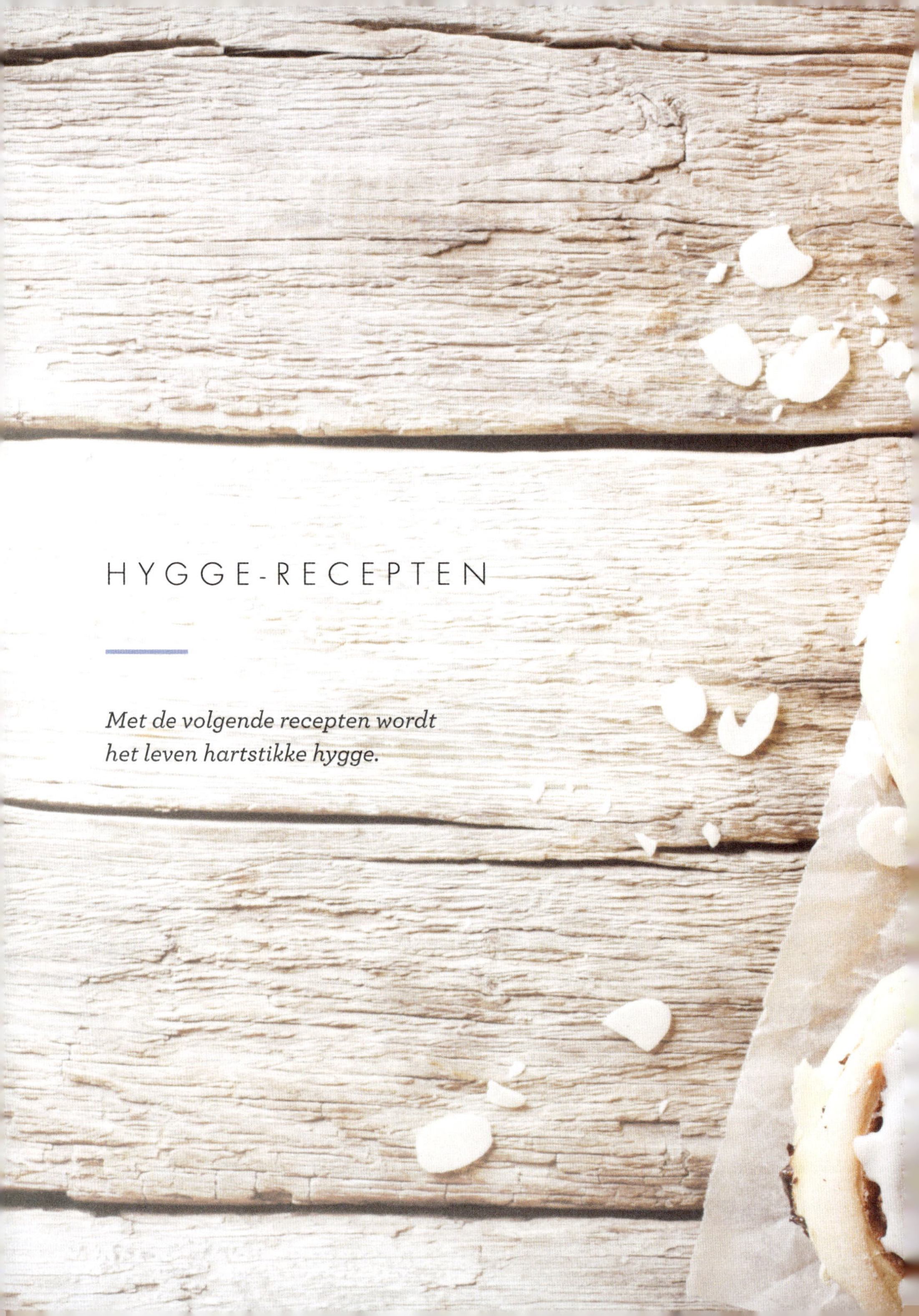

HYGGE-RECEPTEN

Met de volgende recepten wordt het leven hartstikke hygge.

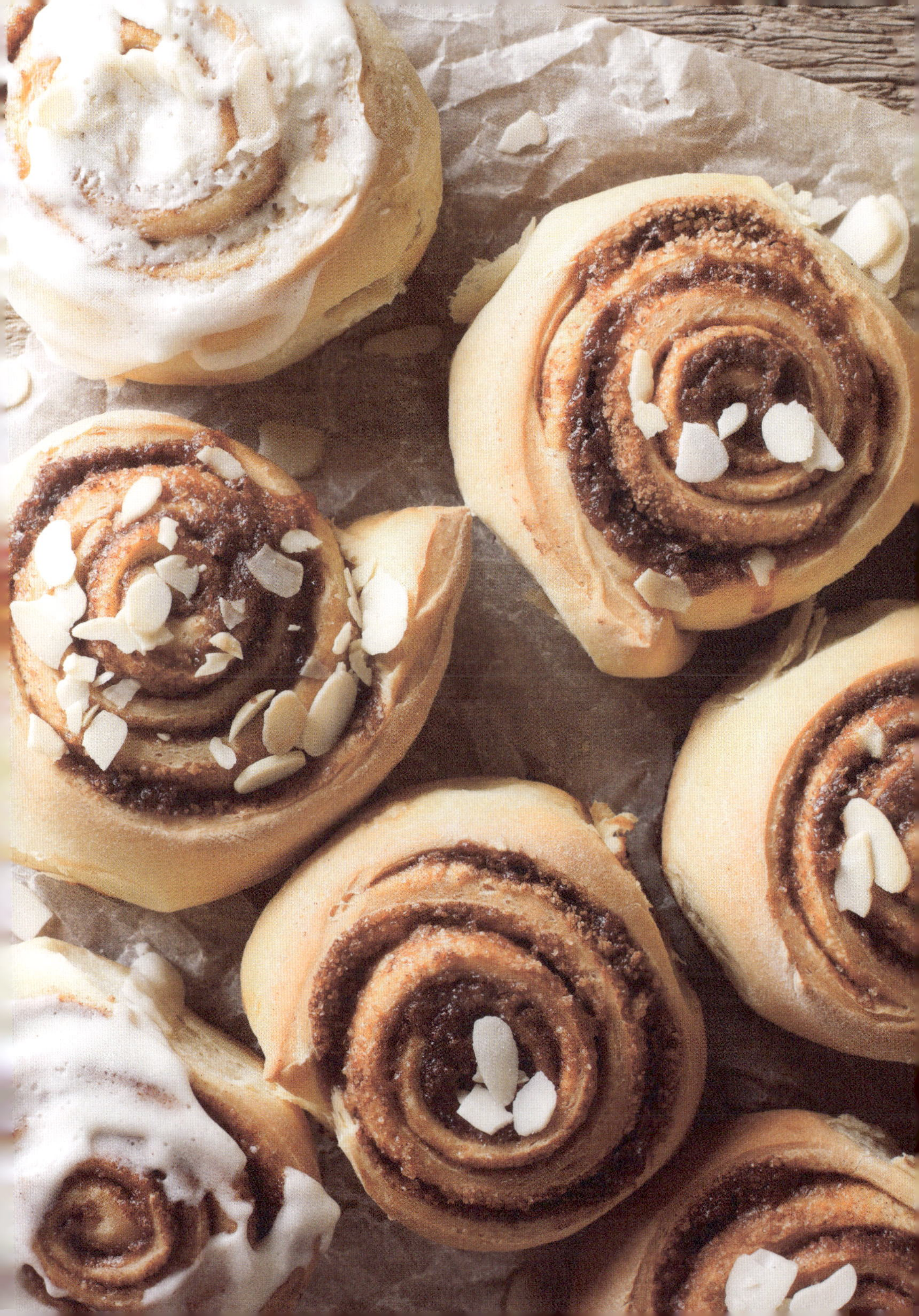

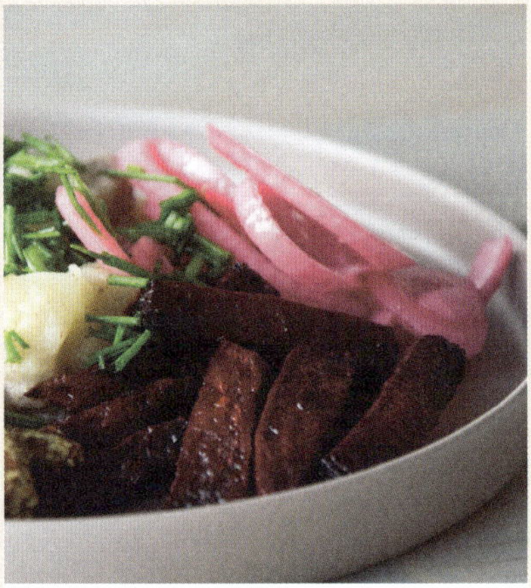

SKIPPERLABSKOVS

[SKIEBERLAPSKOBS]

SCHIPPERSSTOOF

Dit gerecht is een stevige stoofschotel zonder poespas die oorspronkelijk op schepen werd gemaakt (vandaar de naam). Het is bijzonder geschikt om te eten op een gure herfstdag. In plaats van een borststuk kun je ook restjes vlees gebruiken, waardoor het nog eenvoudiger en hyggeliger wordt.

Voor 4 tot 6 personen. Kooktijd: een uur en een kwartier

750 g borststuk
3 uien
100 g boter
3-4 laurierblaadjes
10-12 zwarte peperkorrels
1 l kippenbouillon
1½ kg aardappels
zout en peper
een handje bieslook
ingemaakte bietjes
roggebrood

---

1. Snijd het borststuk in blokjes.
2. Schil en snipper de uien.
3. Smelt de boter in een pan met dikke bodem en fruit de uien tot ze doorzichtig worden (ze mogen niet bruin worden).
4. Doe het vlees, de laurierblaadjes en peperkorrels erbij en giet de kokende kippenbouillon in de pan. Het vlees en de uien moeten net onderstaan.
5. Doe de deksel op de pan en laat ongeveer drie kwartier sudderen. Schil ondertussen de aardappels en snijd ze in blokjes.
6. Doe de helft van de aardappels bij het vlees en doe de deksel weer op de pan.
7. Na een kwartier roer je de inhoud van de pan door elkaar en doe je de rest van de aardappels erbij en indien nodig nog een beetje kippenbouillon. Laat nog een kwartier à twintig minuten sudderen op laag vuur, roer regelmatig door zodat er niets aan de bodem blijft plakken. Het doel is dat het vlees mengt met de aardappelpuree, maar er moeten nog wel hele stukken gare aardappel zijn.
8. Breng op smaak met zout en peper. Serveer met een klont boter, bieslook, ingemaakte bietjes en roggebrood.

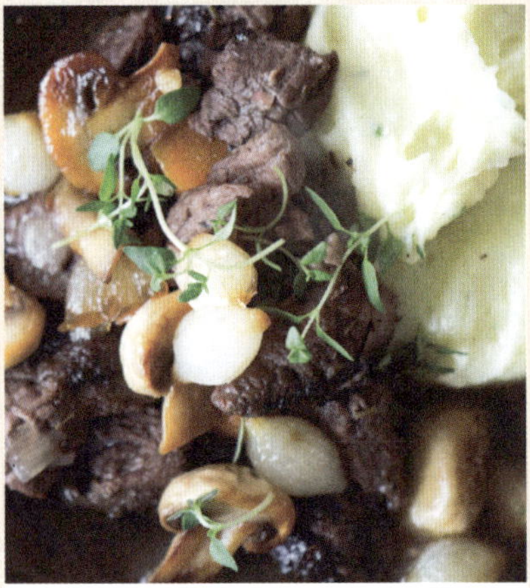

GESMOORDE VARKENSWANGETJES IN DONKER BIER MET AARDAPPEL-KNOLSELDERIJPUREE

Dit is een van mijn favoriete wintergerechten. Het moet lang op het vuur staan om de hygge-factor te verhogen en zodat jij ondertussen kunt genieten van een glas wijn en een goed boek.

Voor 4 personen. Kooktijd: een uur en drie kwartier

Voor de gesmoorde varkenswangetjes:
10-12 varkenswangetjes
zout en peper
15 g boter
1/8 knolselderij, grofgesneden
1 wortel, grofgesneden
1 ui, grofgesneden
1 tomaat, in vieren gesneden
½ l donker bier of ale

Voor de aardappel-knolselderijpuree:
750 g aardappels
¼ knolselderij
200 ml melk
25 g boter

Gesmoorde varkenswangetjes:

1. Dep de varkenswangetjes droog met keukenpapier en strooi er zout en peper op.
2. Laat de boter op middelhoog vuur goudkleurig worden in de pan. Doe het vlees erbij en braad het aan alle kanten tot het bruin is. Ongeveer drie minuten in totaal.
3. Doe de knolselderij, wortel en ui erbij en laat ze meebakken tot ze bruin kleuren en doe dan de tomaten erbij.
4. Giet het bier erbij. Voeg eventueel nog wat water toe zodat het vlees en de groenten onderstaan.
5. Draai het vuur laag en laat ongeveer anderhalf uur lang sudderen, tot het vlees zacht is.
6. Haal het vlees eruit. Laat de groenten inkoken tot een saus. Zeef de groentesaus en breng op smaak met zout en peper.

Aardappel-knolselderijpuree:

1. Snijd de aardappels en knolselderij in blokjes.
2. Kook de aardappel- en knolselderijblokjes tot ze zacht zijn en pureer ze.
3. Verwarm de melk en voeg samen met de boter toe aan de puree. Breng op smaak met zout en peper.

Serveer de gesmoorde varkenswangetjes op een bedje van puree. Je kunt er wat fijngehakte peterselie overheen strooien en er brood bij serveren om de saus mee op te deppen.

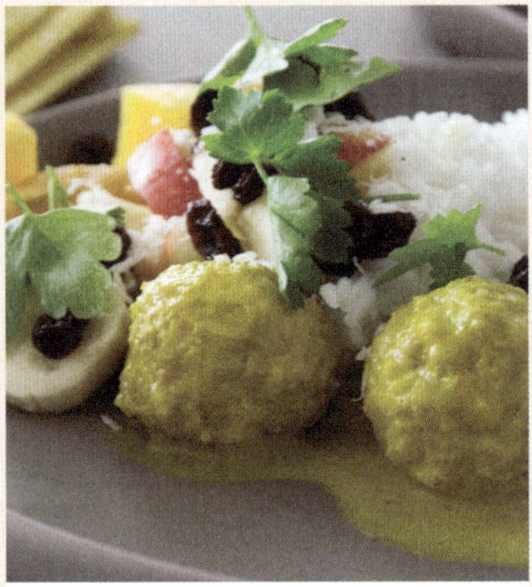

BOLLER I KARRY

[BOLLE I KARY]

DEENSE GEHAKTBALLETJES MET KERRIESAUS

Dit traditionele recept is populair bij Denen van alle leeftijden. Het was het lievelingseten van mijn moeder en hoewel ze al twintig jaar geleden is overleden, maak ik het nog elk jaar op haar verjaardag. Een lievelingskostje koken is een perfecte manier om de dierbaren die je zijn ontvallen te gedenken. Het maakt van een droevig feit een hyggelige avond. Maak je geen zorgen als je niet van scherp eten houdt; dit is een zeer mild gekruid gerecht. Veel Deense kinderen zijn er dol op.

Voor 4 personen. Kooktijd: een uur en 35 minuten (inclusief een uur rusttijd)

Voor de gehaktballetjes:
1 kopje broodkruim of 2 el bloem
1 ei
2 uien, gesnipperd
3 teentjes knoflook
zout en peper
2 kg varkensgehakt
4 kopjes runderbouillon

Voor de kerriesaus:
2 el boter
2 flinke el mild kerriepoeder
1 grote ui, gesnipperd
1 grote prei, gesnipperd
5 el bloem
100 g room (35% vet)
fijngehakte peterselie

---

1. Doe het broodkruim of de bloem met het ei, de uien, knoflook, zout en peper in een grote kom en meng dit goed door elkaar. Doe het gehakt erbij, meng goed en laat het vervolgens een uur rusten in de koelkast.

2. Gebruik een lepel om balletjes te maken. Breng in een pan water aan de kook, voeg de runderbouillon en de gehaktballetjes toe en laat vijf tot tien minuten zachtjes koken (afhankelijk van de grootte van de balletjes). Haal de balletjes uit de pan, maar bewaar het vocht.

3. Smelt de boter en voeg het kerriepoeder toe. Laat dit een paar minuten bruinbakken.

4. Voeg de gesnipperde ui en prei toe en laat die een paar minuten meebakken. Voeg bloem toe en roer stevig. Schenk daarna al roerend beetje bij beetje het kookvocht erbij tot je een goede sausdikte hebt. Doe de room en de gehaktballen erbij en laat twaalf minuten zachtjes koken.

Garneer met peterselie en serveer met rijst.

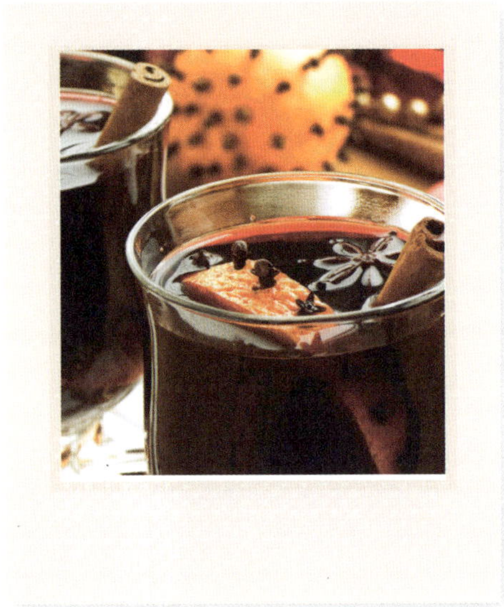

GLØGG

[GLÜK]

GLÜHWEIN

December is niet compleet zonder de traditionele *gløgg*. Denen ontmoeten elkaar in cafés of nodigen vrienden en familie thuis uit om ze een vrolijk kerstfeest te wensen onder het genot van deze warme, kruidige wijn.

Voor de gløgg-essence:

4 handjes rozijnen
300 ml rode port
1 fles stevige rode wijn
250 g bruine suiker (bij voorkeur bestaand uit suikerkristallen en rietsuikersiroop, maar gewone bruine suiker kan ook)
20 g kaneelstokjes
20 g pimentkorrels
20 g kruidnagels
10 g kardemom

Voor de gløgg:

1½ l stevige rode wijn
200 ml bruine rum
200 ml akvavit (of wodka)
schil van 1 sinaasappel
200 ml sinaasappelsap, versgeperst
100 g amandelen, gehakt

---

1. Leg de rozijnen een dag van tevoren (bij voorkeur 24 uur) te weken in de port.

2. Schenk de fles rode wijn in een pan, doe de suiker, kaneel, piment, kruidnagels en kardemom erbij en verhit tot het bijna kookt. Draai het vuur uit en laat afkoelen. Daarna zeven.

3. Voeg de rode wijn, sterkedrank, sinaasappelschil en het sap bij de gløgg-essence. Verhit opnieuw tot het bijna kookt. Voeg daarna de rozijnen, port en amandelen toe.

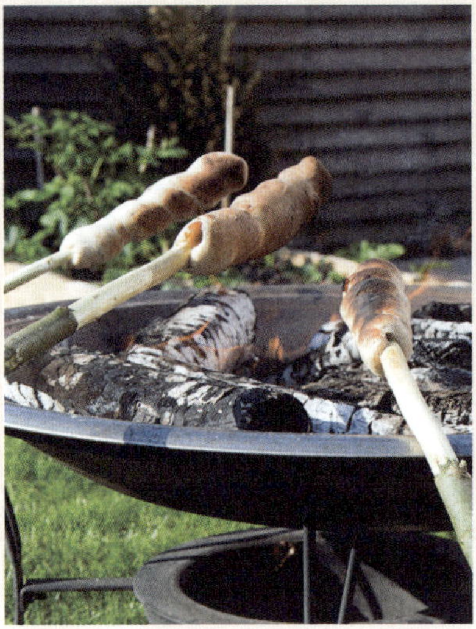

SNOBRØD

[SNOBRUÐ]*

DRAAIBROOD

Dit is niet bepaald een gerecht dat je snel bij Noma zult tegenkomen. Het is niet het speciaalste brood dat je ooit hebt geproefd, maar door de bereidingswijze scoort het hoog op de hygge-ranglijst en kinderen zijn er dol op.

* Deze zachte d is een van de lastigste Deense klanken. Hij komt het dichtst bij de Engelse th-klank, maar dan met je tong iets verder naar voren.

Voor 6 stuks. Kooktijd: een uur en een kwartier (inclusief een uur waarin het deeg moet rusten); baktijd hangt af van het vuur en je geduld, maar meestal ligt die rond de 10 minuten

25 g boter
¼ l melk
25 g gist
2 tl suiker
¾ tl zout
400 g bloem

---

1. Smelt de boter in een pan en voeg de melk toe. Verhit tot het lauwwarm is. Doe de gist erbij en laat die oplossen.

2. Giet dit mengsel in een grote kom en doe de andere ingrediënten erbij en meng er deeg van. Houd een klein beetje bloem achter. Kneed het deeg goed en doe het terug in de kom. Dek af en laat een uur rijzen op een warme plek.

3. Strooi wat bloem op een werkoppervlak en leg het deeg erop. Kneed opnieuw goed door en voeg de resterende bloem toe. Verdeel het deeg in zes stukjes en maak van elk stukje een sliert van ongeveer 40 centimeter lang. Wikkel de sliert om een niet al te dunne tak.

4. Bak het brood boven de vlammen van een kamp- of haardvuur, maar let erop dat je het niet te dicht bij de vlam houdt. Het brood is gaar wanneer je een hol geluid hoort als je erop klopt, of wanneer het gemakkelijk van de stok af glijdt.

HYGGE-TIP: BEGIN EEN EETCLUB

Een paar jaar geleden wilde ik een soort systeem bedenken waardoor ik een aantal goede vrienden regelmatiger zou zien. Dat werd een eetclub. Deels kwam mijn verlangen voort uit mijn werk, aangezien bij mijn onderzoek steeds naar voren kwam dat intermenselijke relaties een belangrijk ingrediënt waren voor geluk. Verder wilde ik de eetclub zodanig organiseren dat de hygge maximaal was. Dus in plaats van om de beurt gastvrouw of gastheer te zijn koken we altijd met z'n vijven of zessen. Dat maakt het hygge. De regels zijn eenvoudig. Elke keer hebben we een thema of een hoofdingrediënt – bijvoorbeeld eend of worstjes – en iedereen brengt zelf de ingrediënten mee om een klein gerecht te maken dat bij dit thema past. Hiermee creëer je een heel ontspannen, informele, gelijkgestemde sfeer, waarbij niet steeds één persoon overal voor hoeft te zorgen en de standaard van de vorige keer probeert te evenaren.

Een van de hyggeligste avonden die we hadden was de keer dat we worstjes probeerden te maken. We waren drie of vier uur bezig met het kruiden van het vlees, het vullen van de omhulsels en het bakken of koken van de worstjes. Trots keken we naar de hele berg worstjes die we hadden gemaakt toen we om tien uur 's avonds, zo hongerig als Vikingen, eindelijk aan tafel konden. Het resultaat was rampzalig. De eerste smaaksensatie was die van een soort schimmel. Niet iets wat je zoekt in een worstje. Die avond zijn we allemaal behoorlijk hongerig naar bed gegaan, maar het was een ontzettend hyggelige avond geweest.

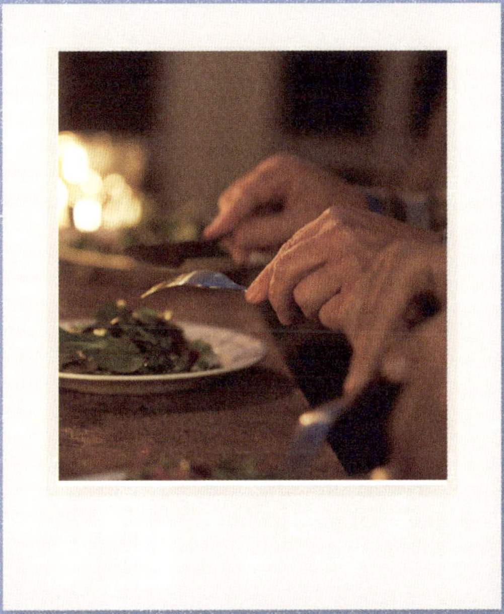

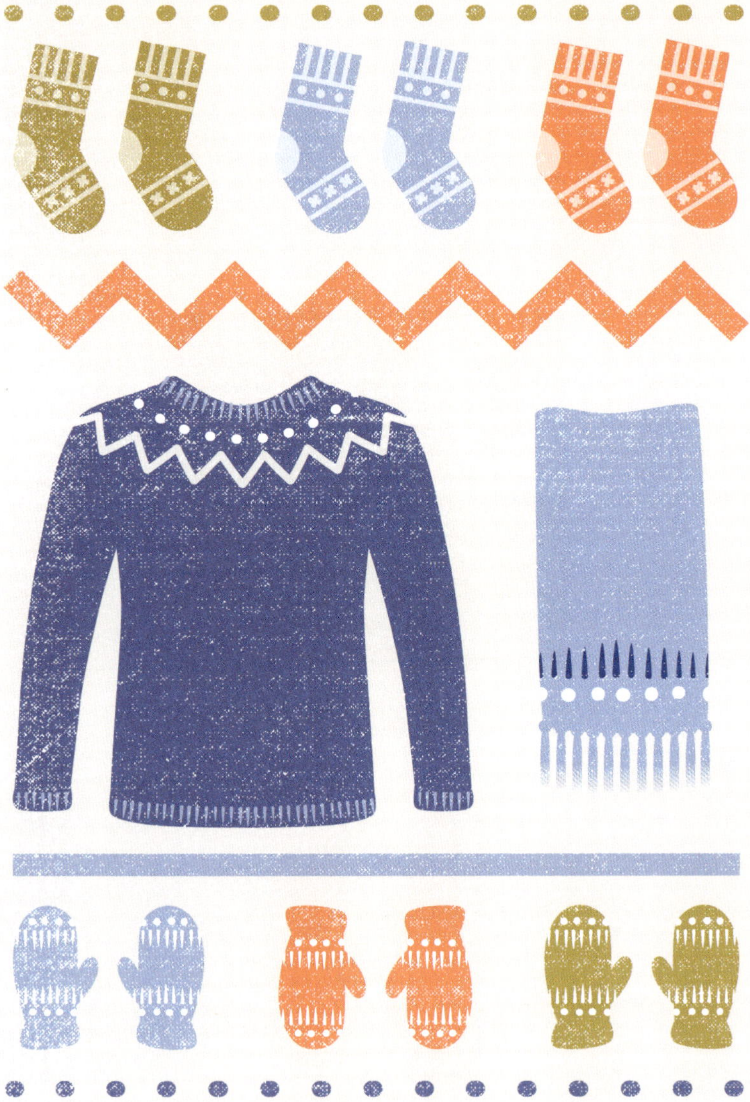

HOOFDSTUK VIJF

KLEDING

INFORMEEL IS ESSENTIEEL

Denen geven de voorkeur aan informeel. Of het nu gaat om een informele gesprekstoon, een informele sfeer of een informele manier van kleden.

In Kopenhagen zul je niet veel driedelige pakken op straat zien. Als je zelf lid bent van de krijtstreepbrigade, vind je waarschijnlijk dat de Denen er maar slonzig bij lopen. Toch zul je op den duur misschien merken dat er een Deense manier van kleden is die zowel informeel als stijlvol is. Voor deze informele stijlvolle look kiezen veel mensen – onder wie ikzelf – voor de combinatie van een T-shirt of trui met een blazer erover. Ik geef de voorkeur aan blazers met elleboogstukken vanwege de hygge en vanwege het professorachtige. Misschien overdrijf ik zelfs een beetje met die elleboogstukken, want mijn vrienden zeggen al dat ze me eraan herkennen als ik met mijn rug naar hen toe in een druk café sta.

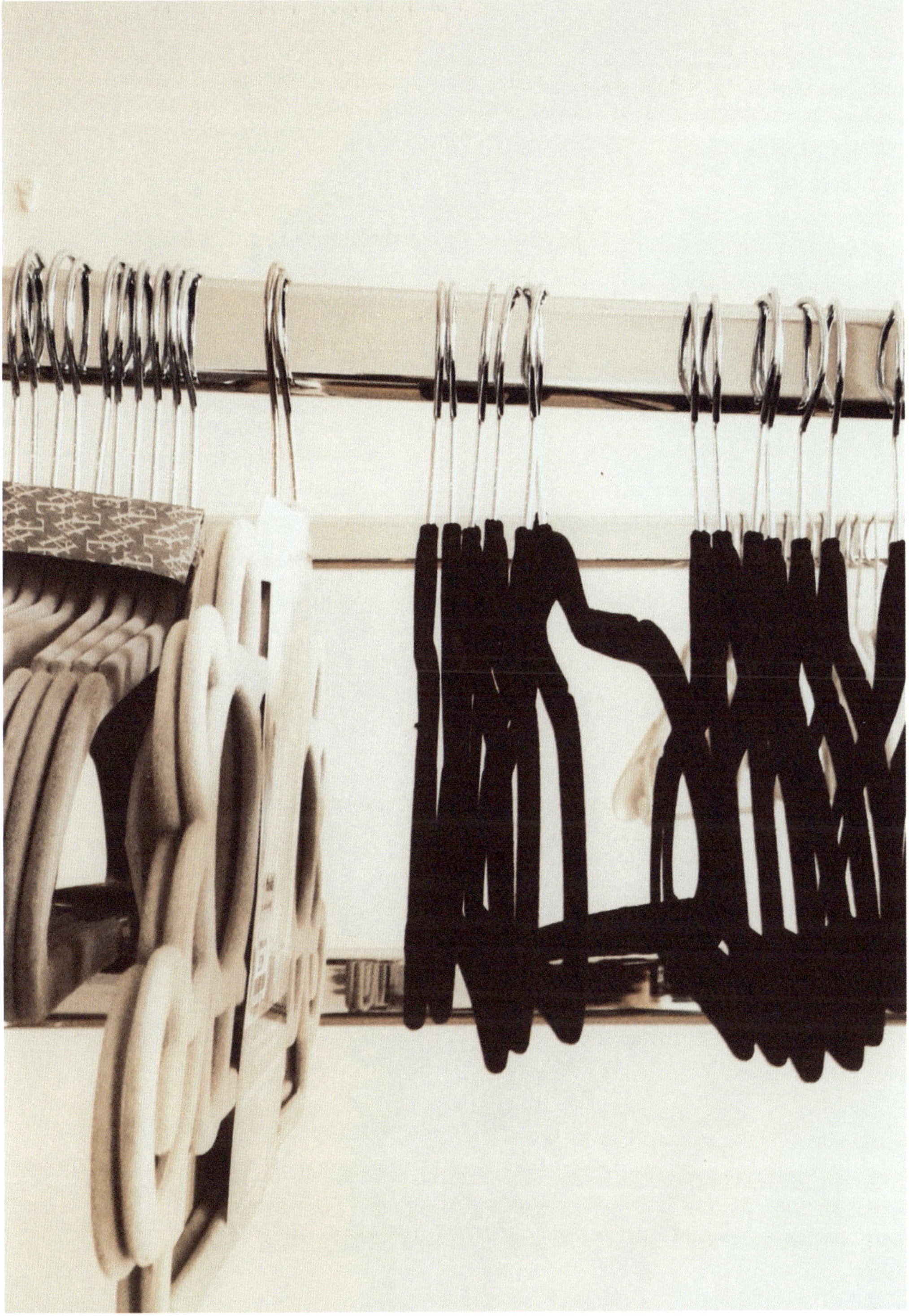

JE KLEDEN ALS EEN DEEN

Deense mode is gestroomlijnd, minimalistisch en elegant maar niet heel verfijnd. Het houdt het midden tussen hygge en functioneel design.

SJAALS

Een sjaal is een must. Dat geldt zowel voor mannen als voor vrouwen. Hoewel sjaals voornamelijk in de winter worden gedragen komt het ook voor dat mensen die moeilijk afscheid kunnen nemen van hun sjaal ook midden in de zomer nog sjaals dragen. De gouden regel is: hoe groter, hoe beter. Dus wikkel jezelf in de grootste en dikste sjaal die je kunt vinden en zorg ervoor dat je nog net niet stikt. De Denen houden zoveel van sjaals dat sommige Britten de Deense tv-serie *Borgen* gekscherend '*Scarf Watch*' noemen.

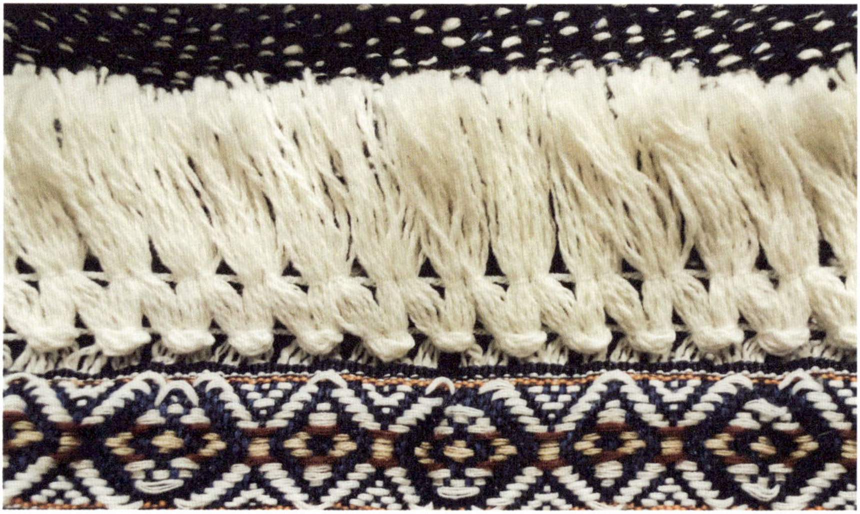

ZWART

Zodra je het vliegveld van Kopenhagen uit loopt waan je je in een ware ninjafilm. In Denemarken draagt namelijk iedereen zwart. Je kunt het beste gaan voor een look die geschikt is voor de begrafenis van Karl Lagerfeld: stijlvol en eenkleurig. In de zomer mag je iets meer kleuren dragen, zelfs zoiets flamboyants als grijs.

DIK VAN BOVEN

Een combinatie van zelfgebreide wollen truien, sweaters en vesten als bovenkleding met daaronder zwarte leggings voor meisjes en skinny jeans voor jongens, levert de perfecte balans tussen modieus en hygge op. Truien mogen groot en dik zijn maar niet slonzig. En vergeet die sjaal niet.

LAAGJES

Als je vier seizoenen op één dag wilt overleven, moet je wel laagjes dragen. Zorg ervoor dat je altijd een extra trui bij je hebt. Het wordt nooit hygge als je het koud hebt.

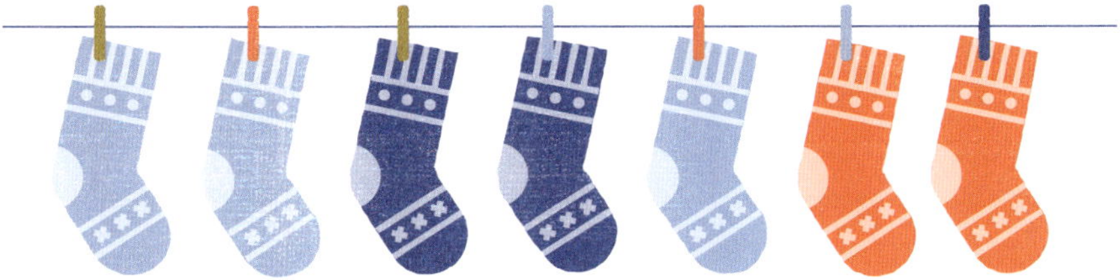

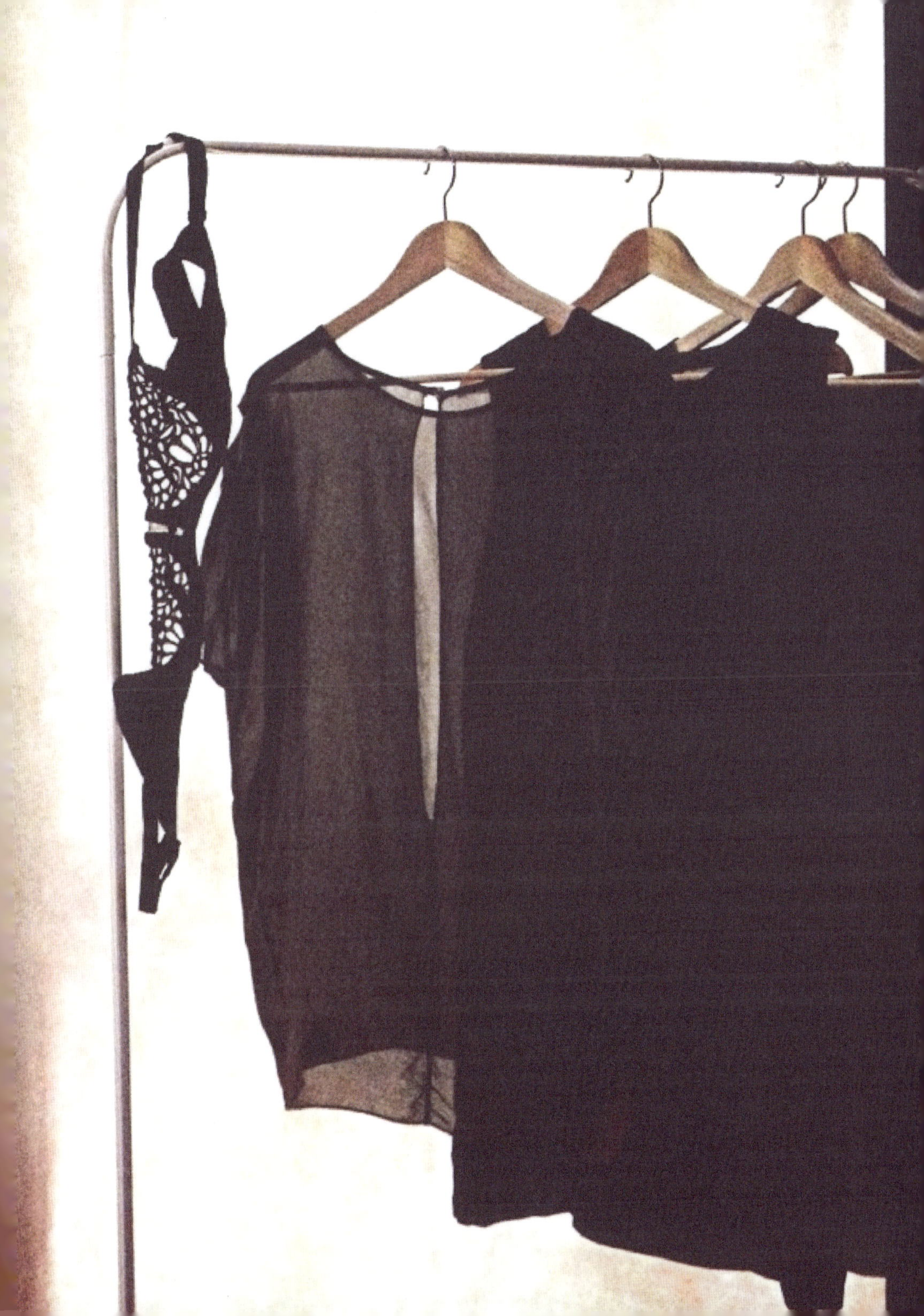

INFORMELE KAPSELS

De Deense haardracht is eigenlijk zo informeel dat het op het luie af is. Je kunt 's ochtends gewoon opstaan en de deur uit gaan. Meisjes kunnen hun haren in een knot doen; hoe hoger, hoe beter.

DE SARAH LUND-TRUI

De markantste trui is waarschijnlijk de trui die bekend werd door Sarah Lund in de Deense tv-serie *The Killing*. In *The Guardian* verscheen zelfs een artikel over de trui met de kop: *THE KILLING*: UITLEG OVER DE TRUI VAN SARAH LUND. De trui werd zo populair dat het bedrijfje op de Faeroër-eilanden dat de truien maakt, niet langer meer kon voldoen aan de vraag.

Actrice Sofie Gråbøl koos zelf voor de trui. 'Ik zag hem en dacht: dat is 'm! Lund is zo zelfverzekerd. Ze hoeft geen pak aan. Ze heeft vrede met zichzelf.' De trui doet haar ook denken aan haar kindertijd in de jaren zeventig en haar hippie-ouders, die dat soort truien droegen. 'Die trui was een bewijs dat je geloofde in saamhorigheid.'

HYGGE-TIP: WAT TE KOPEN

Leg een verband tussen aankopen en goede ervaringen. Ik had geld gespaard voor een nieuwe favoriete stoel, maar ik kocht hem pas toen ik mijn eerste boek had gepubliceerd. Op die manier doet de stoel me denken aan iets wat voor mij een belangrijke prestatie was. Ditzelfde kunnen we toepassen op die ene speciale trui of dat lekkere paar sokken. Spaar ervoor, maar wacht met de aanschaf tot een echt hyggelige ervaring zich voordoet; zo word je elke keer dat je ze draagt daaraan herinnerd.

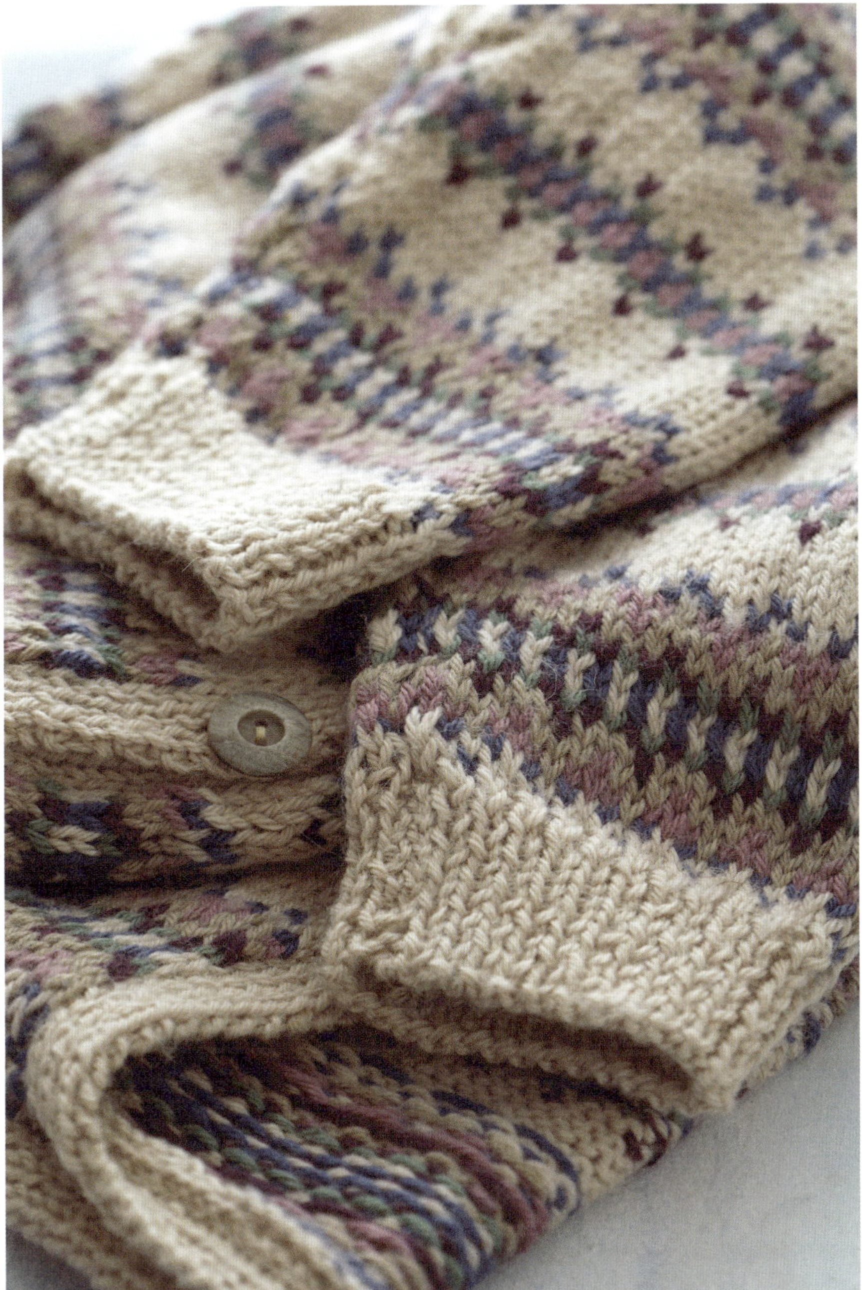

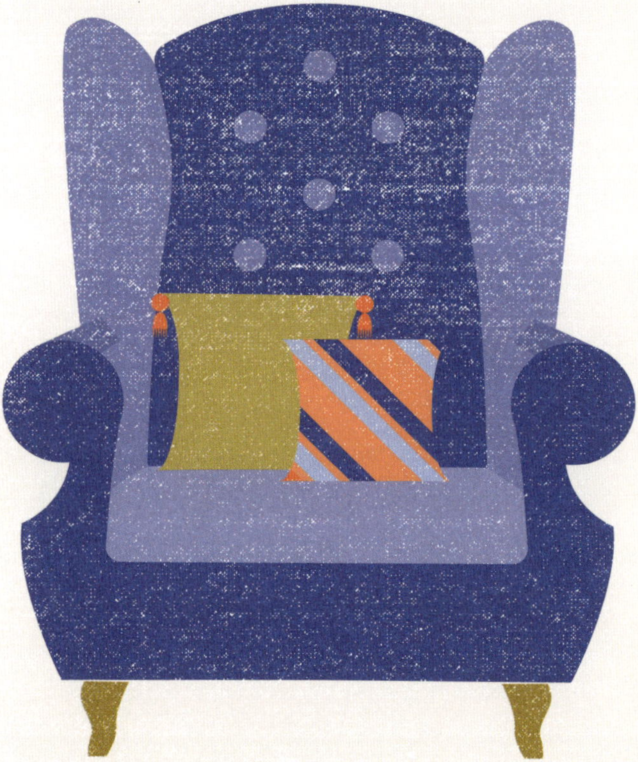

HOOFDSTUK ZES

THUIS

HET HYGGE-HOOFDKWARTIER

Sommige buitenlanders noemen de Deense tv-series Borgen*,* The Killing *en* The Bridge *ook wel 'meubelporno'. De meeste scènes worden opgenomen in mooi ingerichte huizen en appartementen met Deense designklasiekers.*

En ja, Denen houden van design en veel Deense huizen zien er vanbinnen inderdaad uit als iets uit een woonmagazine.

De reden waarom de Denen zich zoveel bezighouden met hun interieur is dat hun huis het hygge-hoofdkwartier is. In tegenstelling tot andere landen waar het sociale leven zich vooral in bars, restaurants en cafés afspeelt, speelt het sociale leven in Denemarken zich thuis af. Denen geven de voorkeur aan *hjemmehygge* (thuis-hygge), onder andere om de hoge prijzen in restaurants te vermijden. Zeven van de tien Denen zeggen dat ze de meeste hygge thuis ervaren.

Waar ervaar je de meeste hygge?

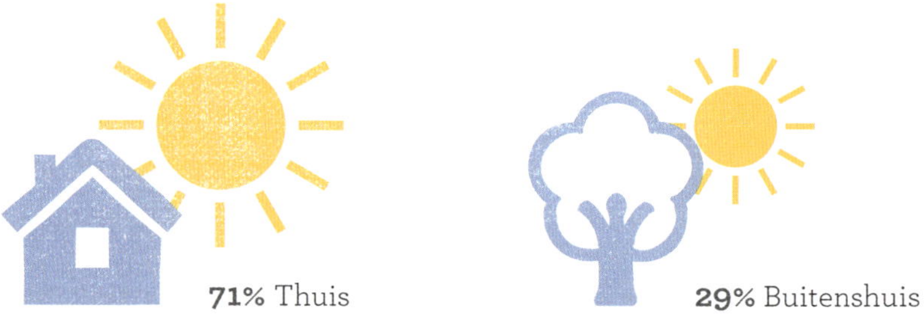

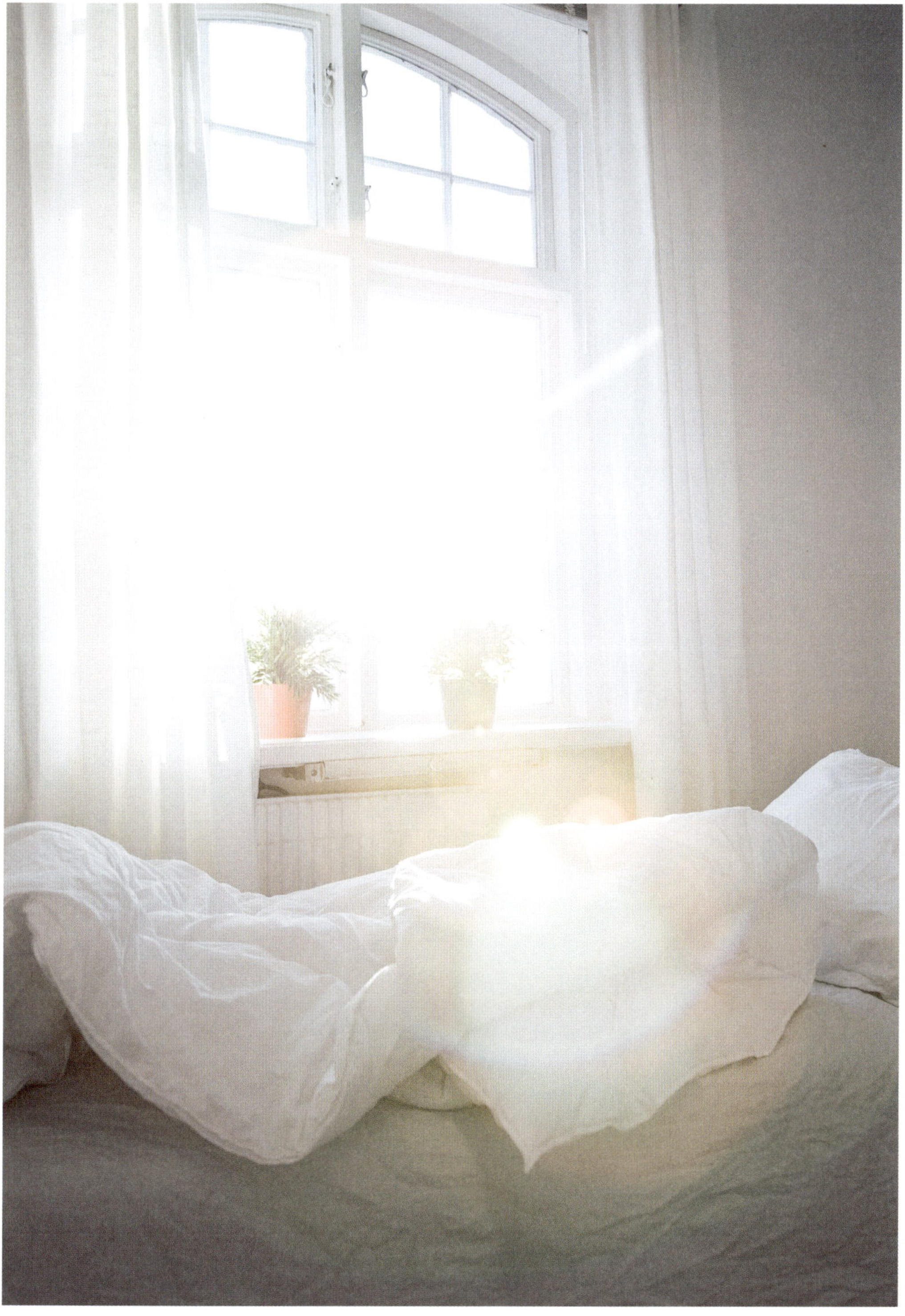

Denen steken dus veel geld en moeite in het hyggelig maken van hun huis. Van alle Europeanen hebben de Denen de grootste woonruimte per persoon.

Vierkante meter per inwoner

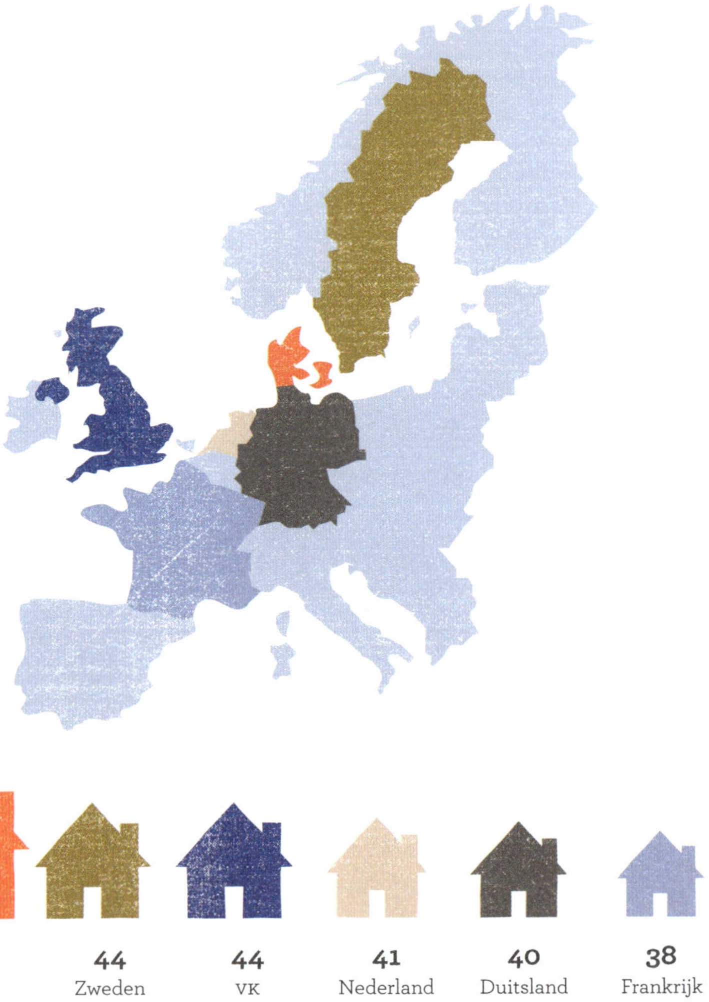

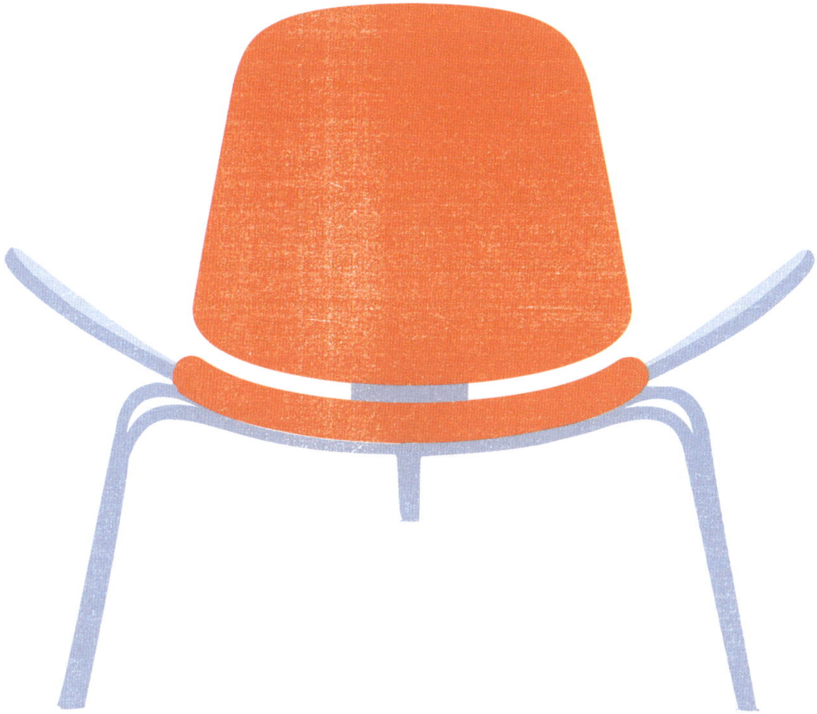

Toen ik nog studeerde besteedde ik een keer al mijn tijd in december aan het verkopen van kerstbomen. Het was een koude winter, maar ik kreeg het wel warm van het werken met de bomen. Al het geld dat ik die maand verdiend had met het dragen, zagen, hameren, hakken en verkopen van de bomen spendeerde ik aan een stoel. De Shell Chair, een prachtontwerp uit 1963 van Hans J. Wegner. De mijne was van notenhout met donkerbruin leer. Twee jaar later werd er ingebroken in mijn appartement. Ze stalen de stoel. Ik was natuurlijk kwaad dat ik mijn mooie stoel kwijt was, maar de dieven hadden tenminste wel een goede smaak.

Misschien kan ik de Deense obsessie met design het beste uitleggen aan de hand van het Kähler-vaas-schandaal, of kortweg: Vaas-gate. De Kähler-vaas was een gedenkstuk dat in beperkte oplage werd verkocht op 25 augustus 2014. Meer dan 16.000 Denen probeerden hem die dag online te kopen; de meeste tevergeefs, want hij was razendsnel uitverkocht. De website crashte en er stonden lange rijen mensen voor de winkels die de vaas op voorraad hadden. De shoppers zagen er een beetje uit als tienermeisjes die vechten om kaartjes voor een concert van One Direction. Het bedrijf dat de vaas had geproduceerd kreeg veel reacties op de beperkte oplage. Was dit niet ietsje te veel hysterie voor een vaasje van 20 centimeter hoog met koperkleurige strepen, ook al zou hij mooi staan in de meeste Deense interieurs? Misschien wel, maar de Denen hebben dan ook relatief korte werkweken, gratis gezondheidszorg en universitaire opleidingen, en ook nog eens vijf weken betaald verlof per jaar. Dat ze die vaas niet konden krijgen, was het ergste wat hun in jaren was overkomen.

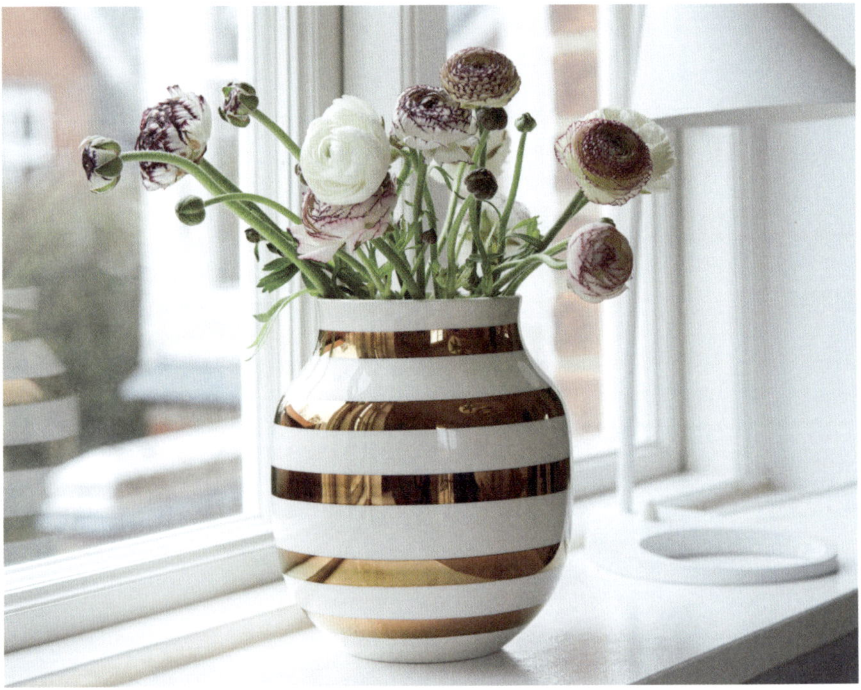

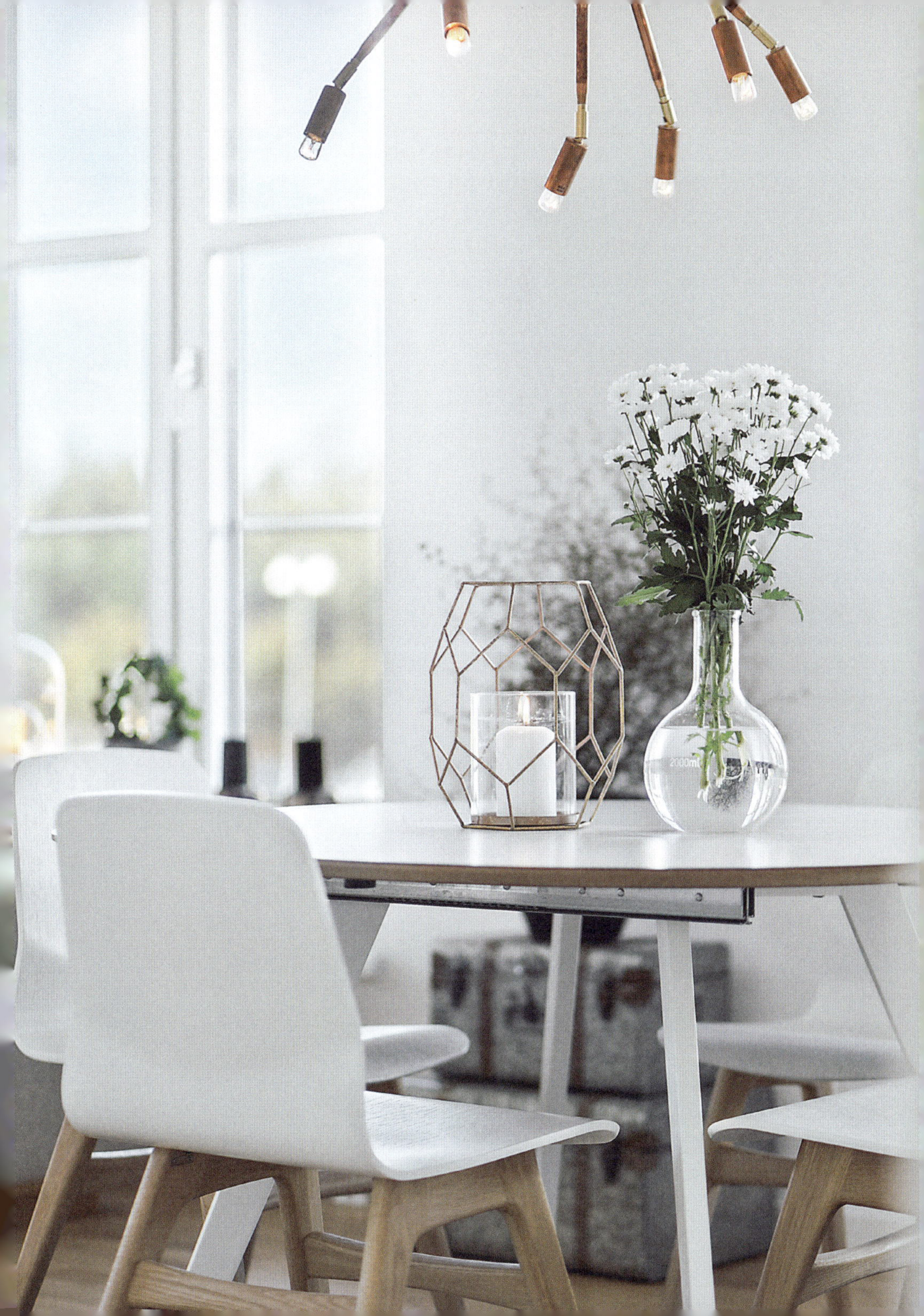

HYGGE-WENSENLIJSTJE:

TIEN DINGEN WAAR JE HUIS HYGGELIGT VAN WORDT

1. EEN HYGGEKROG

Iets wat elk huis nodig heeft is een hyggekrog, wat je vrij vertaald 'een hoekje' zou kunnen noemen. Het is dat plekje in een kamer waar je het liefst wegkruipt met een deken, een boek en een kop thee. Zoals ik al verteld heb, is dat bij mij in het keukenraam. Ik heb er kussens, een deken en een rendierhuid neergelegd. 's Avonds zit ik er weleens te werken. De meeste pagina's van dit boek zijn er zelfs geschreven.

Denen houden van hun comfortabele hoekjes. Iedereen wil er een en hyggekroge zijn dan ook heel gebruikelijk in Kopenhagen en de rest van het land. Als je in de stad op straat loopt zie je dat veel huizen erkers hebben. Binnen zijn die erkers vrijwel zeker gevuld met kussens en dekens, zodat de bewoners er gezellig kunnen zitten ontspannen na een lange dag.

Je hyggekrog hoeft echter niet bij een raam te zijn, hoewel dat wel erg hyggeligt is. Het kan ook een bepaald deel van een kamer zijn. Leg er wat kussens neer en iets wat lekker is om op te zitten, zorg voor gedimd licht en misschien een deken en je hebt je eigen hyggekrog waar je kunt genieten van een goed boek en een drankje. Hyggeligt inrichten is het helemaal in Denemarken. Sommige makelaars gebruiken de hyggekrog als aanbeveling bij de verkoop van huizen.

Onze liefde voor kleine hoekjes kan, als we terugkijken, stammen uit de tijd dat we in grotten woonden en het belangrijk was om jezelf en je groep te beschermen tegen gevaarlijke beesten en andere bedreigende zaken van buitenaf. Je kon toen het beste in een kleine ruimte wonen, waar het langer warm bleef door de lichaamswarmte dan in grote ruimtes, bovendien kon je in kleine ruimtes goed schuilen voor grote beesten. Het is mogelijk dat we vandaag de dag nog steeds graag in een hyggekrog zitten omdat het ons een veilig gevoel geeft en als we dan ook nog eens over de straat of kamer kunnen uitkijken hebben we het voordeel dat we een potentiële bedreiging snel in de gaten hebben. In een hyggekrog voelen we ons ontspannen, we voelen dat we controle over de situatie hebben en zijn niet blootgesteld aan onvoorspelbare zaken.

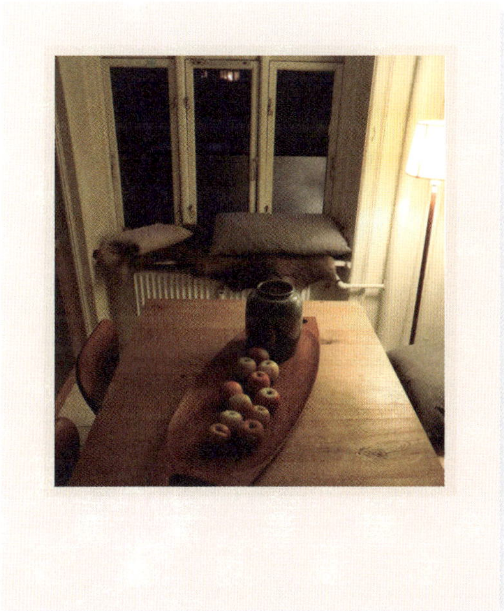

2. EEN OPEN HAARD

Ik was een bevoorrecht kind. In mijn ouderlijk huis hadden we een open haard én een houtkachel. Mijn favoriete klusje als kind was het vuur voorbereiden en aansteken en ik weet zeker dat ik niet de enige ben. Volgens het Deense ministerie van Milieu zijn er rond de 750.000 open haarden en houtkachels in Denemarken. Met iets meer dan 2,5 miljoen huizen in het land, komt dat neer op drie van de tien huizen met een hygge-voordeel. In het Verenigd Koninkrijk zijn er 1 miljoen huizen met een houtkachel, maar er zijn wel 28 miljoen huizen, dus dat is maar 1 op de 28 huizen.

Huizen met een open haard of houtkachel

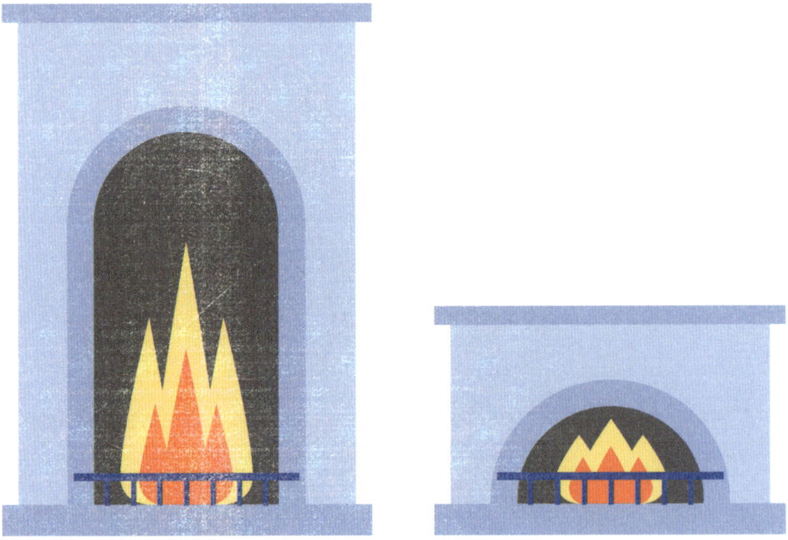

30%
Denemarken

3,5%
VK

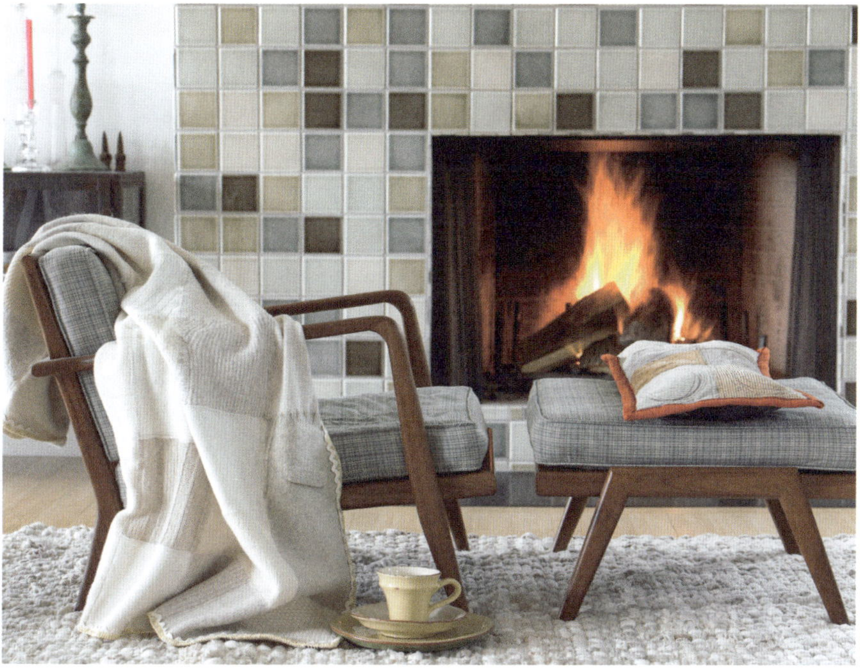

Waarom verbranden de Denen zo graag blokken hout? Het antwoord heb je waarschijnlijk al geraden, maar het kan toch niet alleen maar voor de hygge zijn? Volgens een onderzoek van de universiteit van Aarhus klopt dat inderdaad: Denen hebben houtkachels en haarden omdat het een goedkope manier van verwarmen is, maar dat is de tweede reden. De belangrijkste reden is uiteraard hygge. 66 procent van alle deelnemers aan het onderzoek gaf aan dat hygge de belangrijkste reden was voor het hebben van een houtkachel. 70 procent is het ermee eens dat open haarden hyggelig zijn. Een van de deelnemers noemde de open haard zelfs het hyggeligste stuk toegepaste kunst dat ooit gemaakt is.

Je kunt dus gerust zeggen dat de open haard het kloppend hart van het hygge-hoofdkwartier is. Het is een plek waar we gaan zitten om uit te rusten terwijl we een knus en warm gevoel ervaren en het is ook een plek waar we gaan zitten met onze dierbaren om ons gevoel van saamhorigheid te versterken.

3. KAARSEN

Geen kaarsen, geen hygge. Als dit je verbaast, moet je terug naar hoofdstuk 1.

4. SPULLEN VAN HOUT

Misschien hunkeren we naar onze wortels, maar houten spullen hebben gewoon iets: de geur van verbrand hout uit de open haard, of zelfs een lucifer, het gladde gevoel van een houten bureau, het zachte gekraak van een houten vloer als je eroverheen loopt op weg naar je houten stoel bij het raam.

Houten kinderspeelgoed is ook weer populair, na jaren van plastic. Het houten aapje van Kay Bojesen is een uitstekend voorbeeld hiervan. Door hout voelen we ons dichter bij de natuur; het is eenvoudig en natuurlijk, net als hygge.

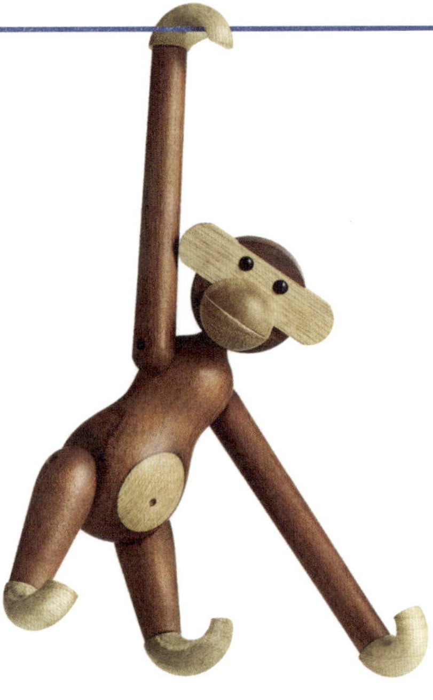

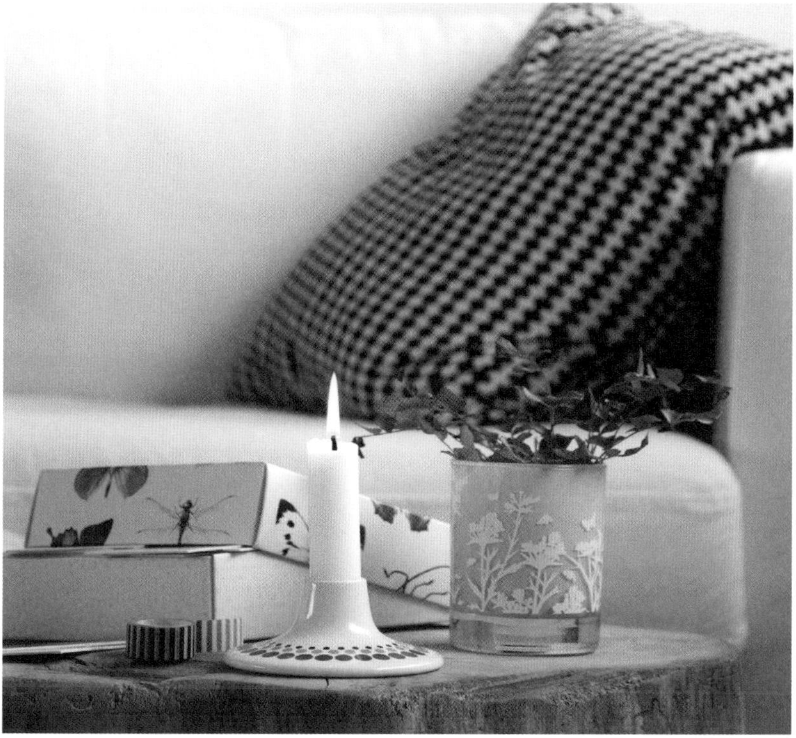

5. NATUUR

Hout alleen is niet genoeg. Denen hebben de behoefte om het hele bos mee naar binnen te nemen. Elk stukje natuur dat je kunt vinden, krijgt waarschijnlijk groen licht van de hygge-politie. Blaadjes, noten, takjes, dierenhuiden... Eigenlijk moet je gewoon denken: Hoe zou een Vikingeekhoorn zijn woonkamer inrichten? Zorg ervoor dat je alle krukken, stoelen en vensterbanken bekleedt met schapenvellen voor een extra laagje hygge. Je kunt ook afwisselen tussen schaap en rendier; koeienvellen leg je op de vloer. Door die Deense liefde voor kaarsen en hout en andere brandbare spullen, is het niet verwonderlijk dat Kopenhagen meer dan eens tot de grond toe is afgebrand. Neem brandveiligheid dus in acht.

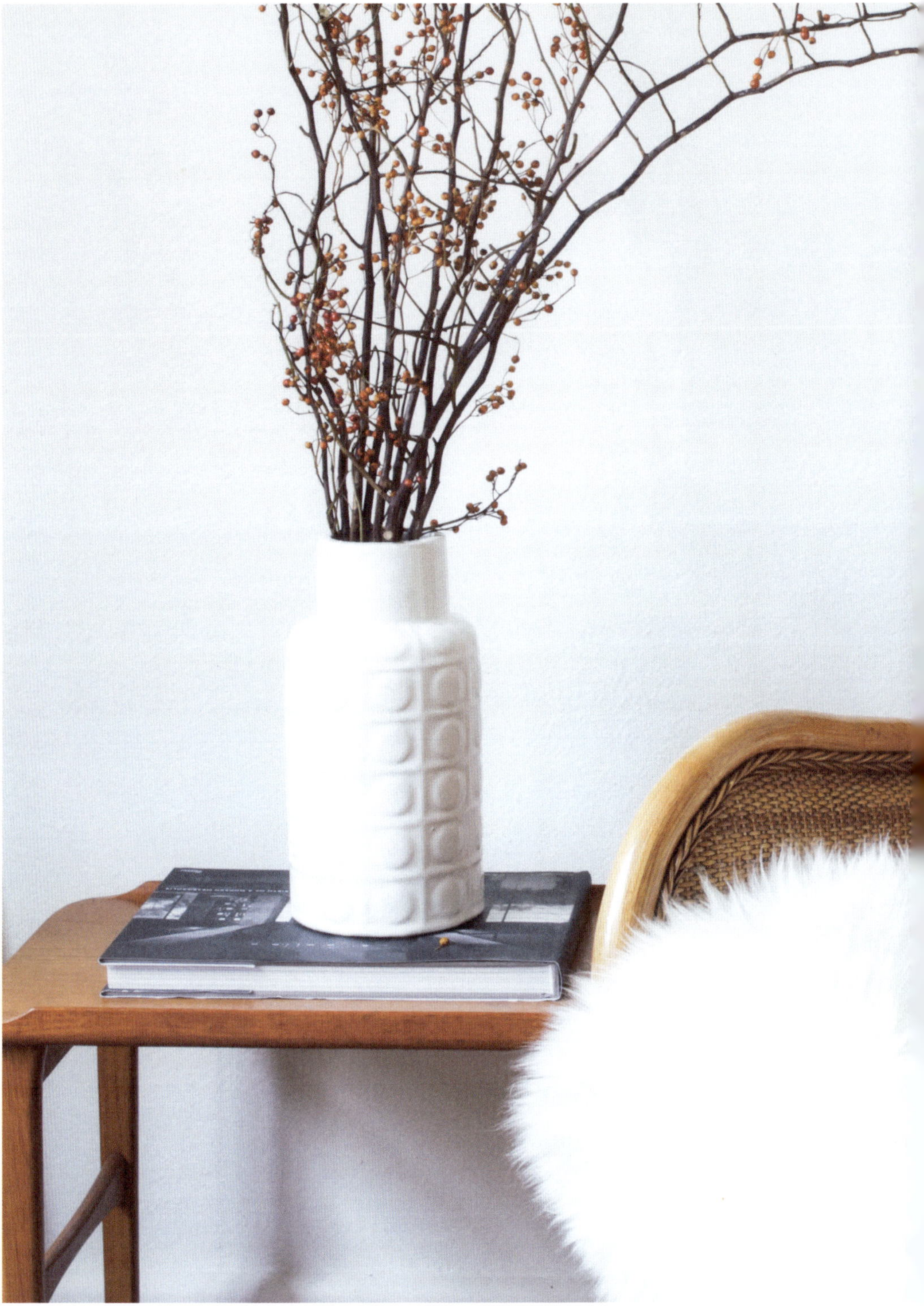

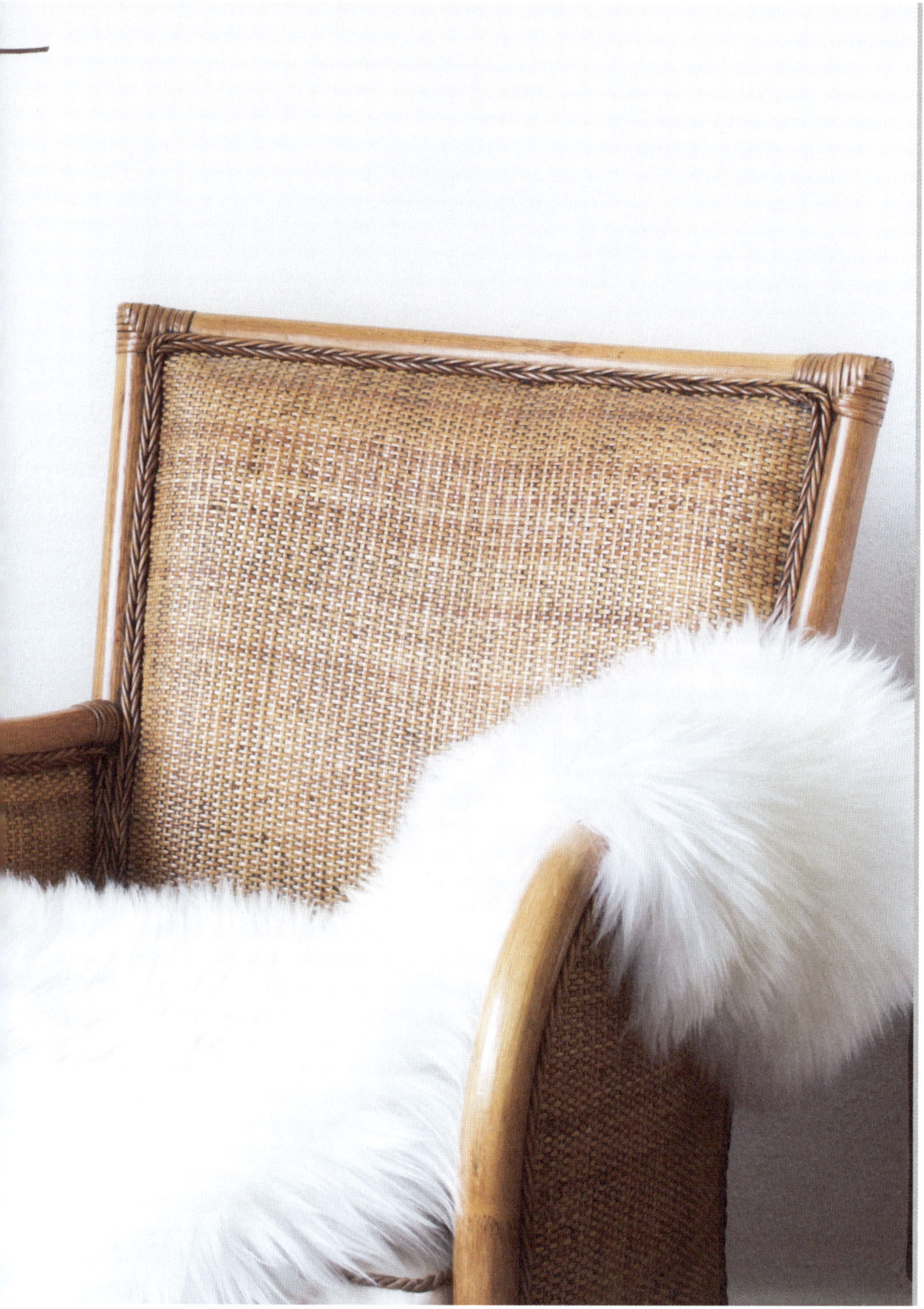

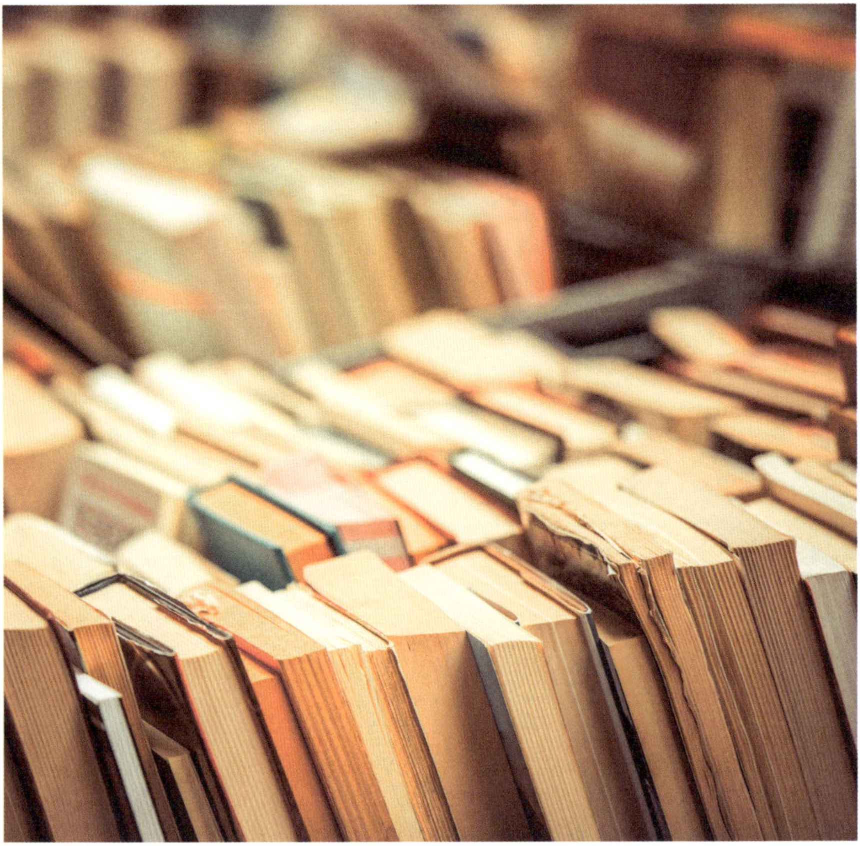

6. BOEKEN

Wie houdt er nou niet van een plank vol met dikke boeken? Er even tussenuit door in een goed boek te duiken is een van de hoekstenen van hygge. Het genre doet er niet toe; romantische fictie, sciencefiction, kookboeken of griezelverhalen, alles is welkom op de boekenplank. Alle boeken zijn hyggelig, maar klassiekers van Jane Austen, Charlotte Brontë, Leo Tolstoj en Charles Dickens hebben een speciaal plekje op de boekenplank. Op een bepaalde leeftijd zullen je kinderen het ook fijn vinden om bij je in de hyggekrog te kruipen zodat je ze kunt voorlezen. Maar waarschijnlijk liever niet uit Tolstoj.

7. AARDEWERK

Een mooie theepot of vaas op de eettafel, die favoriete mok waar je altijd uit drinkt; het is allemaal hyggeligt. De twee bekendste Deense merken zijn Kähler, dat al 175 jaar bestaat en veel indruk maakte op de Wereldtentoonstelling in Parijs in 1889 – het jaar dat de Eiffeltoren werd gepresenteerd – en natuurlijk Royal Copenhagen, dat in 1775 werd opgericht door koningin Juliane Marie en dat in de afgelopen jaren weer meer populariteit geniet met de 'Blue Fluted Mega'-lijn.

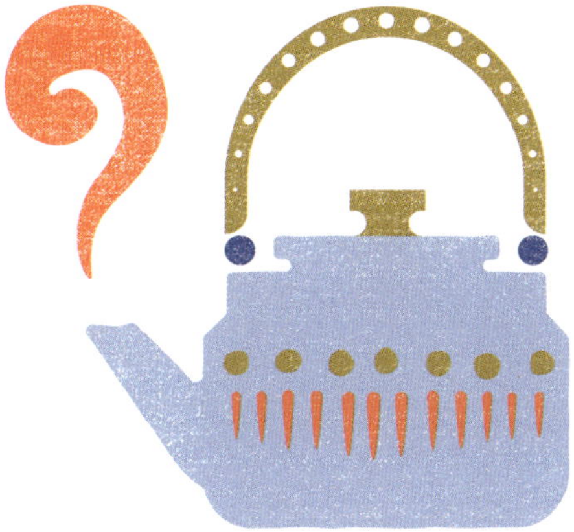

8. AAIBAARHEID

Zoals je inmiddels wel zult weten draait een hyggeligt interieur niet alleen om hoe het eruitziet, maar ook om hoe het voelt. Met je vingers over een houten tafel gaan, een warm porseleinen kopje vasthouden of door de haren van de rendierhuid woelen, is heel iets anders dan iets van staal, glas of plastic aanraken. Denk dus aan de aaibaarheidsfactor en zorg voor afwisseling in materialen in je huis.

9. VINTAGE

Denen zijn dol op vintage in hun interieur en je kunt dan ook bijna alles vinden in de tweedehands- en antiekzaken. De uitdaging is om de krenten uit de pap te halen. Een oude lamp, tafel of stoel wordt als heel hyggeligt beschouwd. Het feit dat oude spullen een geschiedenis hebben draagt daaraan bij.

Veel vintagespullen hebben een verhaal, een bepaalde nostalgie. De spullen zijn meer dan alleen het fysieke object; ze hebben emotionele waarde en een verhaal. Mijn favoriete meubels zijn twee krukjes. Ik heb ze samen met mijn oom gemaakt. Ik zou vast en zeker iets vergelijkbaars kunnen vinden in een winkel in Kopenhagen, maar dat zal nooit zoveel voor me betekenen. Als ik naar de krukjes kijk, denk ik terug aan die middag waarop we ze gemaakt hebben van een tak van een honderd jaar oude notenboom. Dat is hygge. Je kunt lekker zitten door je voeten erop te leggen, ze zijn van hout én ze hebben ook nog eens nostalgische waarde... Eigenlijk zijn het de Kinder Surprise-eieren van hygge.

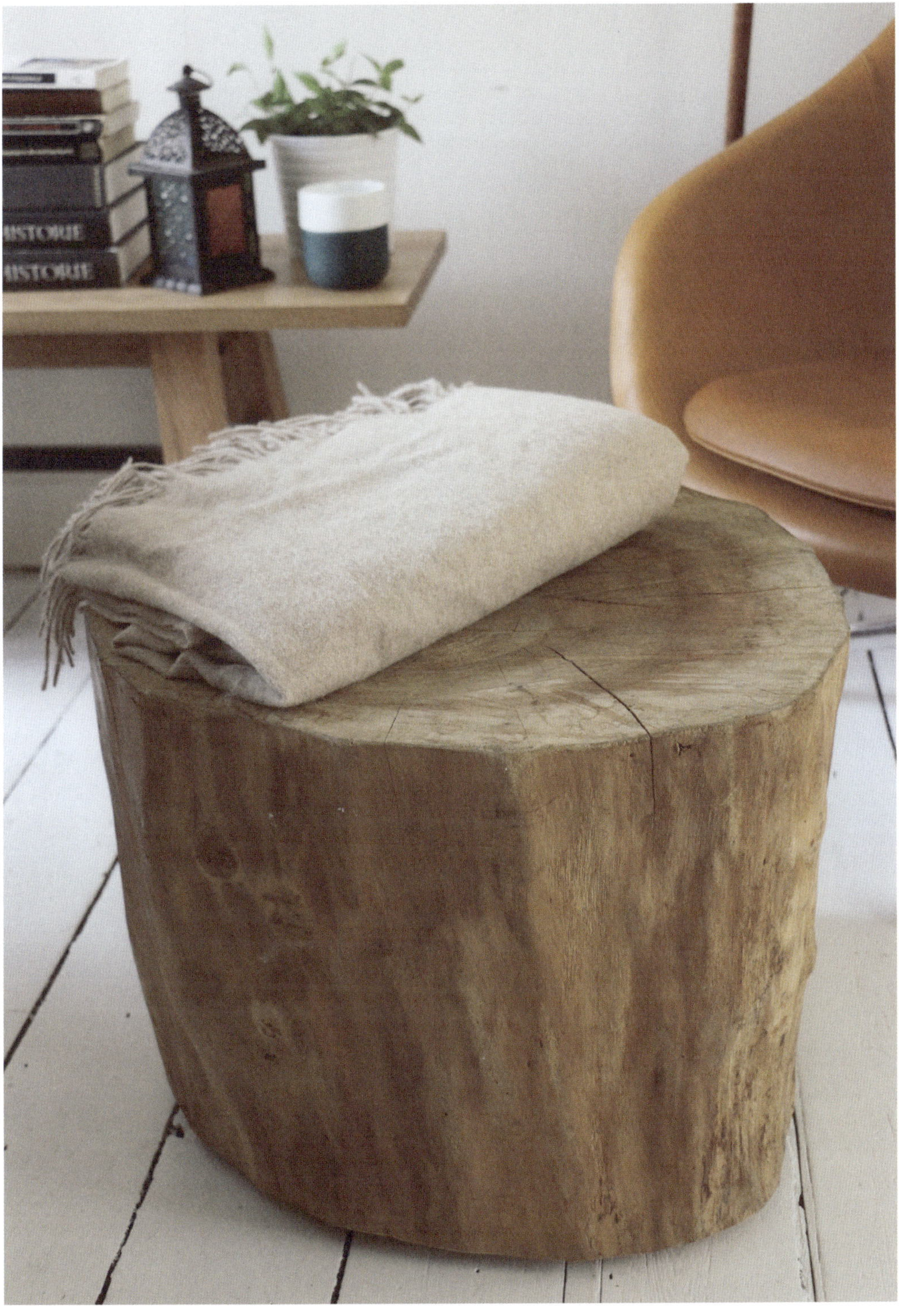

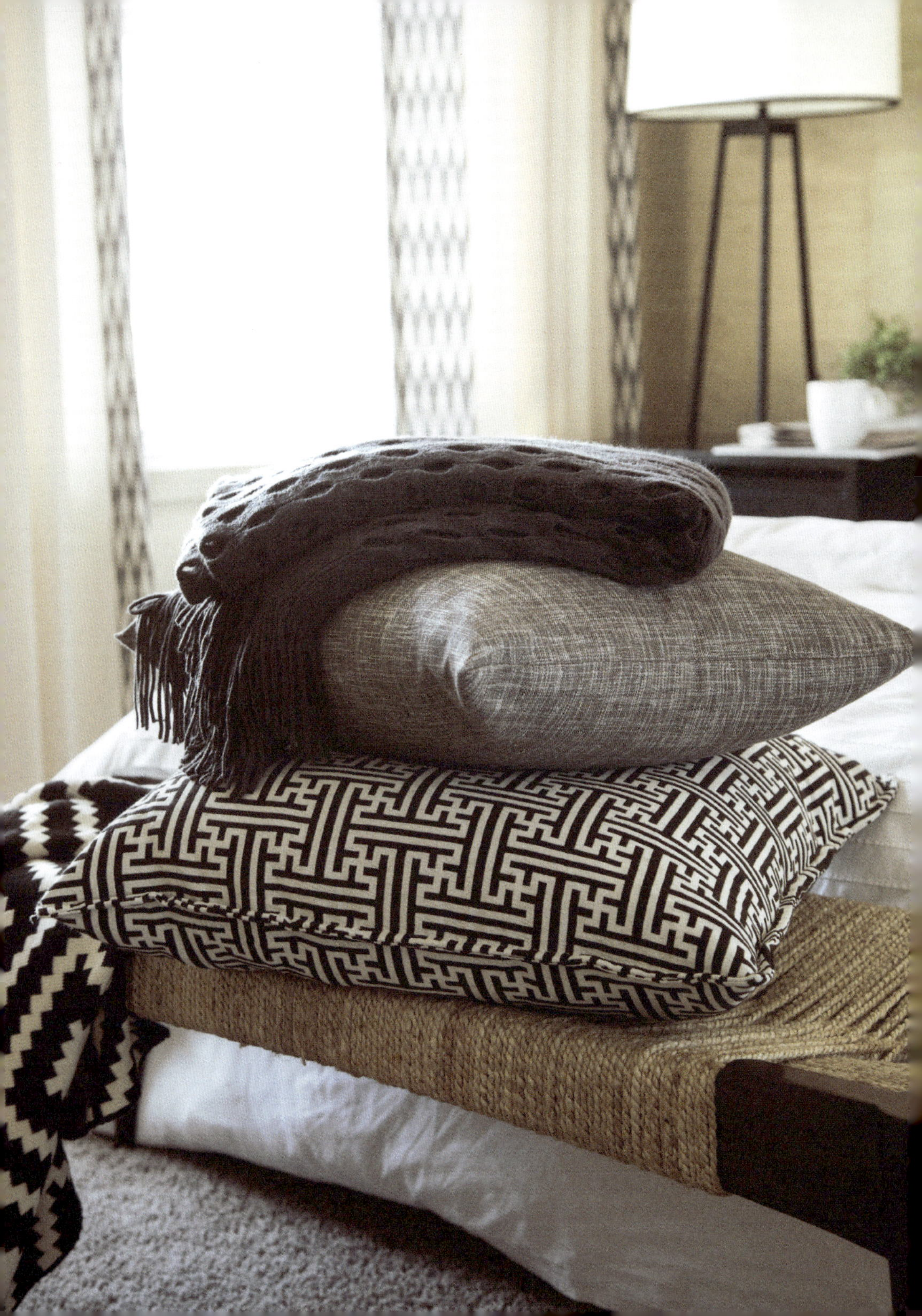

10. DEKENS EN KUSSENS

Dekens en kussens zijn een vereiste in elk hygge-huishouden, vooral tijdens de koude wintermaanden. Lekker onder een deken wegkruipen is heel hyggeligt. Soms doe je het ook als je het niet eens koud hebt, maar gewoon omdat het knus is. Warme dekens kunnen van wol of fleece zijn, de wat lichtere dekens zijn van katoen.

Groot of klein, kussens zijn ook onmisbaar bij hygge. Als je een goed boek leest wil je toch met je hoofd tegen een lekker kussen leunen?

Zo langzamerhand zou je met je psychologie van de koude grond kunnen denken dat hygge draait om troosteten en veiligheidsdekens. En misschien heb je dan wel gelijk. Bij hygge gaat het erom dat je je overspannen, streberige zelf een pauze gunt. Ontspan je. Eventjes. Het gaat om het geluk in de kleine dingen en weten dat alles goed komt.

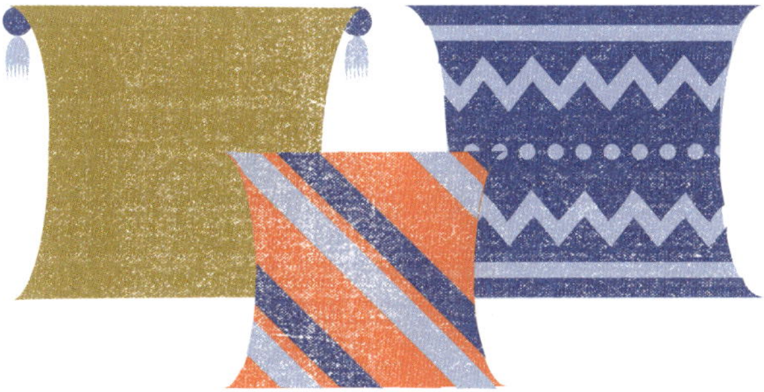

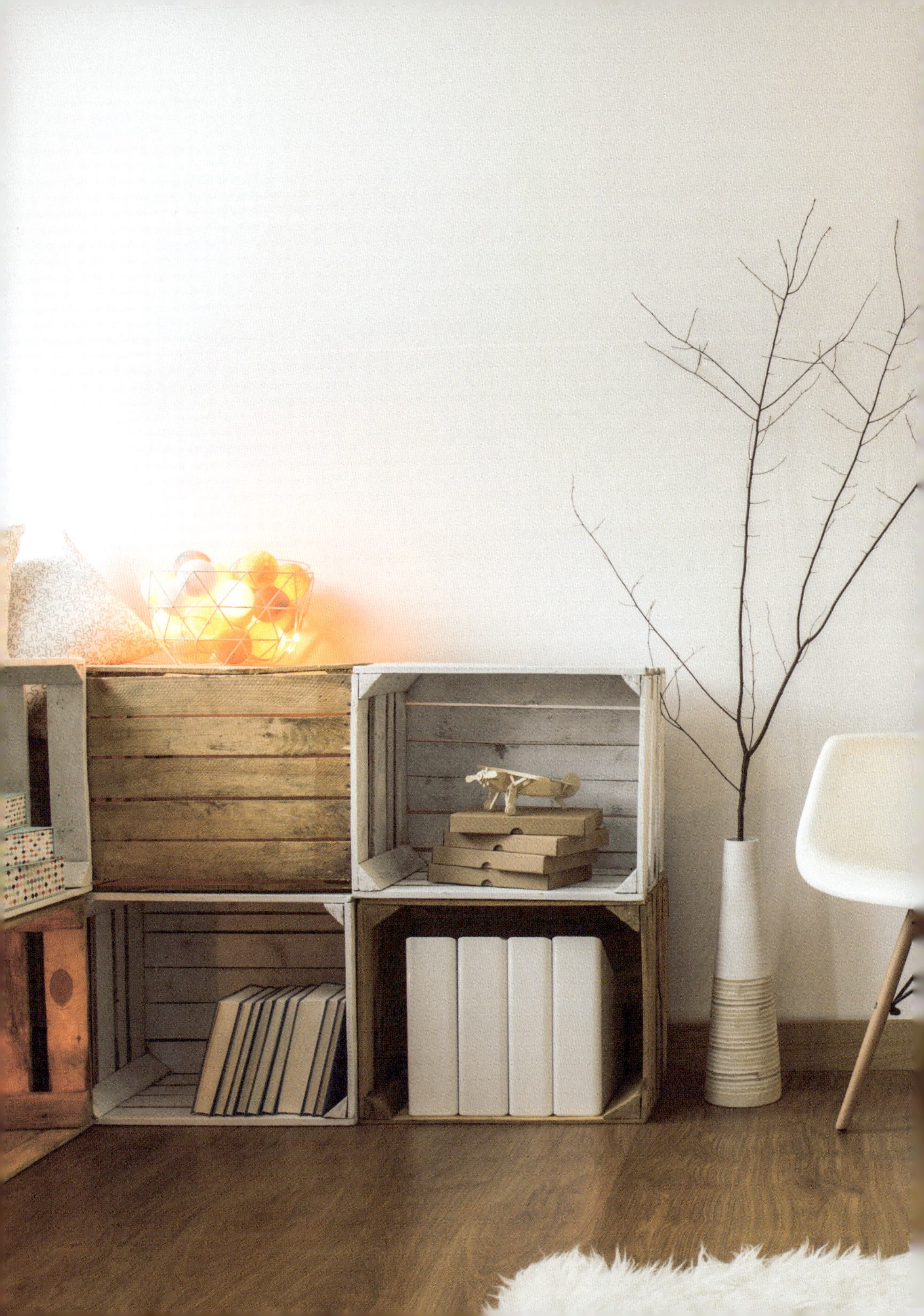

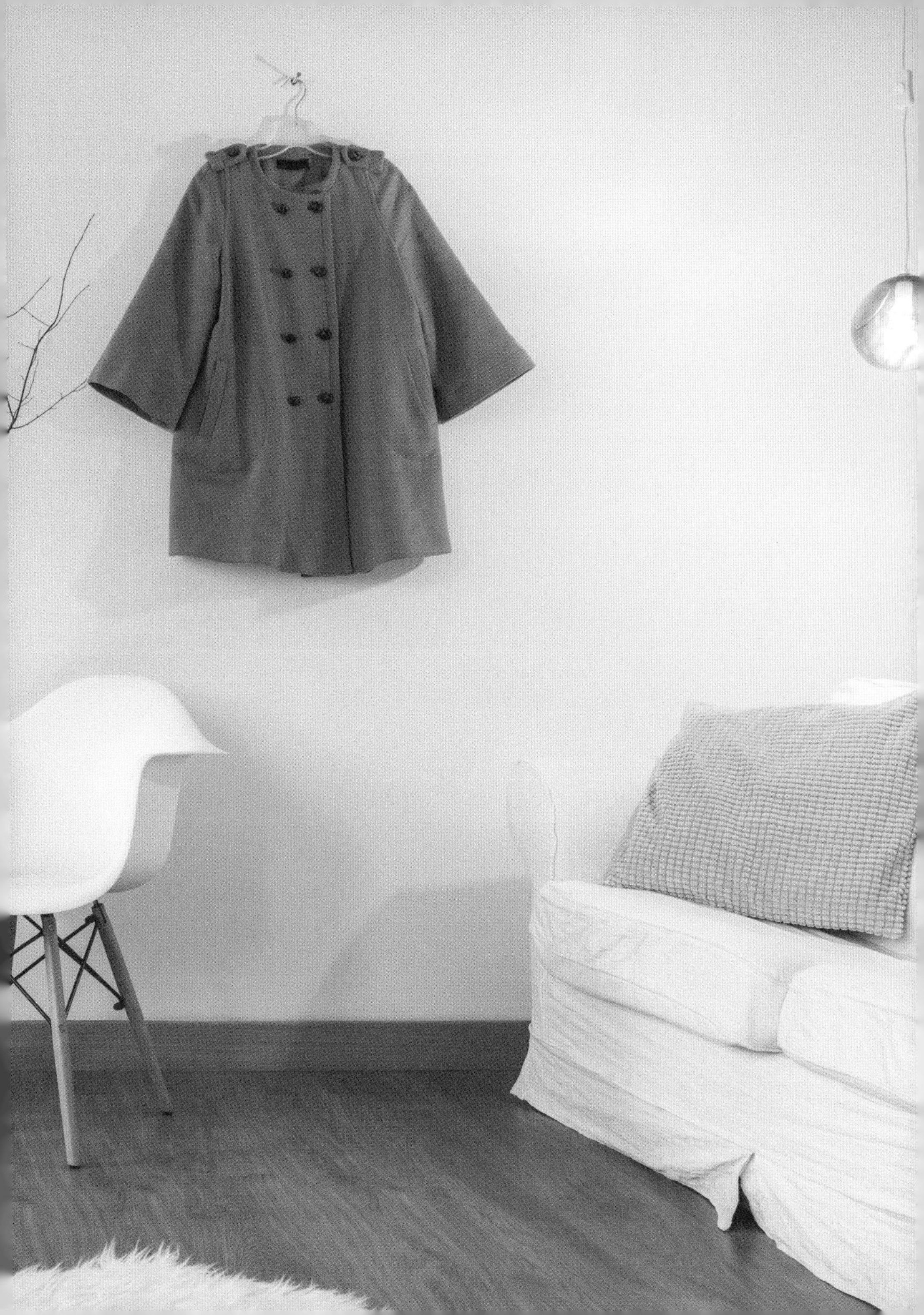

HYGGE-EERSTEHULPPAKKET

Je kunt overwegen een hygge-eerstehulppakket samen te stellen voor die avonden waarop je weinig puf hebt en geen plannen om uit te gaan. Kortom, die avonden waarop het tijd is voor wat zelfverwennerij.

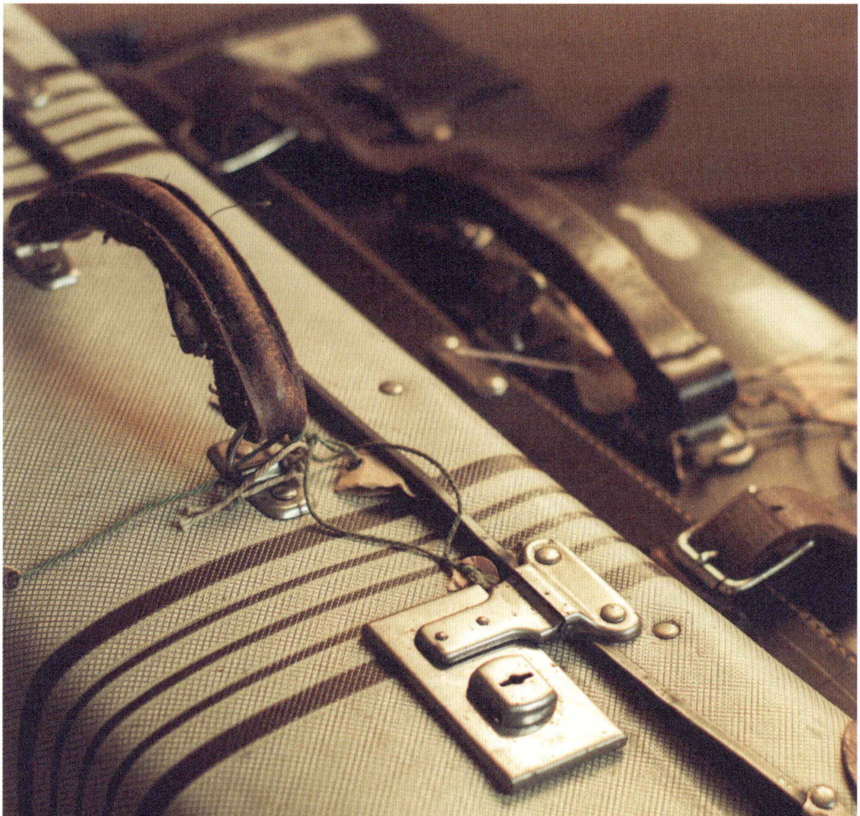

Vul een doos, kast of koffer met de belangrijkste benodigdheden voor hygge. De lijst hieronder kan je inspiratie geven voor wat je er allemaal in kunt doen, maar het hangt natuurlijk helemaal van jouzelf af, en wat jíj nodig hebt voor een snelle en moeiteloze hygge.

1. KAARSEN

2. CHOCOLADE VAN GOEDE KWALITEIT

Waarom ga je niet eens naar de dichtstbijzijnde chocolatier om een doosje chique chocolaatjes te halen? Het hoeft niet al te duur te zijn, maar wel een traktatie waar je zo nu en dan van kunt genieten. Als je net als ik ben, kun je een contract met jezelf afsluiten waarin staat dat je er ééntje per dag of per week mag, anders is het doosje te snel leeg. Als je er een dagelijks of wekelijks ritueel van maakt, heb je steeds iets om naar uit te kijken.

3. JE LIEVELINGSTHEE

(Bij mij is dat momenteel rooibos.)

4. JE LIEVELINGSBOEK

In welk boek kun je helemaal opgaan waardoor je de wereld om je heen vergeet? Zorg ervoor dat je daarachter komt en doe het boek in je eerstehulppakket voor hygge-avonden. Als je net zulk werk als ik hebt, waarbij je veel moet lezen en de belangrijkste zaken moet onthouden, is de kans groot dat je door een boek heen vliegt als je eenmaal fictie leest. We hebben dan de neiging om bij een spionagethriller van John le Carré meteen op de laatste pagina te kijken: 'Aha, zie je wel? Hij was al die tijd een dubbelspion!' Onthoud dit: lees anders. Rustiger. Zie het verhaal voor je. Mijn standaard hygge-boek is *Afscheid van de wapenen* van Ernest Hemingway.

5. JE LIEVELINGSFILM OF DE DVD-BOX VAN JE LIEVELINGSSERIE

De mijne is *Matador* (Monopoly), een Deens drama van bijna veertig jaar oud dat zich afspeelt in een klein Deens dorpje tijdens de Grote Depressie en de bezetting door de nazi's. De serie is onderdeel gaan uitmaken van het zelfbewustzijn van Denen en bijna iedereen kan er wel een paar regels uit citeren.

6. JAM

Weet je nog die dag dat jullie jam gingen maken? Dat was toch een hyggelige dag? Doe daarom een potje van de jam die jullie toen gemaakt hebben in je eerstehulppakket.

7. EEN GOED PAAR WOLLEN SOKKEN

8. EEN PAAR FAVORIETE BRIEVEN

Het gesproken woord is vervlogen zodra het is uitgesproken, maar door woorden op schrift kunnen we stemmen van dierbaren uit het verleden of van ver weg weer oproepen. Het herlezen van oude brieven is een hyggelige manier om je te ontspannen, te herinneren en herdenken.

Er is iets wat een papieren brief hyggeliger maakt dan een elektronische brief. Als je net als ik in de vorige eeuw bent opgegroeid, heb je die handgeschreven brieven nog ergens goed opgeborgen, maar e-mails kun je natuurlijk ook printen en in het pakket doen.

9. EEN WARME TRUI

10. EEN NOTITIEBOEKJE

Bewaar een mooi notitieboekje in je hygge-eerstehulppakket. Laten we het je hygge-dagboek noemen. De eerste oefening is dat je de hyggeligste momenten van de afgelopen maand of het afgelopen jaar opschrijft. Hierdoor beleef je ze opnieuw en word je je bewust van de ervaringen waarvan je geniet. Voor de tweede oefening moet je je inbeelden welke hyggelige dingen je in de toekomst wilt ervaren. Een soort bucketlist van hygge dus.

11. EEN LEKKERE DEKEN

12. PEN EN PAPIER

Dat was leuk toch, om die oude brieven weer te lezen? Waarom zou je niet iets terugdoen? Neem de tijd om een handgeschreven brief te schrijven. Bedenk wie je graag in je leven hebt en schrijf diegene een brief waarin je vertelt waarom.

13. MUZIEK

Vinyl is hyggeliger dan digitale muziek, maar met programma's als iTunes en Spotify kun je wel een kant-en-klare playlist maken. Ik zou gaan voor iets langzaams. De laatste tijd luister ik veel naar Gregory Alan Isakov en Charles Bradley, maar je kunt bijvoorbeeld ook kiezen voor de Deense Agnes Obel.

14. EEN FOTOALBUM

Je hebt vast enorm veel foto's op je Facebook-pagina staan. Waarom kies je er niet een stuk of honderd uit om te laten afdrukken? Een fotoalbum is veel hyggeliger om op een gure avond met een kop thee doorheen te bladeren.

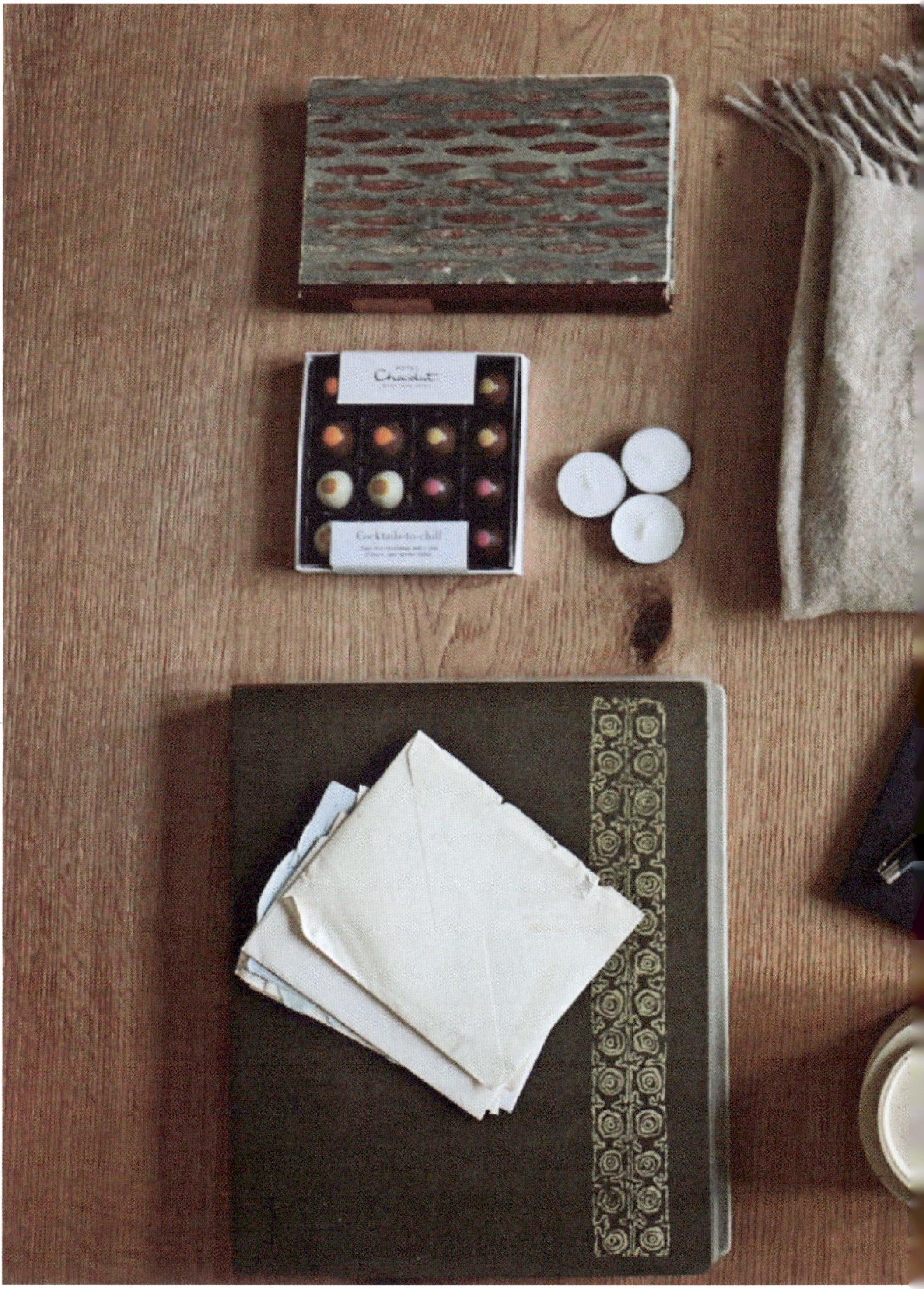
Cocktails-to-chill

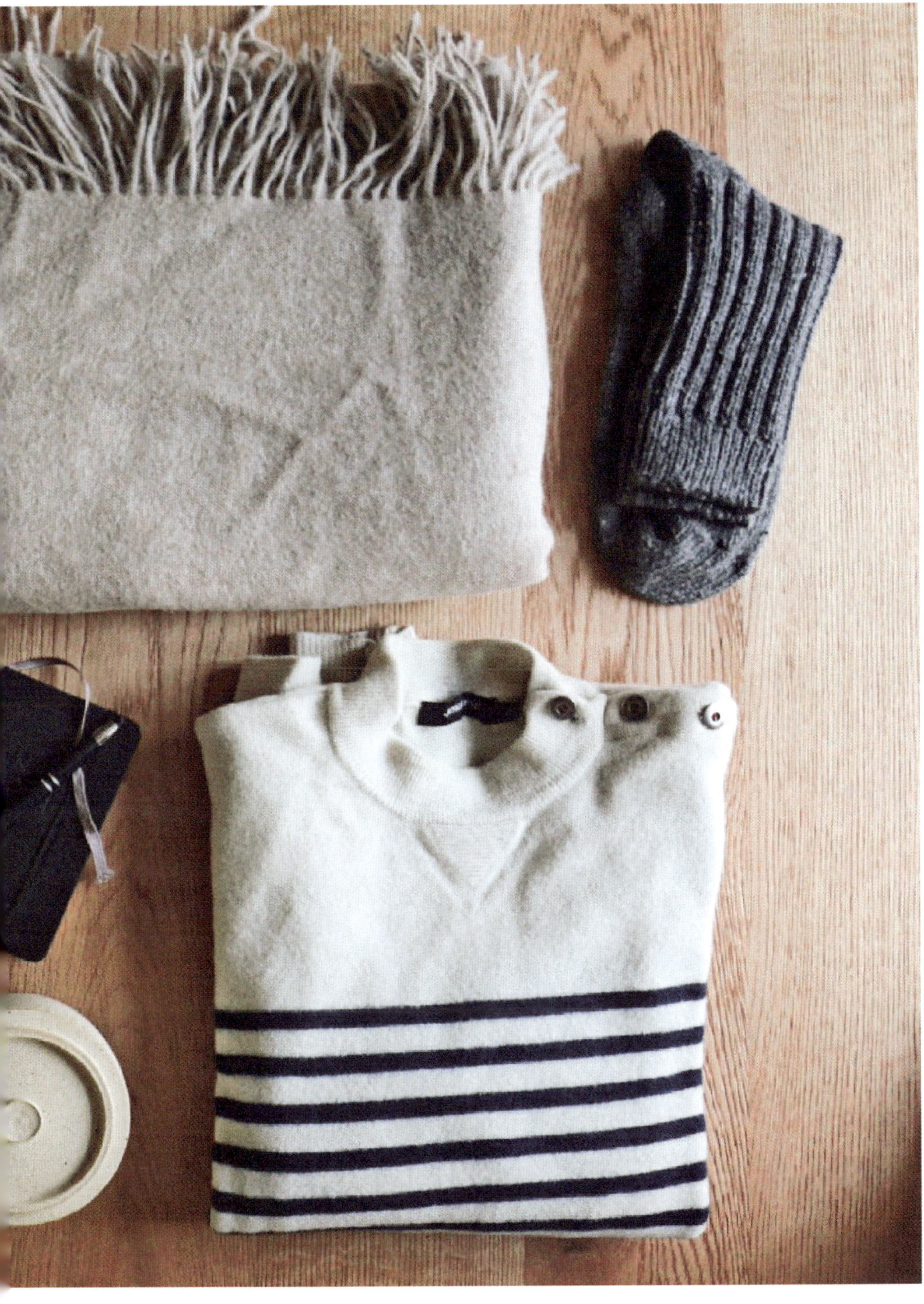

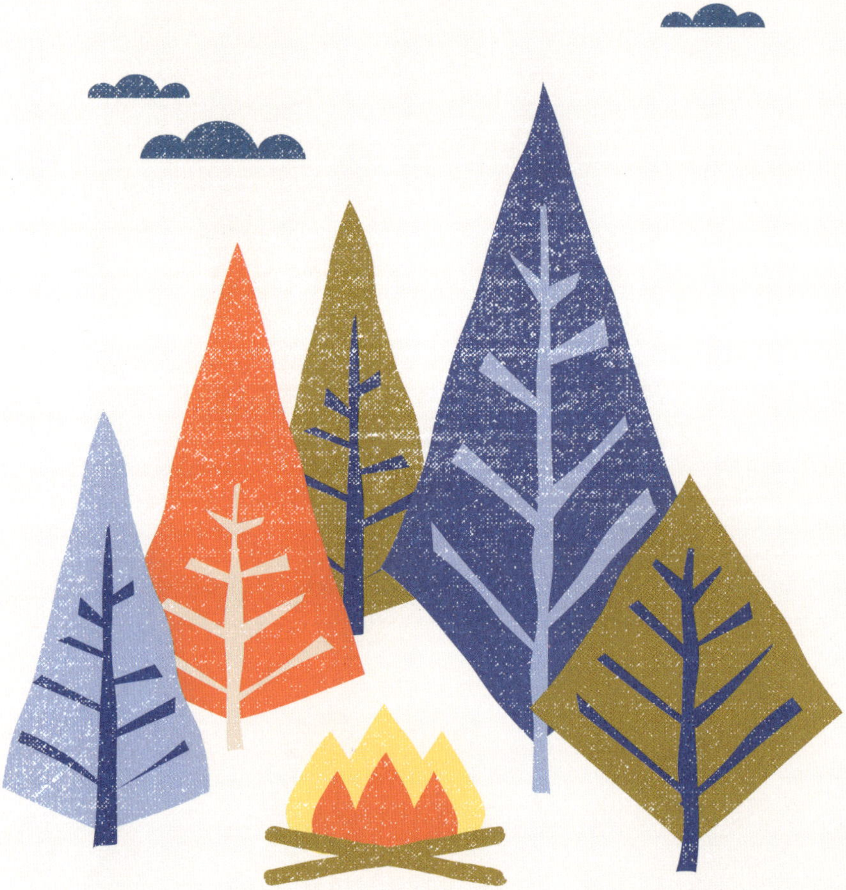

HOOFDSTUK ZEVEN

HYGGE BUITENSHUIS

HET BUITENLEVEN

Hoewel je huis het hygge-hoofdkwartier is, kun je wel degelijk hygge buitenshuis hebben. Vakantiehuisjes, boten en de natuur zijn zelfs uitstekende plekken om hygge te ervaren. Hygge kan overal, altijd, maar ik heb ontdekt dat er een paar vaste hygge-aanjagers zijn.

DE HYGGE-AANJAGERS

In mijn werk als wetenschapper zoek ik vaak naar patronen in bewijsmateriaal en als ik kijk naar hyggelige zaken vallen er ook een paar gemene delers op. (Volgens mij zijn we al voldoende ingegaan op eten en kaarsen, dus die laten we hier buiten beschouwing.)

GEZELSCHAP

Hygge kan in je eentje. Op een regenachtige zondagmiddag lekker onder een dekentje kruipen met je favoriete tv-serie op de buis is erg hyggeligt, een glas rode wijn drinken terwijl je naar het onweer kijkt is ook hyggeligt, of gewoon voor het raam zitten kijken naar de voorbijtrekkende wereld.

Maar de hyggeligste momenten lijken voor te komen in het gezelschap van anderen. Een paar jaar geleden werden mijn vader en zijn twee broers in totaal tweehonderd jaar oud. Ze huurden een zomerhuis aan de westkust van Denemarken en nodigden de hele familie uit. Het zomerhuis stond tussen de zandduinen in een ruw landschap waar de wind continu waaide. We brachten er het weekend door met niets anders dan eten, drinken, praten en wandelen op het strand. Het was mijn hyggeligste weekend van dat jaar.

INFORMEEL

De hyggeligste momenten ontstaan in een informele sfeer. Het is namelijk zaak dat je ontspannen bent, zodat jij en je gasten hygge kunnen ervaren. Iedereen moet zichzelf kunnen zijn. Geen opgeprikt gedoe dus.

Toen ik in de twintig was, heb ik een keer meegeholpen met de druivenoogst in de Champagne. Een aantal jaren later was ik weer in die regio met drie vrienden en we besloten een bezoekje te brengen aan de wijngaard Marquette, waar ik destijds had gewerkt. We ontmoetten de eigenaresse Glennie en haar zoon, die inmiddels een volwassen kerel was, en brachten een heel hyggelige middag door op de wijngaard en in de landelijke keuken met laag plafond en leistenen vloer, terwijl we wijn dronken aan een lange tafel. Het was een heel ontspannen sfeer, en ondanks het feit dat ik Glennie en haar zoon al een aantal jaar niet had gezien, waren beleefdheden overbodig.

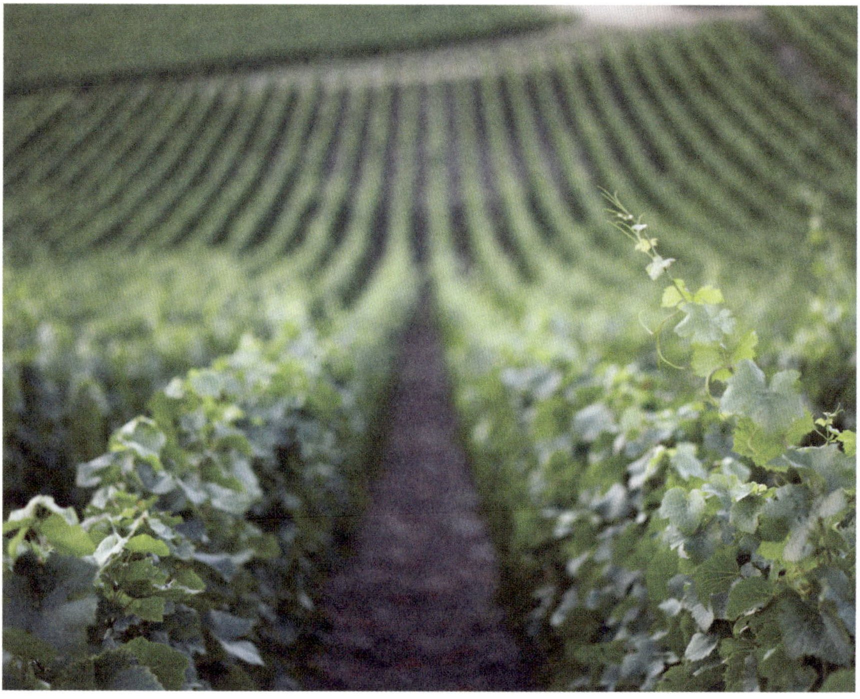

DICHT BIJ DE NATUUR

Of je nu aan een rivier in Zweden zit, op een Franse wijngaard of gewoon in je eigen tuin of een park in de buurt; met de natuur om je heen ontspan je je. Het voegt een bepaalde eenvoud toe.

Als we dicht bij de natuur zijn, worden we niet overspoeld door elektronica of een zee aan keuzes. Er is geen luxe of buitensporigheid, alleen goed gezelschap en goede gesprekken. Eenvoud, rust en landelijkheid zijn snelle hygge-aanjagers.

Ik was eens een zomer met een groep vrienden kamperen aan de Zweedse rivier de Nissan. Boven het kampvuur roosterden we kippetjes, die langzaam goudbruin kleurden. In het vuur hoorde je het gesis van de pofaardappels in hun folie. We hadden die dag een flink eind gekanood en nu viel de duisternis in. Het kampvuur verlichtte de bomen om ons heen met warme kleuren en toch kon je ook de sterren tussen de boomtoppen door zien. Terwijl we wachtten tot onze gouden kippetjes gaar waren, dronken we whisky uit koffiemokken. We waren stil, moe en gelukkig; het was een en al hygge.

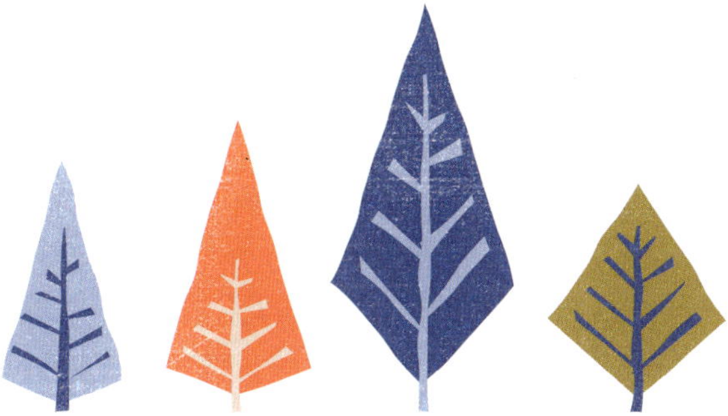

IN HET NU ZIJN

Op zo'n moment moet je in het nu zijn. Hygge is er sterk op gericht dat je op het moment zelf kunt genieten van de ervaring.

Tijdens die kampeervakantie hoefden we nergens anders te zijn. We waren offline. Hadden geen telefoons. Geen e-mail. We werden omringd door eenvoud, de natuur en goed gezelschap en we waren compleet ontspannen, waardoor we het moment goed in ons op konden nemen.

Elke zomer ga ik zeilen met een van mijn beste vrienden en zijn vader. Er zijn weinig dingen waar ik nog meer van geniet dan aan het roer staan onder de witte zeilen en de blauwe lucht, luisterend naar de muziek die benedendeks op tien staat. Tijdens deze tripjes vinden de hyggeligste momenten plaats als we aangemeerd zijn in een van de vele havens die we aandoen. Na het avondeten zitten we dan altijd samen op het dek naar de zonsondergang te kijken, terwijl we luisteren naar het gekletter van de schoten tegen de masten in de haven en onze dagelijkse Irish coffee drinken... Dat is hygge.

Hygge-momenten creëer je het beste met een van de hierboven genoemde elementen. Soms krijg je het zelfs voor elkaar om alle ingrediënten samen te voegen. Bij mij lukt dat altijd in vakantiehuisjes. Die bieden veel van de bovengenoemde elementen en al mijn favoriete jeugdherinneringen spelen zich dan ook af in een klein zomerhuisje dat mijn familie had. Het lag ongeveer tien kilometer buiten de stad en we gingen er altijd van mei tot september heen. Gedurende die tijd van het jaar, wanneer het zelfs 's nachts licht blijft, beleefden mijn broer en ik eindeloze zomerdagen. We klommen in bomen, gingen vissen, voetbalden, fietsten, onderzochten tunnels, sliepen in boomhutten, verstopten ons onder bootjes op het strand, bouwden dammen en forten, speelden met pijl-en-boog en zochten in het bos naar bessen en goud dat daar door de nazi's was verstopt.

Het zomerhuisje was drie keer zo klein als ons huis in de stad, de meubels waren oud en er was een zwart-wit-tv met een klein beeldscherm en een onwillige antenne. Maar hier hadden we de meeste hygge. In veel opzichten waren dit de gelukkigste tijden en de hyggeligste. Ik denk dat dat mede komt doordat in vakantiehuisjes bijna alle aanjagers voor hygge aanwezig zijn: de geuren, de geluiden en de eenvoud. Als je in een vakantiehuisje zit ben je dichter bij de natuur en dichter bij elkaar. Het dwingt je ertoe eenvoudiger en langzamer te leven. Eropuit te gaan. Samen te zijn. Te genieten van het moment.

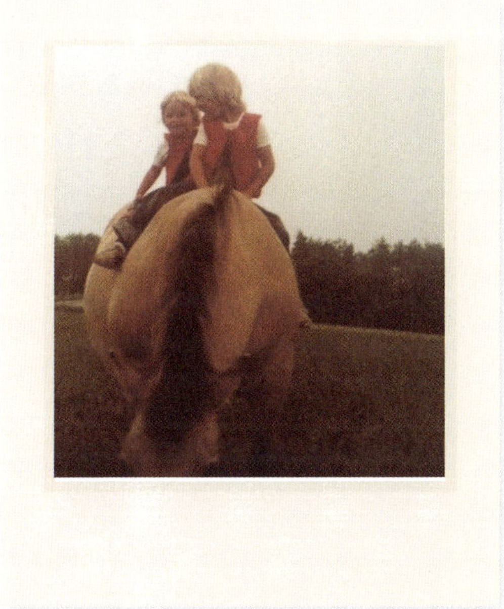

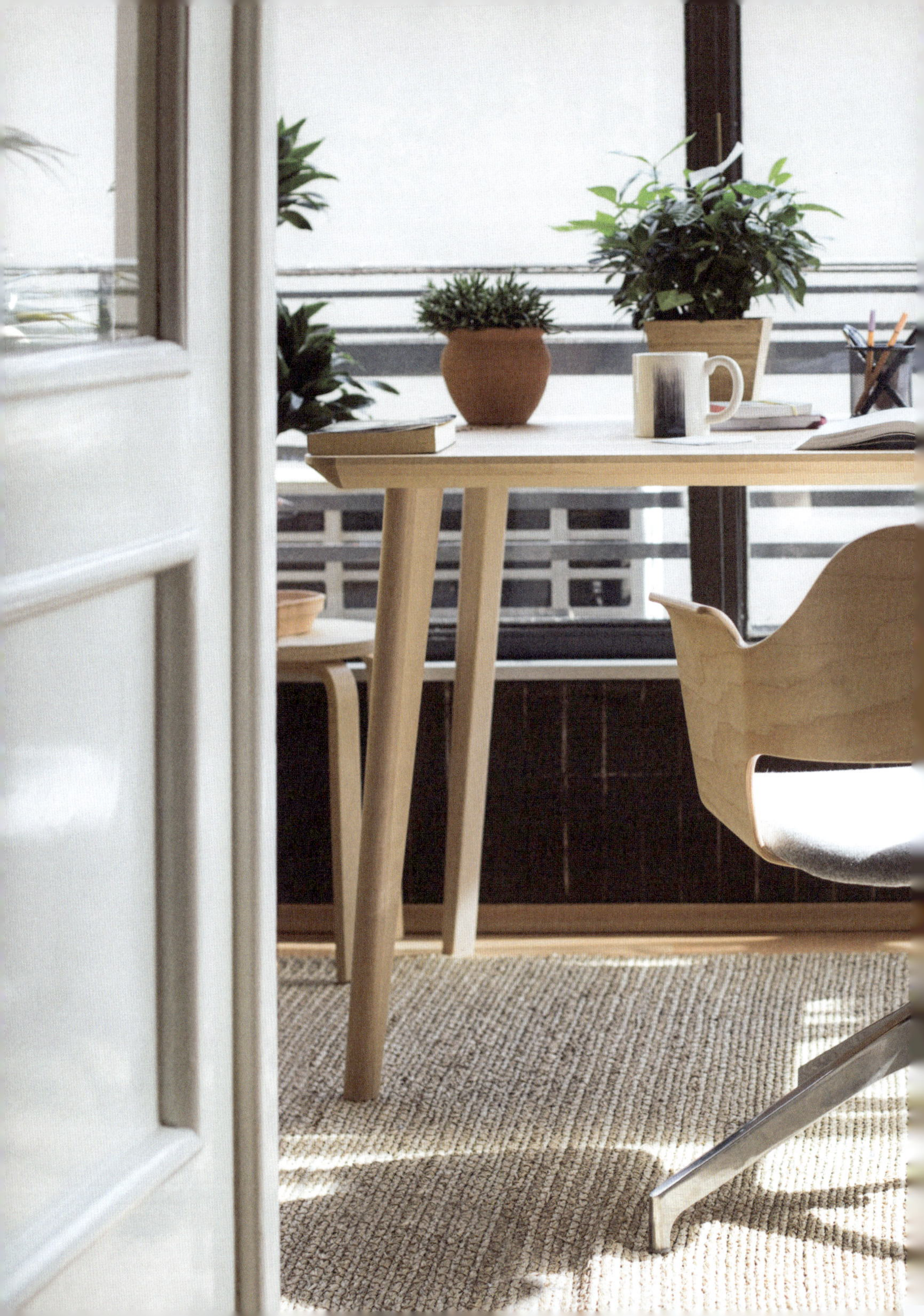

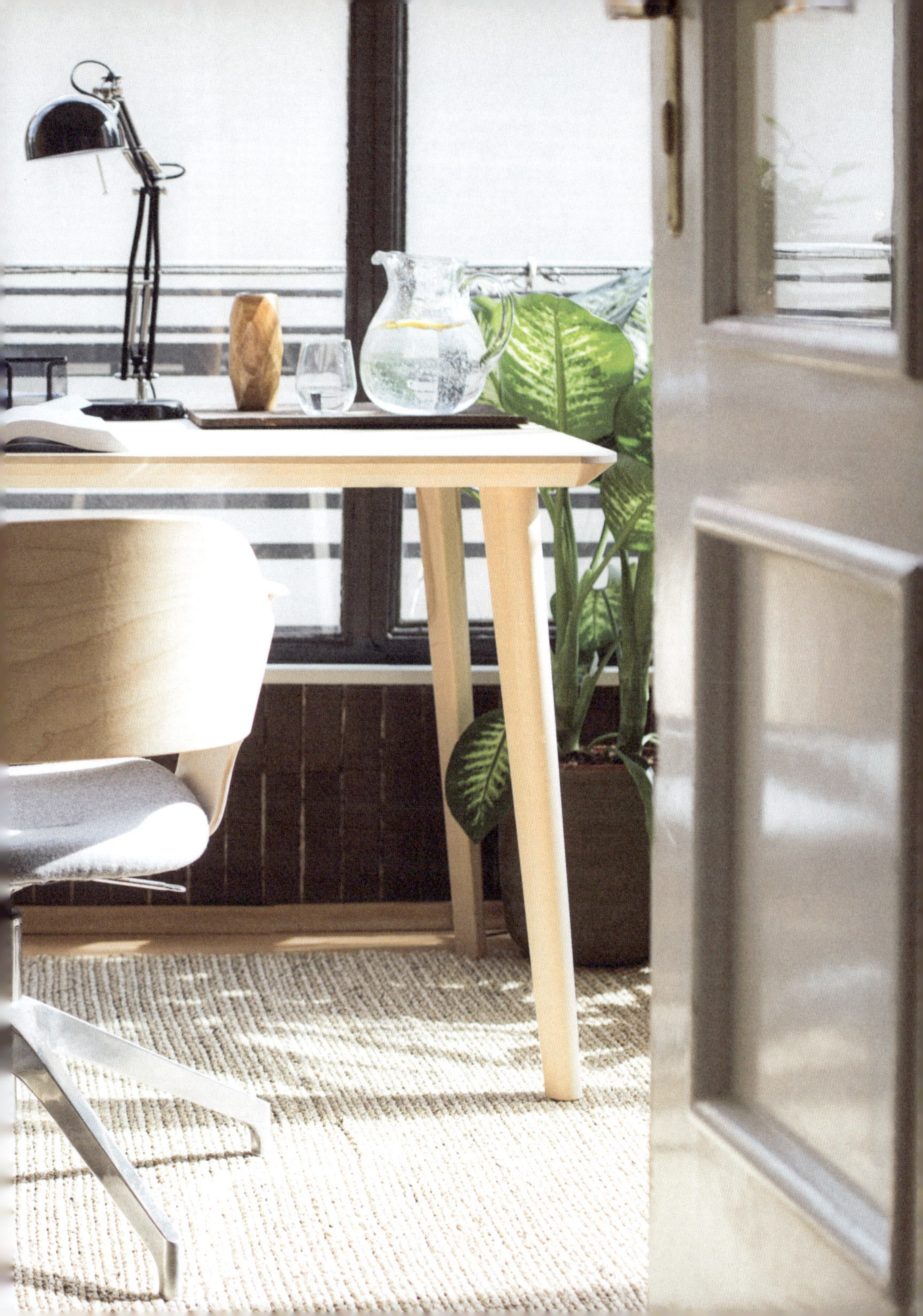

HYGGE OP KANTOOR

Hygge is echter niet alleen voorbehouden aan knusse vakantiehuisjes, Irish coffee op het dek of je lekkere dekentje in je hyggekrog bij de open haard thuis. Denen geloven dat hygge ook op kantoor kan – en moet – voorkomen.

Bewijsstuk A ter onderbouwing van deze theorie is natuurlijk de taart, die ik al besproken heb in hoofdstuk 4. Daarnaast komt uit een onderzoek dat is uitgevoerd door het Happiness Research Institute naar voren dat 78 procent van de Denen vindt dat werken ook hyggeligt moet zijn.

Moet het werk hyggeligt zijn?

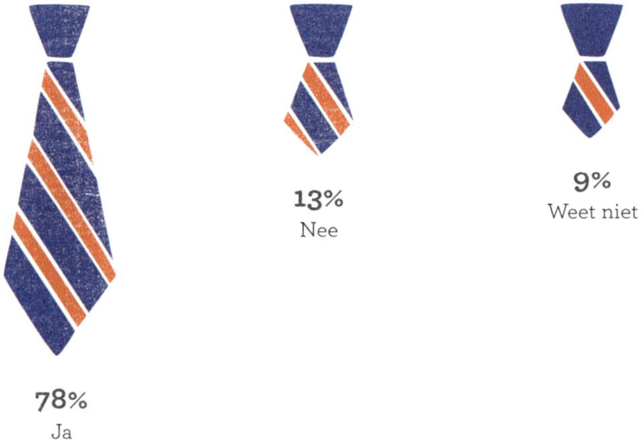

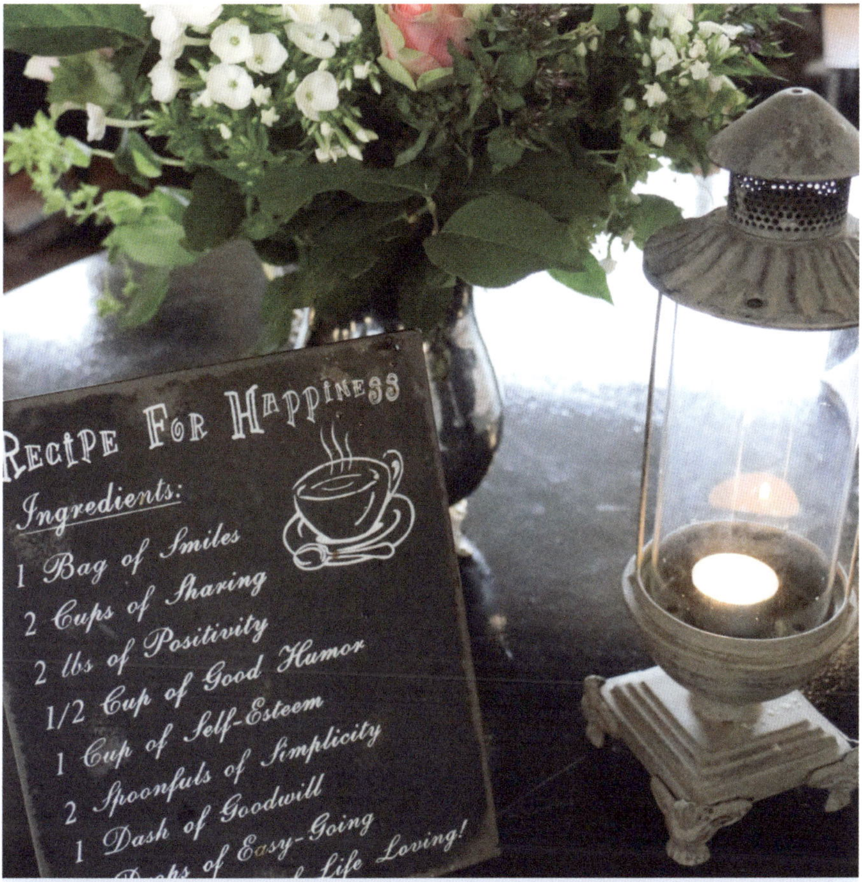

HYGGE-TIP: HYGGE OP KANTOOR

Hoe maak je de kantooruren hyggeliger? Met kaarsen en taart, natuurlijk. Maar dat is nog maar het begin. Bedenk manieren om het op het werk meer ontspannen, knusser en gelijkwaardiger te maken. Zou je bijvoorbeeld een paar banken neer kunnen zetten waar mensen kunnen zitten als ze lange rapporten moeten lezen of even kort iets willen bespreken? Ik hou voor mijn werk veel interviews en ik zit dan liever op een bank om een goed gesprek te voeren met de journalist dan dat ik tegenover hem of haar zit aan een duur bureau in een steriel kantoor.

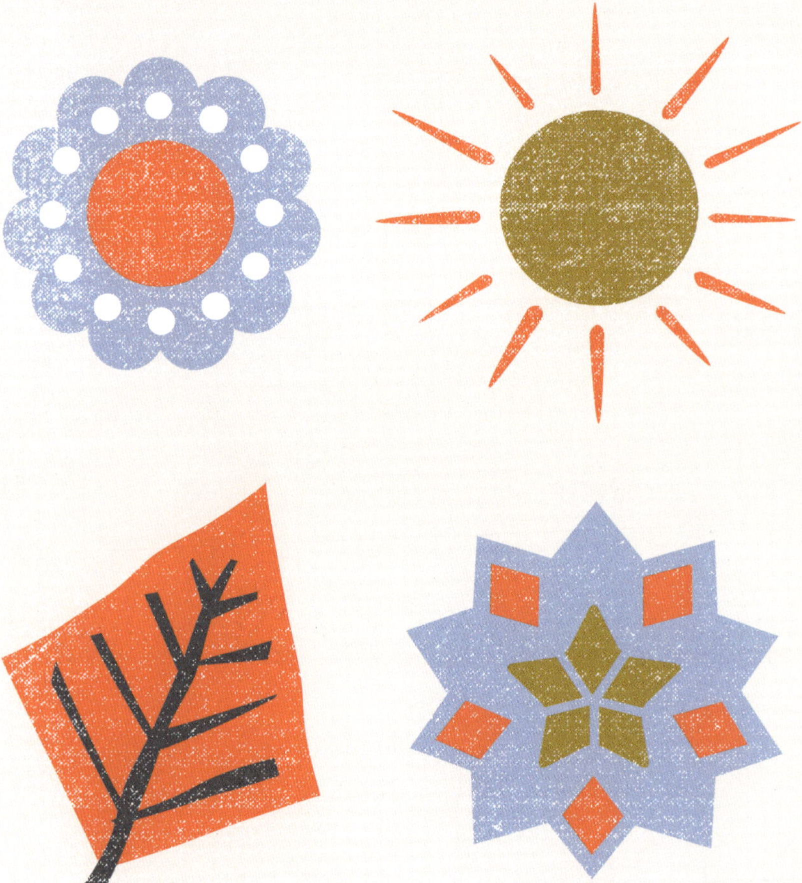

HOOFDSTUK ACHT

HYGGE HET HELE JAAR DOOR

NIET ALLEEN MET KERSTMIS

In Denemarken hebben we een populair gezegde: 'Er bestaat geen slecht weer, alleen slechte kleding.' Maar eerlijk gezegd valt er weinig goeds te zeggen over het weer in Denemarken.

Sommigen omschrijven het Deense weer als donker, winderig en vochtig. Anderen zeggen dat Denemarken twee winters kent: een grijze en een groene.

Met een dergelijk klimaat kan het geen verrassing zijn dat de Denen in de wintermaanden voornamelijk binnen zitten.

In de zomer zijn Denen zo veel mogelijk buiten, wanhopig op zoek naar een glimpje zon, maar van november tot maart jaagt het weer hen weer naar binnen. Omdat je in Denemarken niet kunt wintersporten zoals in Noorwegen en Zweden en ook niet buiten kunt zijn zoals in Zuid-Europa, is het enige wat hun nog rest: hygge in huis. Volgens een onderzoek van het Happiness Research Institute valt het hygge-hoogseizoen dan ook in de herfst en winter.

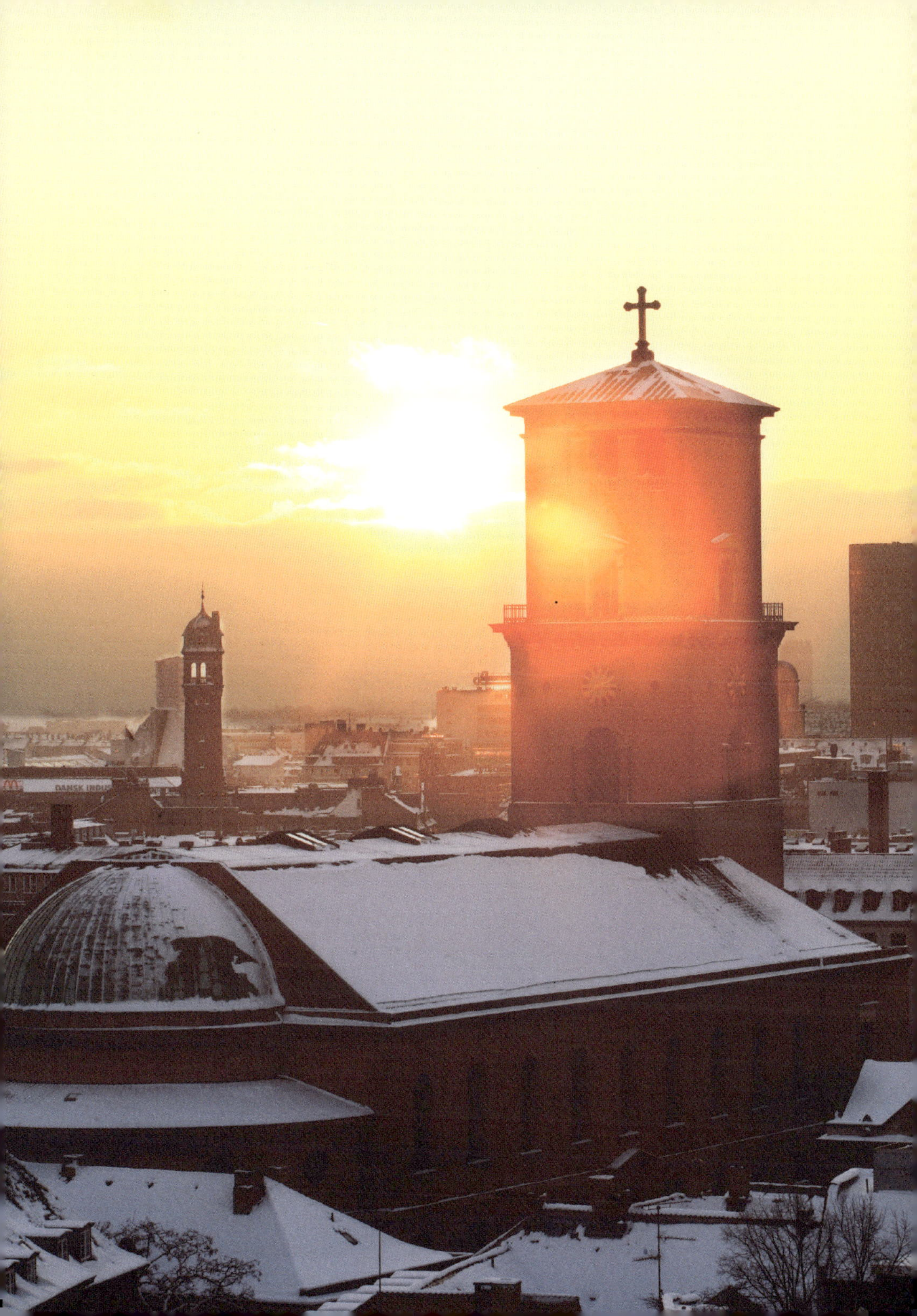

Hieronder volgt een aantal ideeën voor hygge het hele jaar door.

JANUARI: FILMAVOND

De maand januari is bij uitstek geschikt om tijd met vrienden en familie door te brengen tijdens een ontspannen filmavond. Laat iedereen lekkere hapjes meebrengen en kies een klassieker uit. Een film die jullie allemaal al gezien hebben zodat het niet uitmaakt als mensen erdoorheen kletsen.

Een leuk spel voor op de filmavond is de plot zo kort mogelijk uitleggen. Zo wordt de *Lord of the Rings*-trilogie: 'Groep doet negen uur over het terugbrengen van een juweel' en *Forrest Gump*: 'Een aan drugs verslaafd meisje maakt jarenlang misbruik van een geestelijk gehandicapte jongen'.

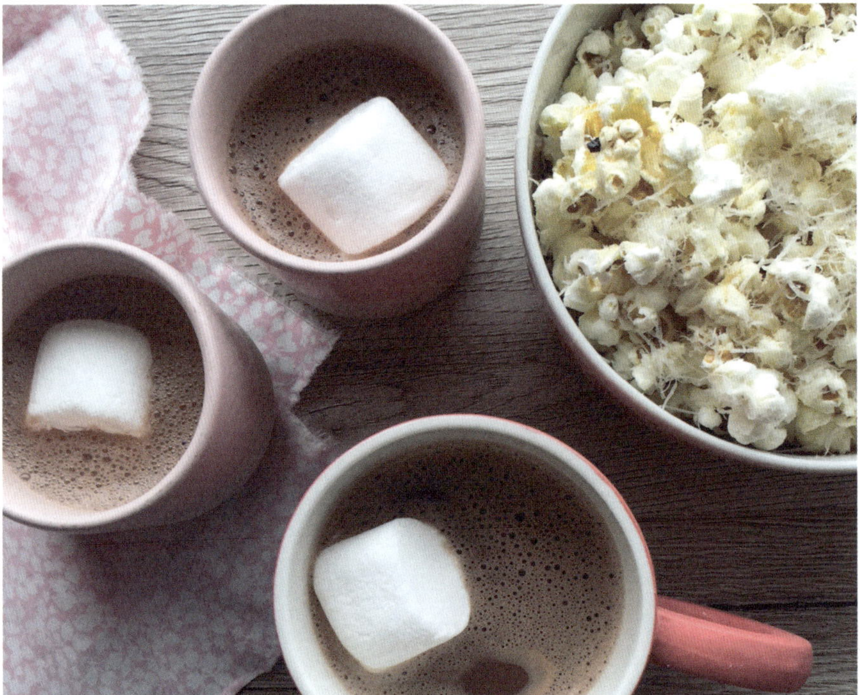

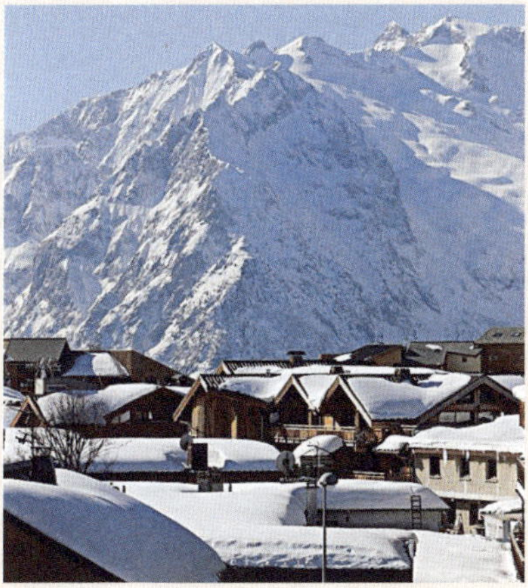

FEBRUARI: WINTERSPORT

Als je de mogelijkheid hebt, verzamel dan een groep vrienden en familie om te gaan wintersporten. Het uitzicht in de bergen is fantastisch, de vaart op de hellingen is verkwikkend en de zuivere berglucht is heerlijk. Maar het mooiste onderdeel van wintersport is toch wel de hygge. Wanneer de groep terugkomt in het huisje, moe van het skiën, smerig met verward haar en lelijke wollen sokken aan, en dan in stilte uitrust met een kopje koffie. Vergeet niet om Grand Marnier mee te nemen!

MAART: THEMAMAAND

Als je met je gezin op zomervakantie gaat, kun je nu alvast beginnen met de voorpret. Ga je naar Spanje? Doe dan in maart vast onderzoek naar Spanje. Met onderzoek bedoel ik: Spaanse films kijken, tapas maken en als je kinderen hebt, kun je een avond doorbrengen met het plakken van Post-its op de stoelen (*sillas*), tafel (*mesa*), borden (*platos*) om alvast wat Spaanse woordjes te leren. Als je dit jaar niet op vakantie gaat, kun je een land waar je eerder bent geweest als thema nemen (haal die fotoboeken tevoorschijn) of een droombestemming kiezen. Als je niet zelf naar het land toe kunt, haal je het land naar jou toe.

APRIL: WANDELTOCHT MET KAMPVUURMAALTIJD

April kan een heerlijke maand zijn om te wandelen, kamperen en kanoën. Klimaattechnisch kan het best pittig zijn – dus vergeet die warme sokken niet in te pakken (die zijn extra hyggelig) – maar de maand biedt weer het voordeel dat er minder muggen zijn. Als je net als ik een stadsmens bent, is het heel normaal dat je in het begin van de wandeling in paniek raakt en denkt: Wat doen we hier in godsnaam, zo zonder wifi? Maar als je daar eenmaal doorheen bent, zullen je hartslag en je stressniveau dalen. Een wandel-/kampeertripje is als een chocoladepaasei met vulling: het is lekker en het bevat ook nog onthaasting, landelijkheid en saamhorigheid. Verzamel hout, bouw een kampvuur en bereid een maaltijd die langzaam gaart boven de vlammen. Na het eten geniet je met je vrienden van een glas whisky onder de sterren.

Als je met Pasen gaat, vergeet dan niet om paaseitjes mee te nemen voor de kinderen.

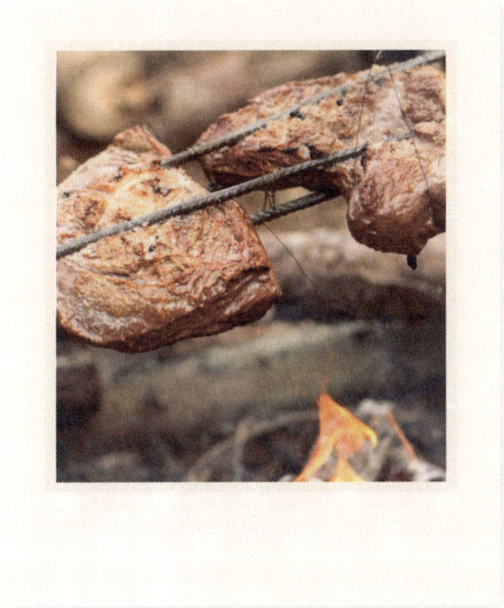

MEI: WEEKENDHUISJE

De dagen worden langer en mei is dan ook de maand waarin je weer meer gebruik kunt maken van het platteland. Misschien heeft een van je vrienden wel een vakantiehuisje in de familie of kun je goedkoop iets huren. Hoe landelijker het huisje is gelegen, hoe meer hygge. Een open haard is een bonus en neem bordspellen mee voor die regenachtige middagen. Een weekend in mei kan ook de eerste gelegenheid bieden voor een barbecue. Op het gebied van zomer-hygge gaat er niets boven met z'n allen om de barbecue staan met een biertje in je hand.

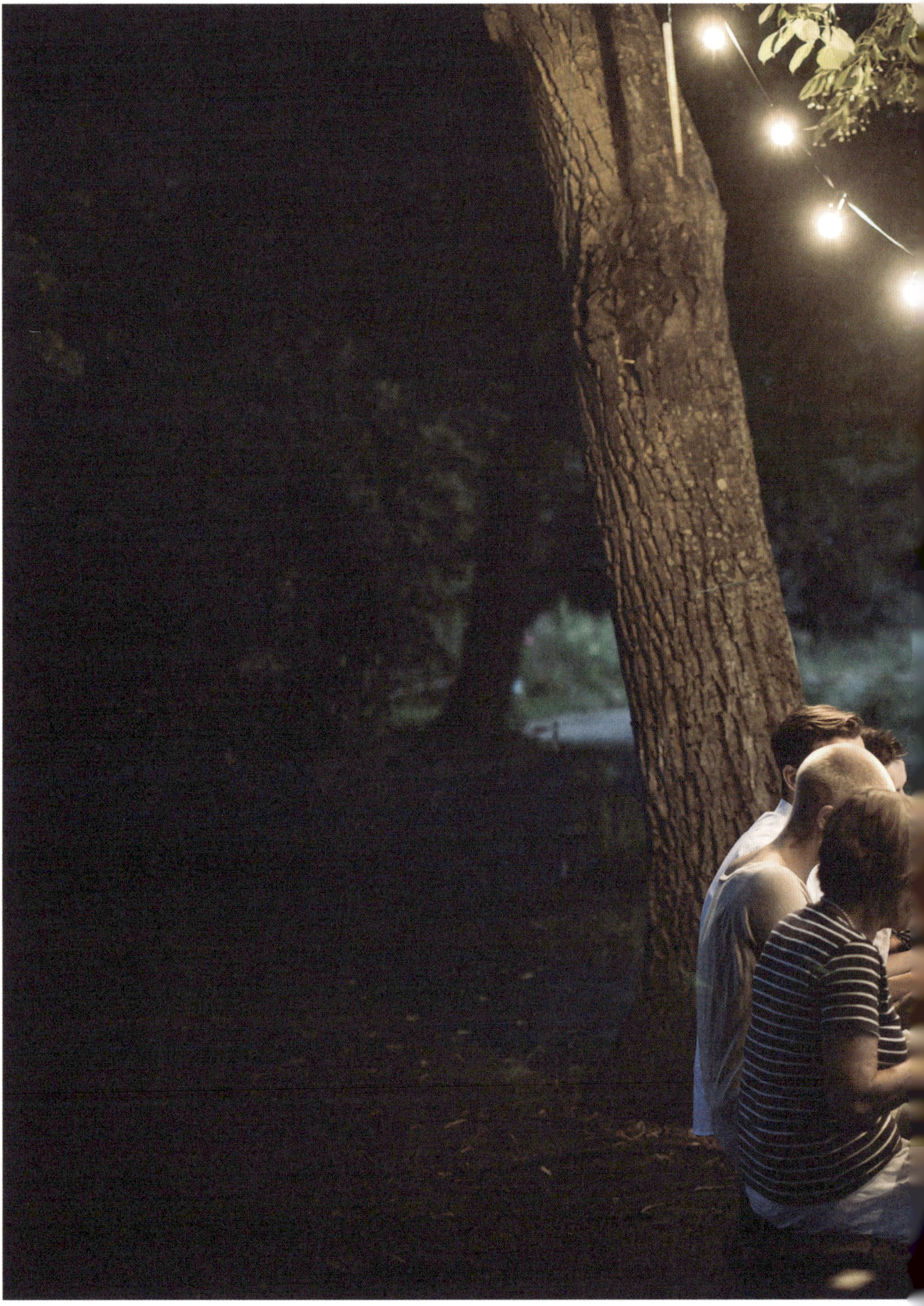

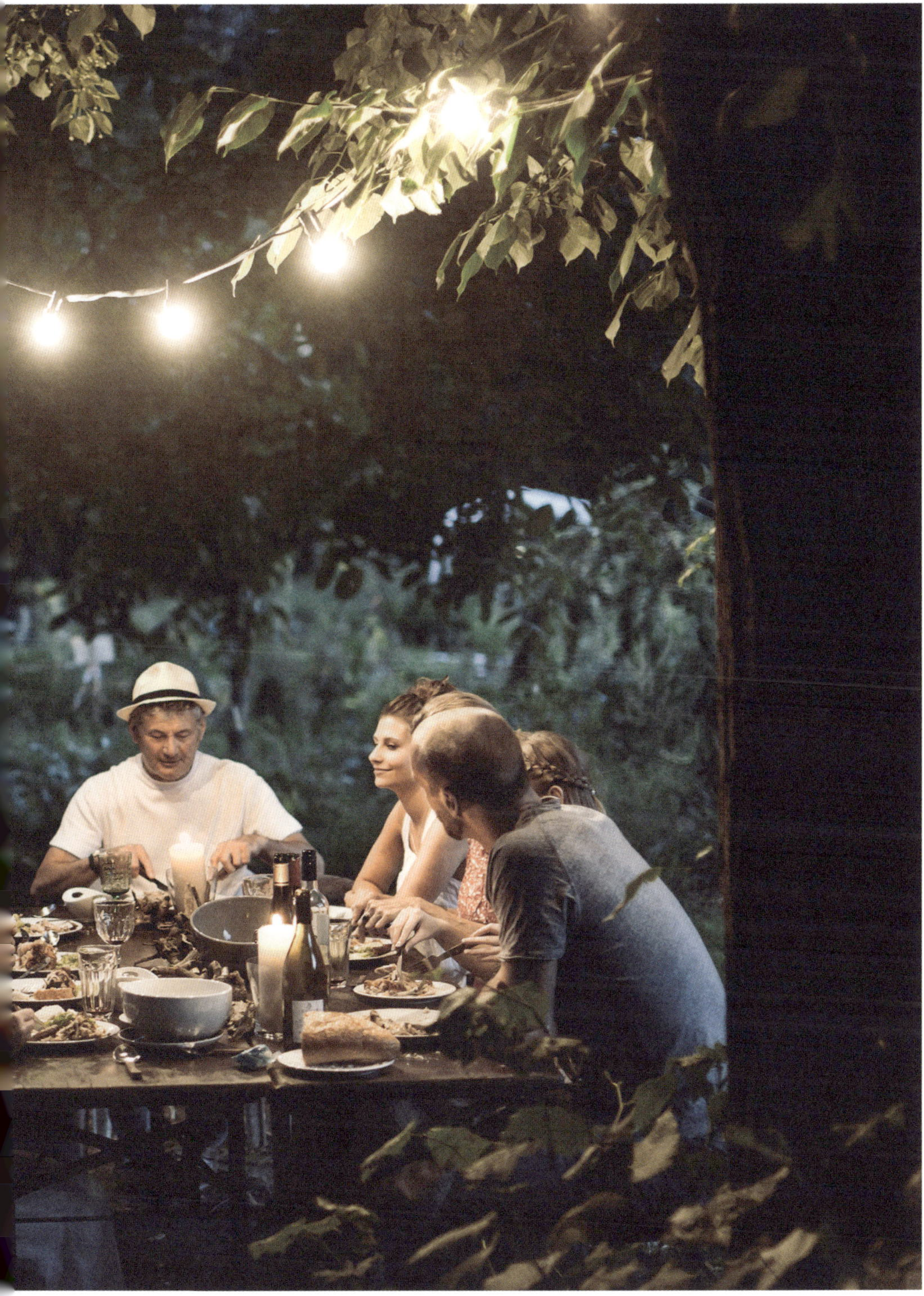

JUNI: VLIERBLOESEMLIMONADE EN DE LANGSTE DAG

Begin juni is de ideale tijd om vlierbloesem te oogsten om siroop of limonade van te maken. Of je het nu koud drinkt op een warme zomerdag of warm in de winter, het ruikt altijd naar zomer. En niet alleen als je het drinkt. Om het te maken laat je de bloemen en citroenen 24 uur in een pan staan, dus dan geurt je hele huis naar zomer-hygge. Zodra ik het ruik, denk ik terug aan de zomers uit mijn jeugd.

Voor 2½ liter vlierbloesemlimonade

30 schermen van vlierbloesem
3 grote citroenen
1½ l water
50 g citroenzuur
1½ kg suiker

1. Doe de schermen in een kom of pan, bij voorkeur eentje waar 5 liter vloeistof in kan.
2. Schrob de citroenen schoon onder heet water, snijd ze in plakjes en doe die bij de bloemen in de kom.
3. Breng het water aan de kook en voeg het citroenzuur en de suiker eraan toe.
4. Giet het hete water in de kom met de bloesem en plakjes citroen.
5. Dek de kom af met een deksel en laat de limonade 24 uur rusten.
6. Zeef de vloeistof en doe hem in flessen. Bewaar in de koelkast.

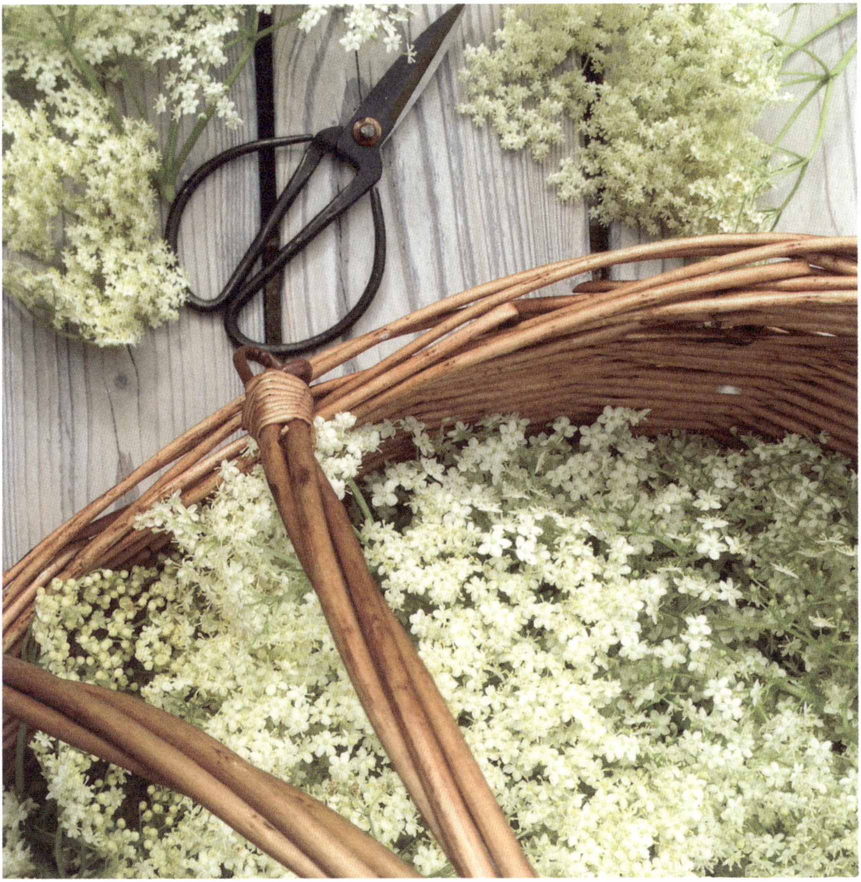

Sint-Jan valt op 23 juni en op die avond vieren de Denen de zonnewende. Het is mijn favoriete traditie. In Denemarken gaat in juni de zon pas tegen elven onder en het wordt die nacht nooit helemaal donker. Terwijl de zon ondergaat beseffen we met weemoed dat we vanaf morgen weer afglijden naar de duisternis. De dagen zullen langzaamaan weer korter worden. Dit is de ideale avond voor een picknick. Roep vrienden en familie bijeen en steek een vreugdevuur aan. (Meestal worden de vuren vrij laat aangestoken vanwege het licht, dus als je de kinderen in de tussentijd moet vermaken is dit een mooie avond voor een eierrace.)

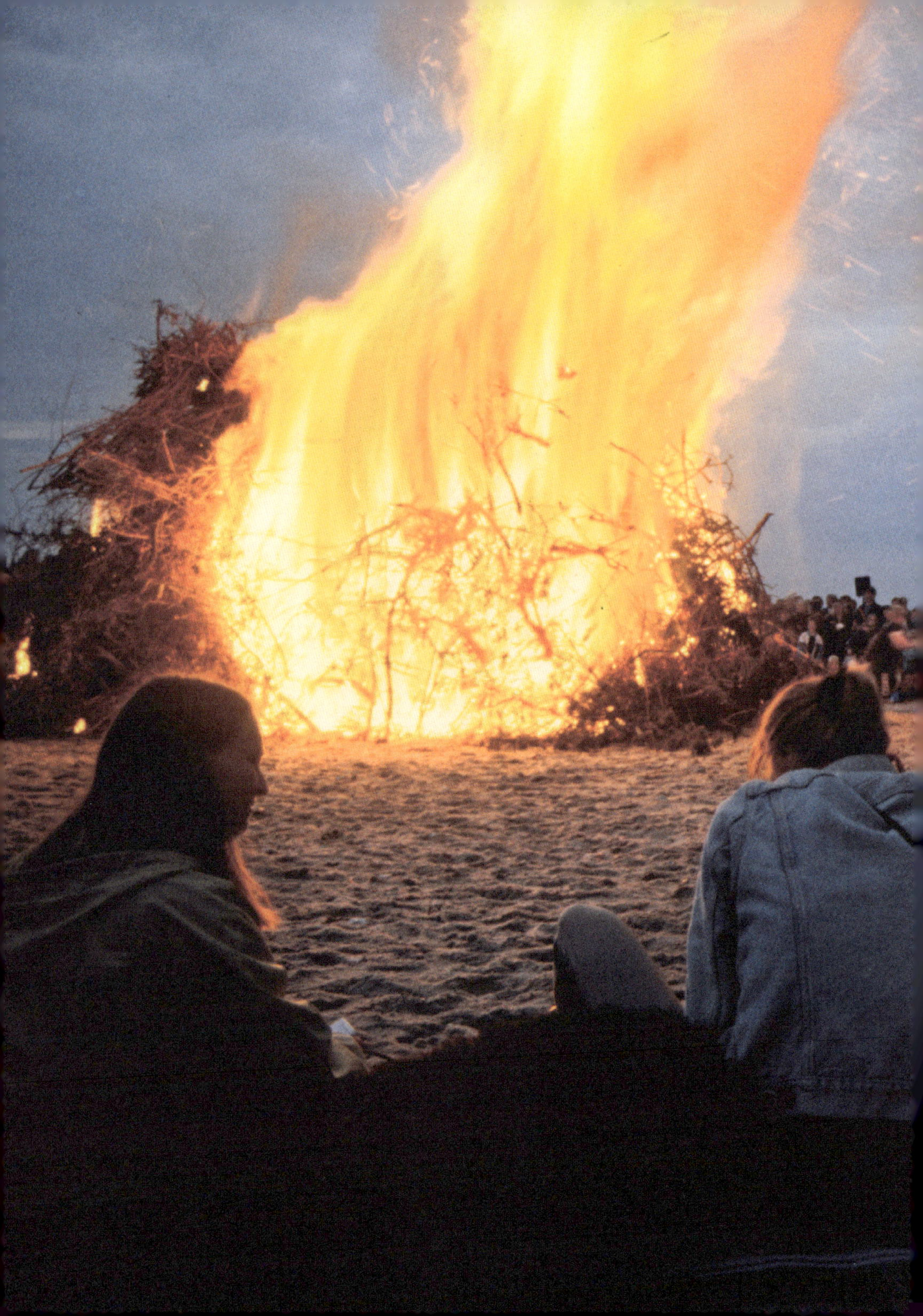

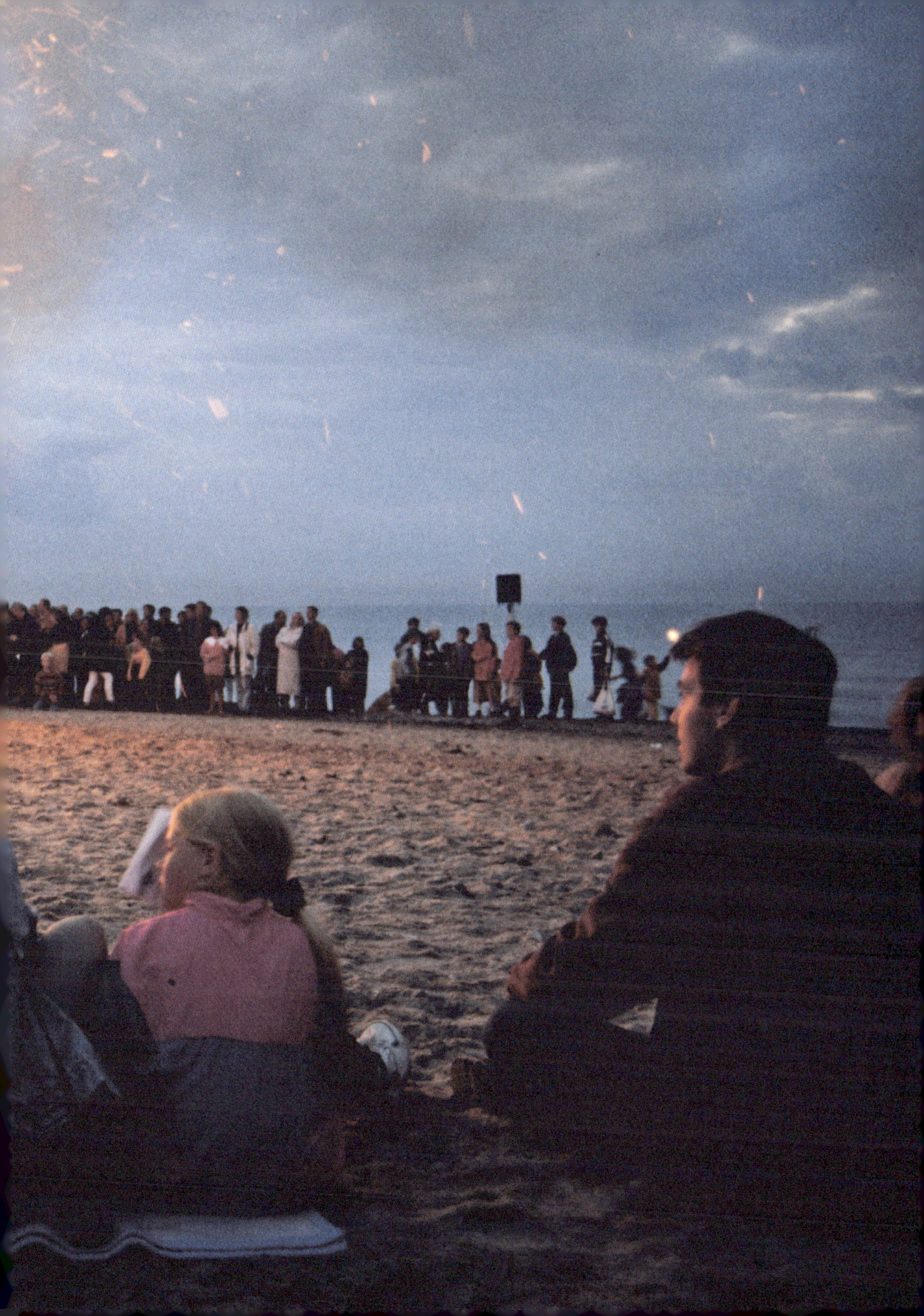

JULI: ZOMERPICKNICK

In juli gaan de Denen er graag op uit om van de natuur te genieten. Het is warm en de avonden zijn lang. Dit is de ideale tijd van het jaar voor een picknick aan zee, in een wei of in een park. De keus is aan jou, maar ga die stad eens uit. Nodig je familie, vrienden, buren en die mensen die net verderop in de straat zijn komen wonen uit. Maak er een Amerikaans feestje van waarbij iedereen iets te eten meebrengt om te delen. Dat soort feestjes zijn vaak gezelliger omdat iedereen dan gelijk is; je deelt niet alleen het eten, maar ook de verantwoordelijkheid en de karweitjes.

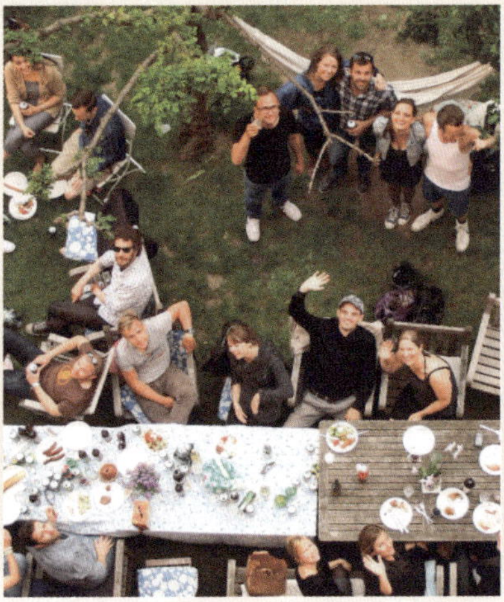

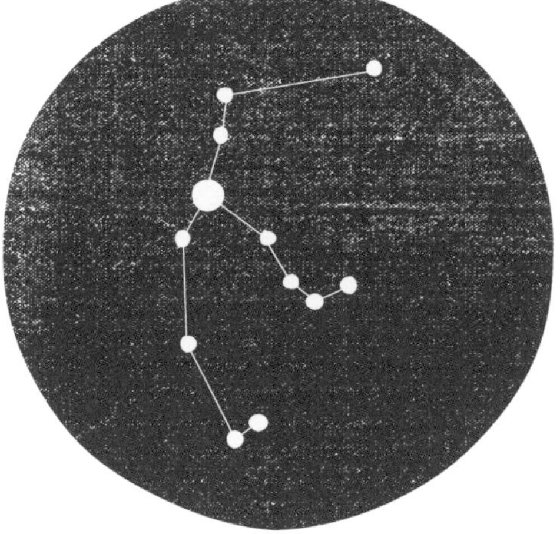

AUGUSTUS: DE PERSEÏDEN-METEORENZWERM

Verzamel dekens voor een avond onder de sterren. Hoewel de lichte nachten in deze tijd van het jaar niet de beste omstandigheden vormen voor sterrenkijken, vindt de Perseïden-meteorenzwerm halverwege augustus plaats. De piek ligt tussen de 11e en de 13e. Kijk naar het noordoosten om het sterrenbeeld Perseus te zien, met Andromeda ten oosten ervan en Cassiopeia ten noorden. Als je kinderen hebt, is dit een goed moment om een boek met Griekse mythen mee te brengen waaruit je kunt voorlezen tijdens het wachten op de vallende sterren.

Voor mensen op het zuidelijk halfrond is de meteorenzwerm Eta Aquariden een optie. Die bereikt meestal zijn piek tussen eind april en half mei.

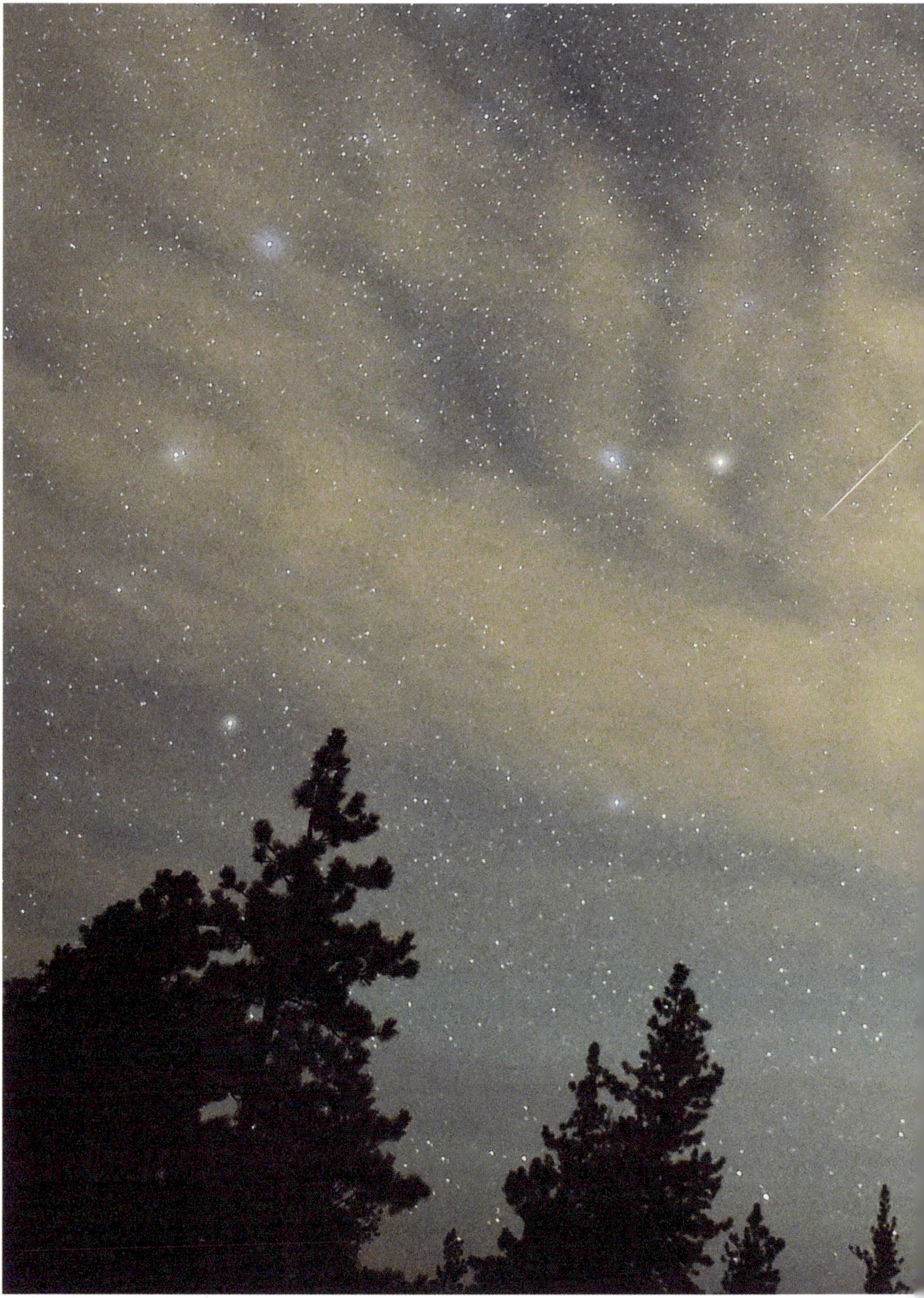

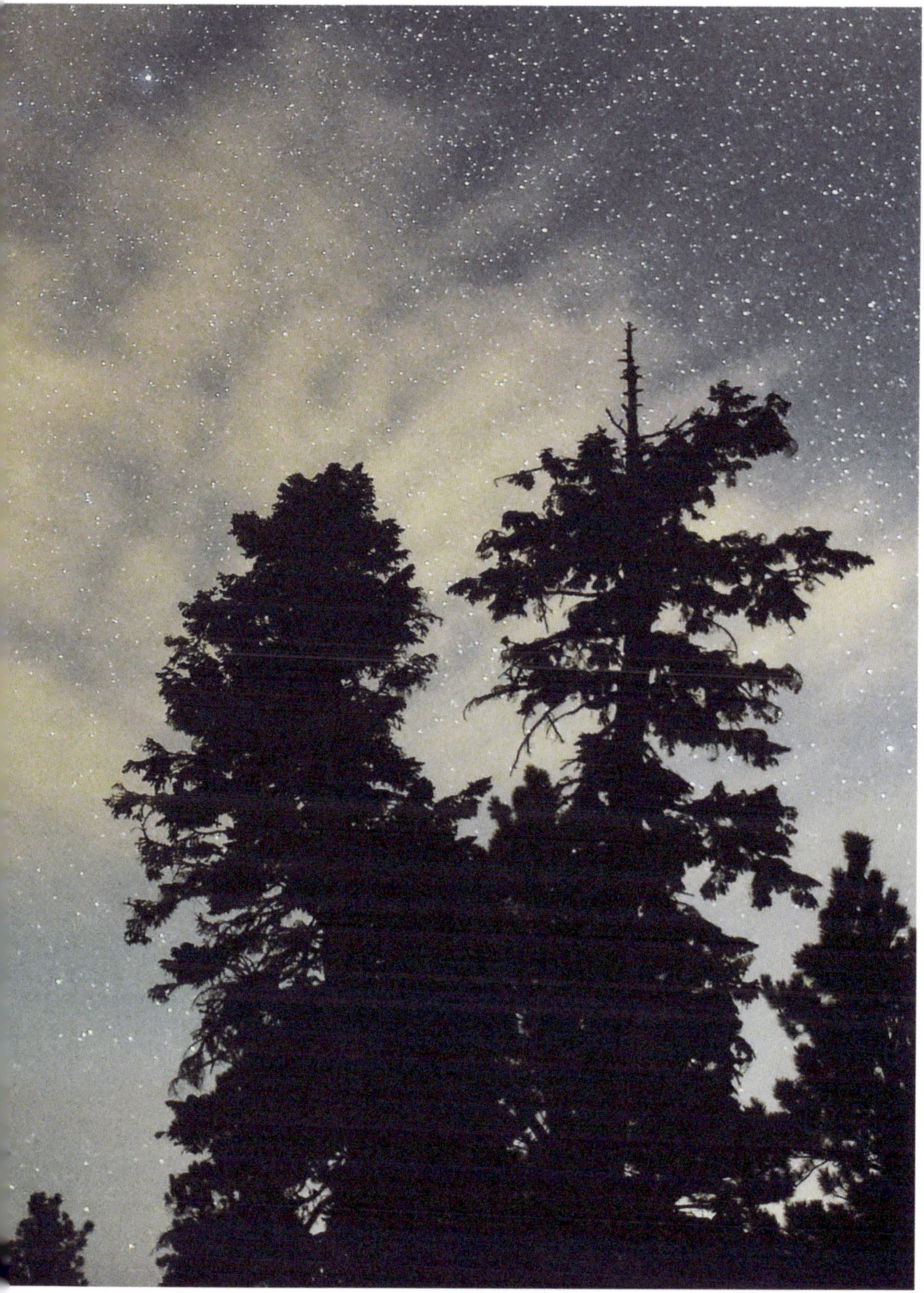

SEPTEMBER: PADDENSTOELEN PLUKKEN

Paddenstoelen verschijnen vooral in de herfst, maar je kunt ze ook in de nazomer al vinden. Niets smaakt lekkerder dan eten dat je zelf gekweekt, gevangen of geplukt hebt, en het heeft een hoge hygge-factor. Ga met familie en vrienden op paddenstoelenjacht in het bos.

WAARSCHUWING: Het eten van de verkeerde paddenstoelen kan dodelijk zijn, dus zoek een paddenstoelenexpert en neem die mee op jullie tocht. Er worden ook wel groepsexcursies georganiseerd.

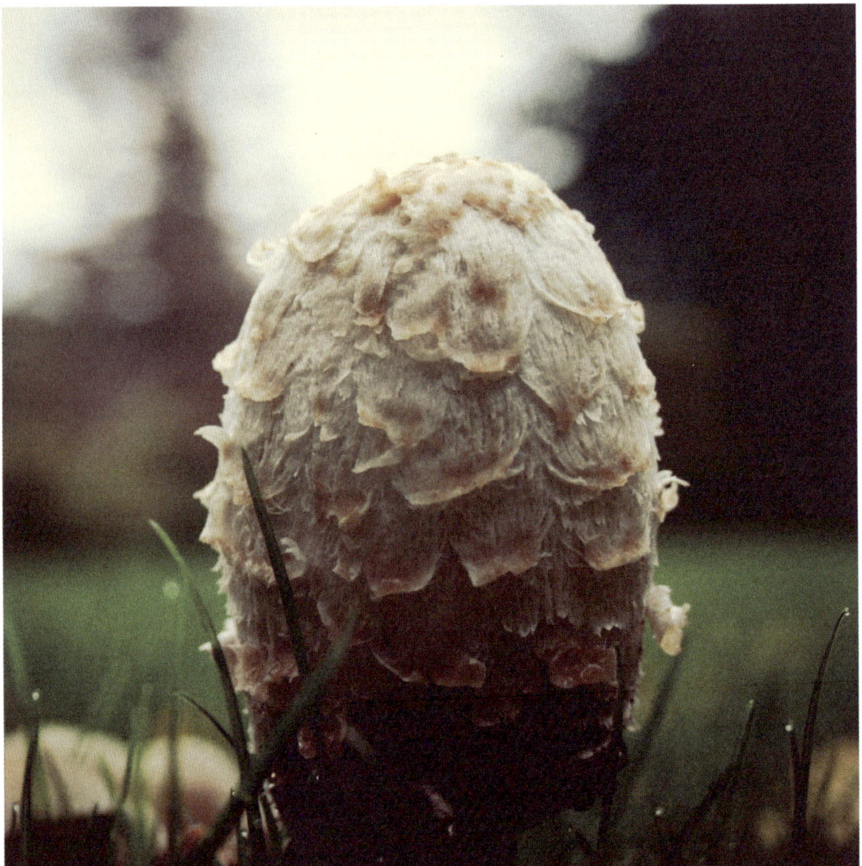

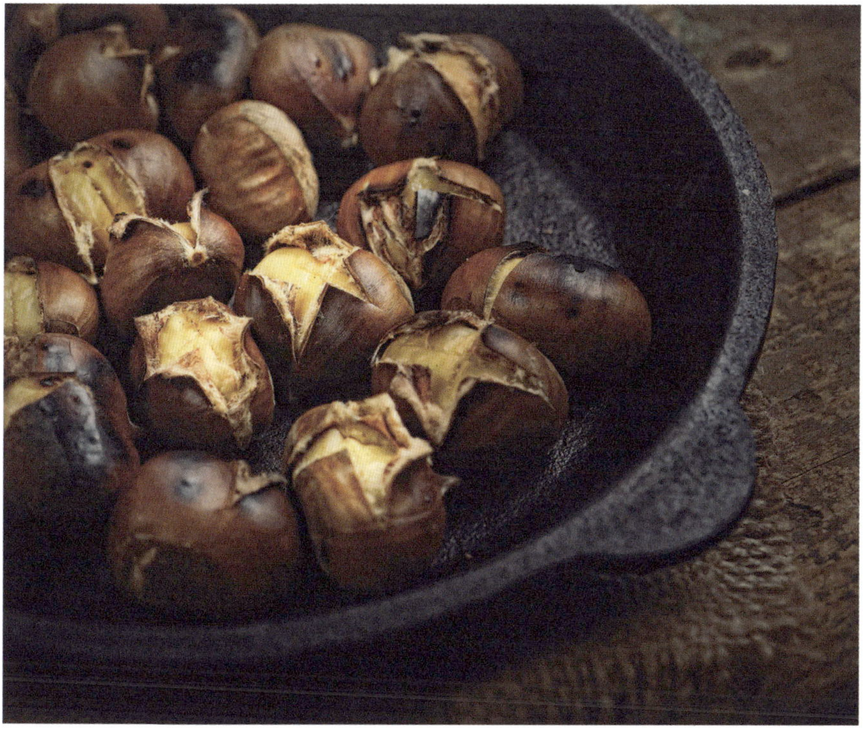

OKTOBER: KASTANJES

Het is kastanjetijd. Als je kinderen hebt, ga dan met hen op kastanjejacht om daarna allerlei dierenfiguurtjes te maken.

Voor de volwassenen koop je eetbare kastanjes. Maak met een mes een kruis aan de puntige kant van de kastanje en rooster ze ongeveer een halfuur in de oven op 200 graden tot de schil openstaat en ze zacht zijn vanbinnen. Pel ze en eet ze met wat boter en zout.

Als je echt zin hebt in wat kwaliteits-hygge in je eentje, neem dan wat mandarijnen, geroosterde kastanjes en het boek *Parijs is een feest* van Hemingway. Het speelt in de jaren twintig in Parijs, de tijd dat Hemingway nog een arme schrijver was.

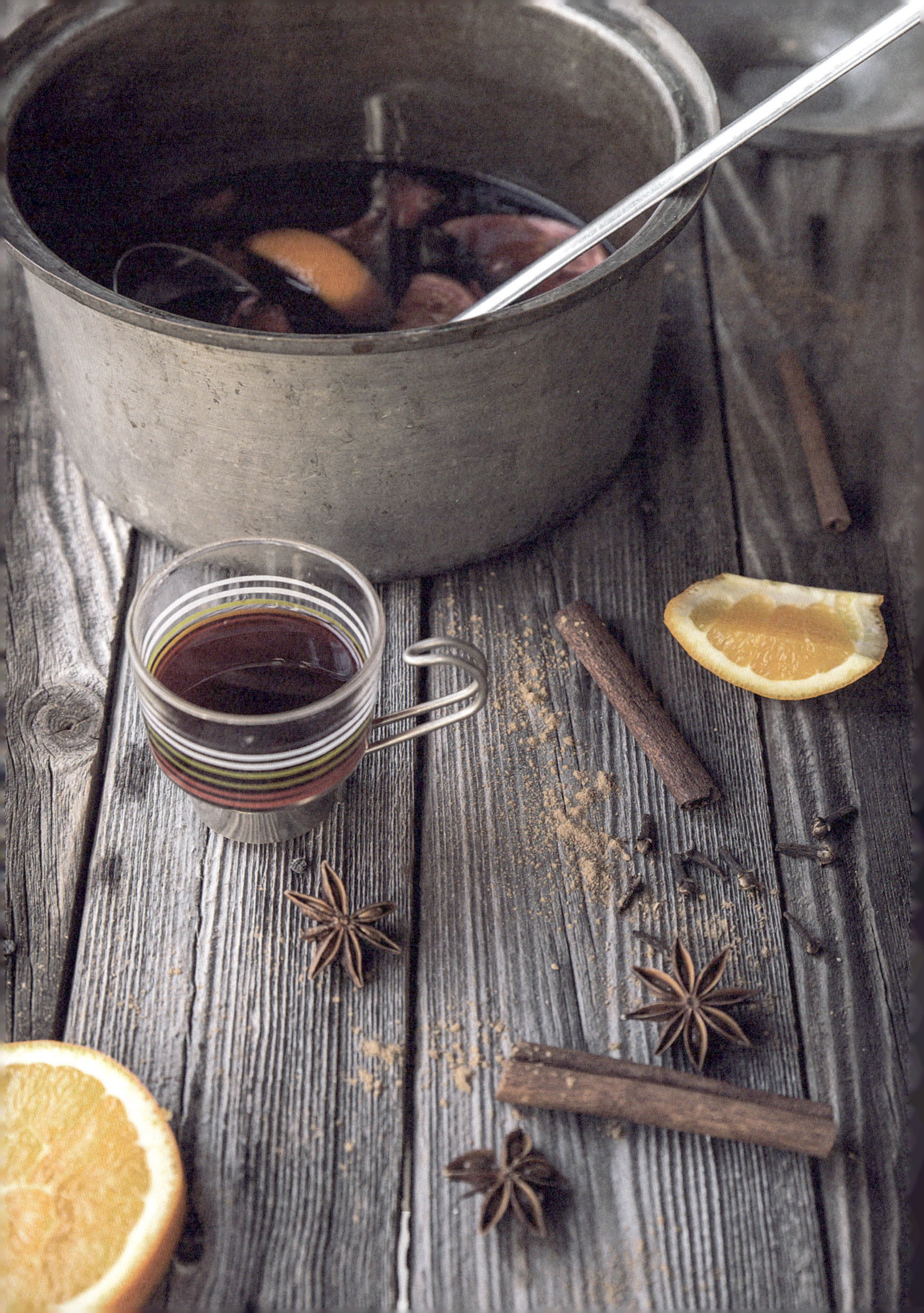

NOVEMBER: SOEPFESTIJN

De winter komt eraan. Het wordt tijd om oude soeprecepten tevoorschijn te halen en nieuwe op te duikelen. Nodig familie en vrienden uit voor een soepfestijn. Iedereen brengt ingrediënten mee voor een soep voor één persoon. Bereid om de beurt kleine porties van de verschillende soepen, net genoeg zodat iedereen ervan kan proeven. Ik maak meestal een pompoen-gembersoep die heel lekker is met een beetje crème fraîche. Als je als gastvrouw of -heer iets extra's wilt doen, bak dan zelf een brood. De geur van versgebakken brood is ontzettend hygge.

DECEMBER: GLØGG EN ÆBLESKIVER (POFFERTJES)

Dit is het hygge-hoogseizoen. Kaarsen en zoetigheden vliegen erdoorheen en de pondjes eraan. Dit zijn ook de hoogtijdagen voor gløgg (zie het recept op pagina 94). Begin op tijd met het weken van de rozijnen in port en nodig je vrienden en familie uit voor een middag of avond met gløgg en æbleskiver (zie het recept op pagina 232).

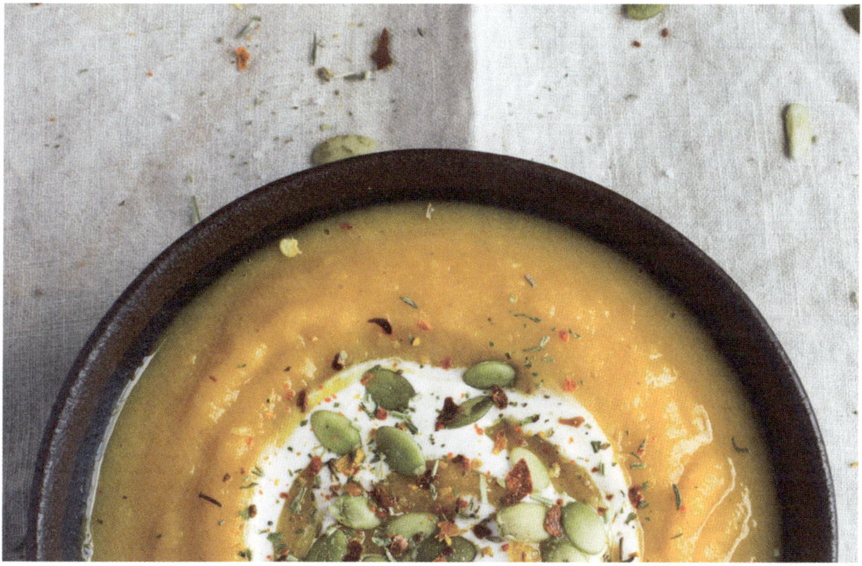

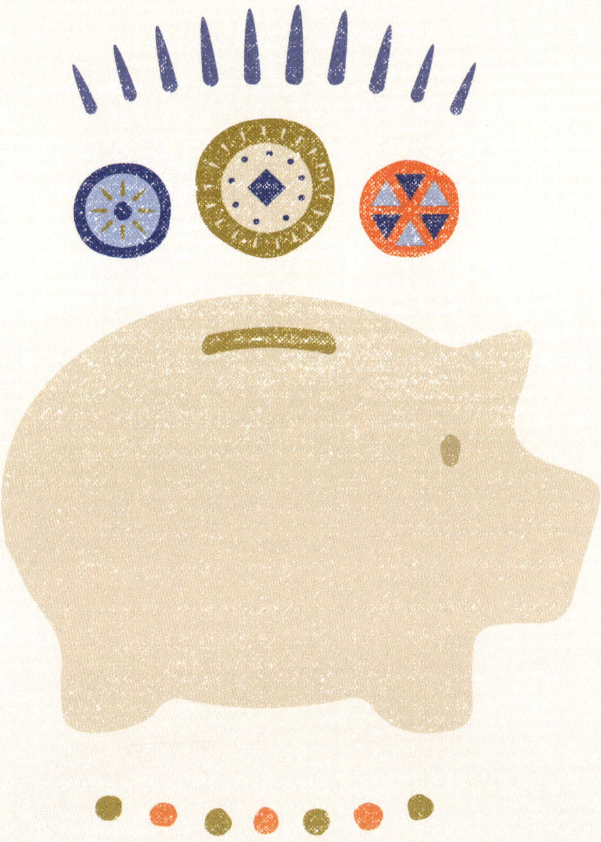

HOOFDSTUK NEGEN

HYGGE VOOR DE KLEINE BEURS

THE BEST THINGS IN LIFE ARE FREE

Er is niets speciaals, duurs of luxueus aan een paar lelijke wollen hygge-sokken, en dat is nu juist een uiterst belangrijk punt bij hygge. Champagne en oesters kunnen van alles zijn, maar hygge zijn ze niet.

Hygge is nederig en langzaam. Het is het verkiezen van het rustieke boven het nieuwe, eenvoudig boven protserig en sfeer boven opwinding. Op vele manieren is hygge het Deense neefje van een eenvoudige levensstijl.

Hygge is in je pyjama naar *Lord of the Rings* kijken op de dag voor Kerstmis. Hygge is voor het raam met een kop van je lievelingsthee staren naar het weer buiten. En hygge is kijken naar het vreugdevuur tijdens de zonnewende, omringd door je vrienden en familie, terwijl je broodje boven het vuur langzaam gaart.

Eenvoud en bescheidenheid staan niet alleen centraal bij hygge, maar worden ook beschouwd als deugden binnen het Deense design en de Deense cultuur. Eenvoud en functionaliteit zijn de belangrijkste ingrediënten van de Deense designklassiekers. De voorliefde van Denen voor bescheidenheid houdt in dat er niet alleen wordt neergekeken op opscheppen over wat je allemaal hebt bereikt en het showen van je Rolex, maar dat het zelfs de hygge verpest. Kortom, hoe meer bling, hoe minder hygge.

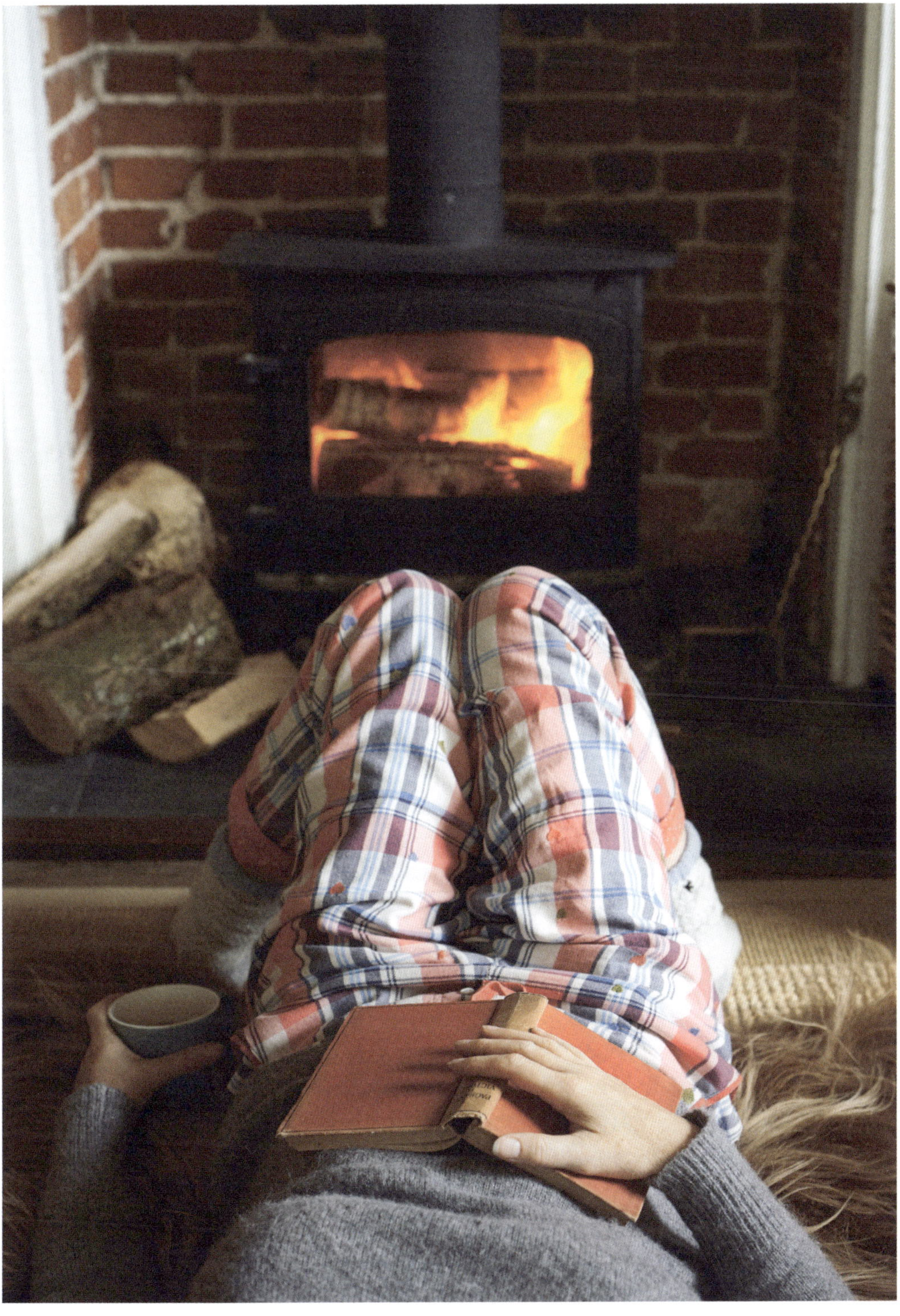

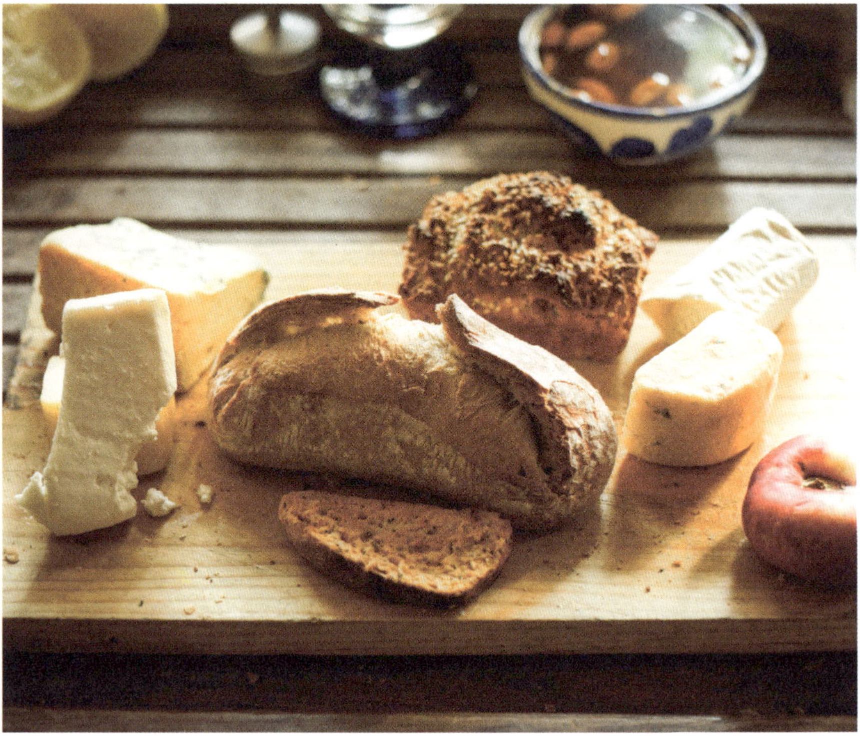

Je kunt de hygge dus ook als smoes gebruiken als je een chic restaurant binnenkomt dat veel te duur blijkt te zijn. 'Moeten we niet ergens heen waar het hyggeliger is?' is een geldig excuus om op zoek te gaan naar een goedkoper etablissement. Dit geldt overigens niet voor Noma. Dat restaurant is echt hyggeligt. Het heeft het juiste licht.

Hygge gaat om het waarderen van de eenvoudige dingen in het leven en kan ook bereikt worden met de smalste beurs. Het gedicht en lied 'De gelukkige dag van Svante' van Benny Andersen is in Denemarken beroemd. Het gaat helemaal over het genieten van het moment en de eenvoudige geneugten. 'Kijk, de ochtend breekt al aan. Rode zon en vage maan. Zij gaat onder de douche voor mij. Wat is het fijn om mij te zijn. Het is alles wat we hebben en het leven is goed. De geur van warme koffie komt me tegemoet.'

Oké, Denen zijn misschien beter in hygge dan in poëzie, maar een van de patronen die steeds naar voren komen in geluksonderzoek is hoe weinig geld ertoe doet. Natuurlijk is geld ontzettend belangrijk als je niet eens kunt eten, maar als je niet straatarm bent, maakt 100 euro extra per maand niets uit voor je geluk.

En datzelfde geldt voor hygge. Je kunt de juiste sfeer of een gevoel van saamhorigheid namelijk niet kopen. Je kunt hygge niet ervaren als je haast hebt of gestrest bent. En de kunst van het creëren van intimiteit kun je niet aanschaffen, maar alleen maar leren met de tijd, met interesse en betrokkenheid bij de mensen om je heen.

Hygge kan en zal vaak draaien om eten en drinken, maar hoe meer het de consumptie tegengaat, hoe hyggeliger het is. Hoe meer geld en prestige ergens mee gemoeid zijn, hoe minder hyggeligt het wordt. Hoe eenvoudiger en primitiever een bepaalde activiteit is, hoe hyggeliger het is. Thee drinken is hyggeliger dan champagne drinken, bordspellen doen is hyggeliger dan computergames doen, en zelfbereid eten is hyggeliger dan kant-en-klaar eten.

Kortom, je kunt zoveel geld uitgeven als je wilt, maar het zal de hygge niet verhogen, tenminste, niet als je iets duurders dan een kaars koopt. Hygge is een sfeer die niet verhoogd wordt door er meer geld tegenaan te gooien, eerder het omgekeerde.

Hygge is misschien wel slecht voor de kapitalistische marktwerking, maar het zou weleens heel erg goed kunnen zijn voor je persoonlijke geluk. Hygge kan bereikt worden met heel weinig geld. Hier zijn tien voorbeelden van de beste dingen in het leven die je – bijna – voor niets kunt krijgen.

TIEN BETAALBARE HYGGE-ACTIVITEITEN

1. HAAL DE BORDSPELLEN TEVOORSCHIJN

We leven in de tijd van Netflix, Candy Crush en een eindeloze reeks elektronisch entertainment. We brengen meer tijd door met technologie dan met elkaar. Toch zijn bordspellen nog steeds populair, deels vanwege de hygge. Elk jaar organiseert mijn vriend Martin het grootste bordspel ooit: Axis & Allies. Het is gesitueerd in de Tweede Wereldoorlog en is eigenlijk een soort ingewikkelde versie van Risk. Het spel duurt meestal zo'n veertien uur en Martin laat zijn begripvolle vriendin dan vaak in een hotel overnachten. De avond bestaat uit meer dan alleen een spel spelen. We hebben klassieke muziek aanstaan – voornamelijk Wagner en Beethoven – en de kamer staat zo blauw van de sigarenrook dat je de volwassen mannen in uniforms nauwelijks kunt zien. Toegegeven, we gaan wel heel erg ver, maar we doen het voor de hygge.

Maar waarom zijn bordspellen hygge? Nou, ten eerste is het een sociale activiteit. Je speelt de spellen samen. Je maakt gezamenlijke herinneringen en versterkt de banden. Al Martins vrienden kunnen zich nog goed het moment in het spel van 2012 herinneren waarop de geallieerden zich realiseerden dat Moskou zou vallen. Ten tweede is het zo dat bordspellen bij de meesten van ons, die zijn opgegroeid met Monopoly en Triviant, een bepaalde nostalgie oproepen en ons doen terugdenken aan eenvoudiger tijden. Daarnaast is het een langzame activiteit (vooral als het spel veertien uur duurt), het is tastbaar en het wekt een sfeer van hygge op.

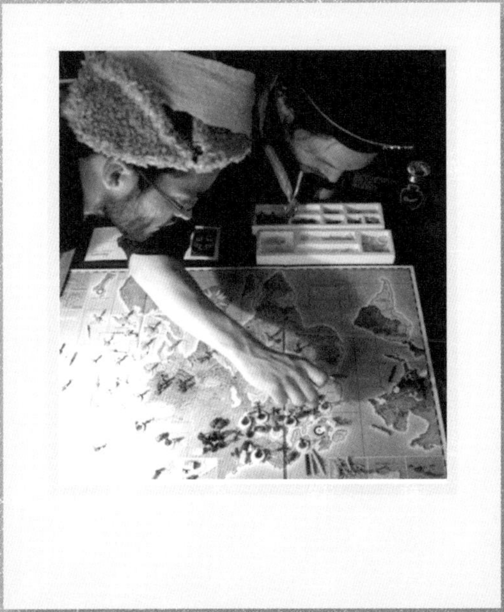

2. PANTRY PARTY (VOORRAADKASTFEESTJE)

Dit is een van mijn favorieten. Nodig je vrienden op een middag of avond bij je thuis uit voor wat kokkerellen en hygge. De regels zijn heel simpel. Iedereen brengt ingrediënten mee om iets te maken voor in de voorraadkast (of koelkast). Aardbeienjam, ingemaakte zoetzure augurken, zelfgemaakte ketchup, kippenbouillon, limoncello, pompoensoep, noem maar op.

Iedereen neemt ook potjes, flessen, zakjes en bakjes mee om de schat aan zelfgemaakt lekkers in te bewaren. Het mooie ervan is de diversiteit. In plaats van tien porties pompoensoep heb je nu mangochutney, gemberbier, sambal, baba ganoush, zuurdesembrood, pruimenjam, vlierbloesemsiroop, walnotenlikeur en frambozensorbet. Heerlijk.

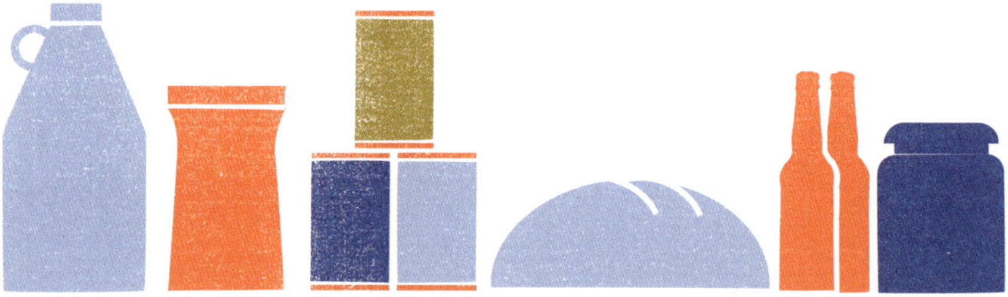

3. TV-AVOND

Samen met een van mijn beste vrienden kijk ik altijd naar *Game of Thrones*. (We zijn bij seizoen 3, dus verklap alsjeblieft niet wie er allemaal doodgaan.) Ongeveer elke twee weken kijken we twee afleveringen. Niet meer. Ik weet dat het nogal spartaans is om in deze tijd van Netflix niet een heel seizoen op één dag te kijken, maar het heeft ook zo z'n voordelen. Ten eerste wordt tv-kijken er weer iets socialer door. Ten tweede heb je weer regelmatig iets om naar uit te kijken. Houd je dus in en doe niet aan bingewatching, maar nodig je vrienden uit voor een wekelijkse tv-avond.

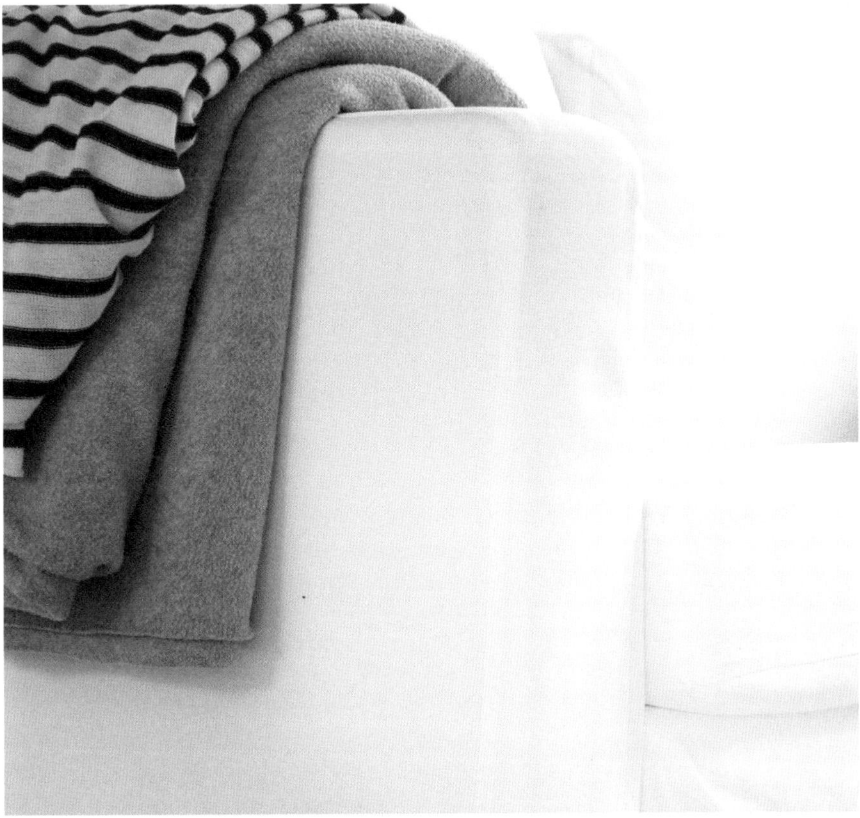

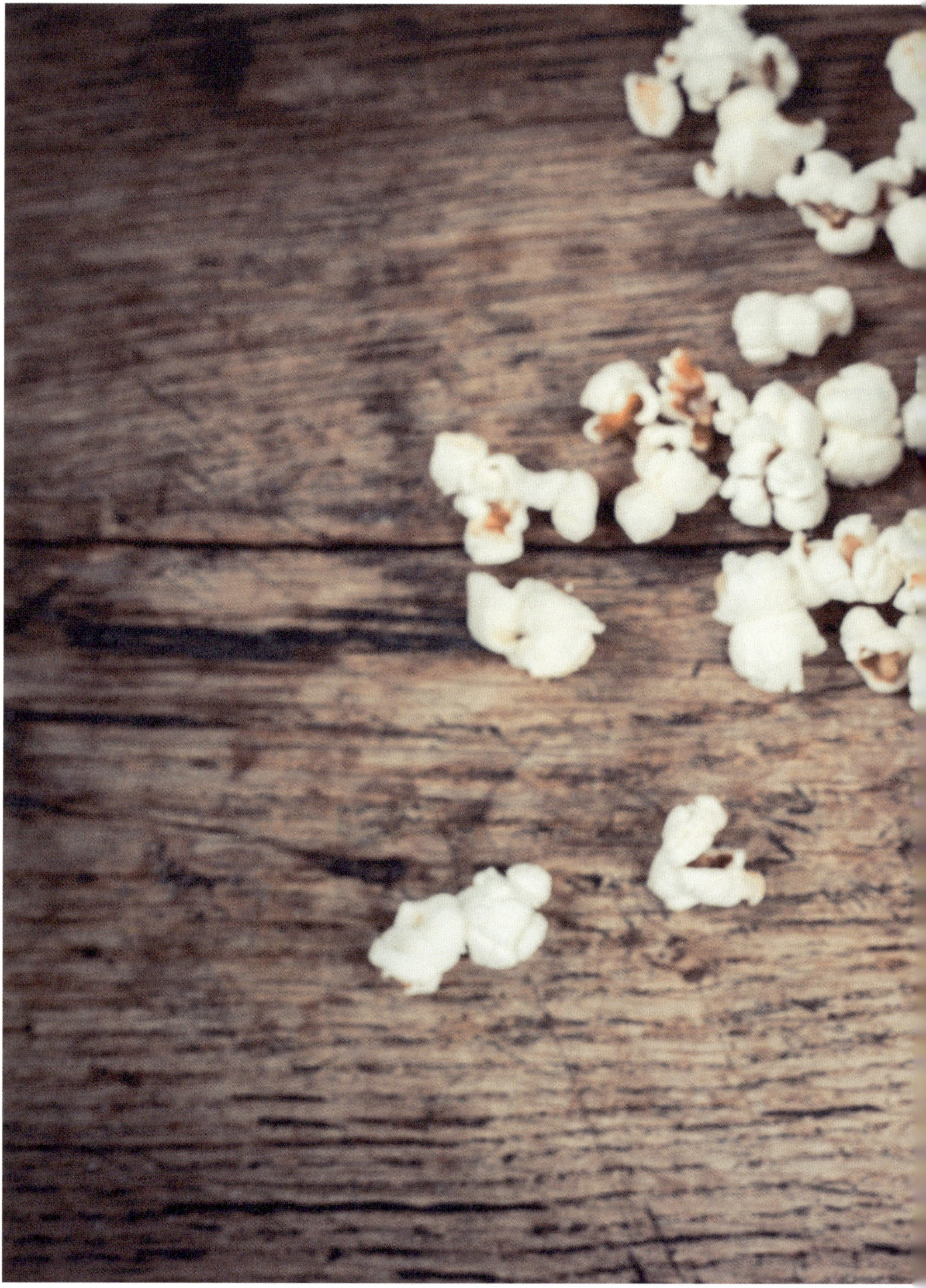

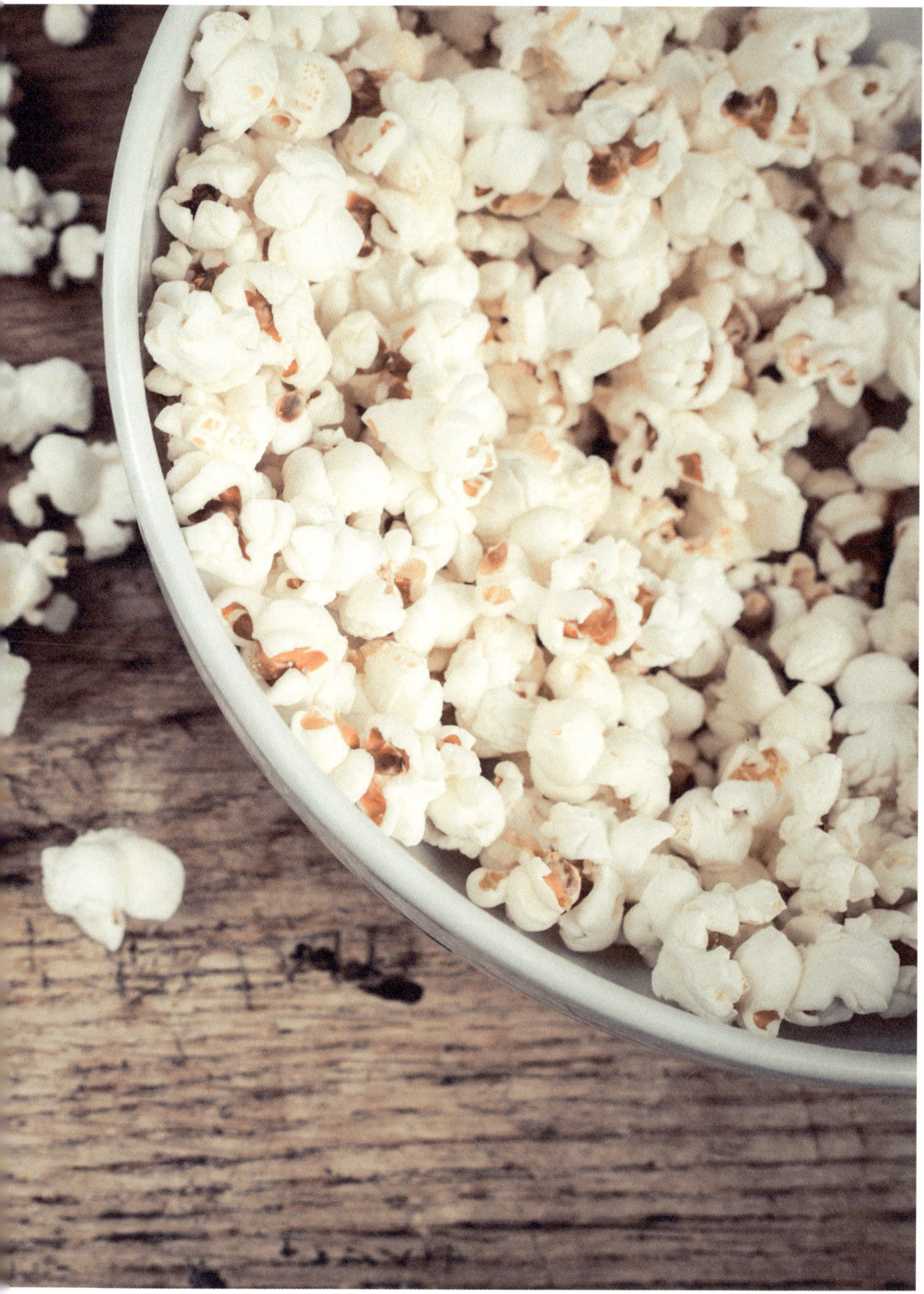

4. BEGIN EEN MINIBIEB IN JE GEDEELDE TRAPPENHUIS OF ELDERS IN DE BUURT

Een goedkope en duurzame manier om de gedeelde ruimtes in je gebouw of buurt wat hyggeliger te maken is door een minibieb te beginnen. Zoek een oud kastje of een boekenrek en zet het bijvoorbeeld in je trappenhuis (misschien moet je eerst even toestemming vragen). Zet een aantal boeken die je al hebt gelezen in het kastje en laat je buren de voorraad veranderen volgens het principe dat je steeds een boek inbrengt als je er een uitneemt. Als je in het trappenhuis wordt begroet door een verzameling boeken is dat een hyggelige manier van thuiskomen. Daarnaast kan het zorgen voor meer hygge-interactie tussen de buren.

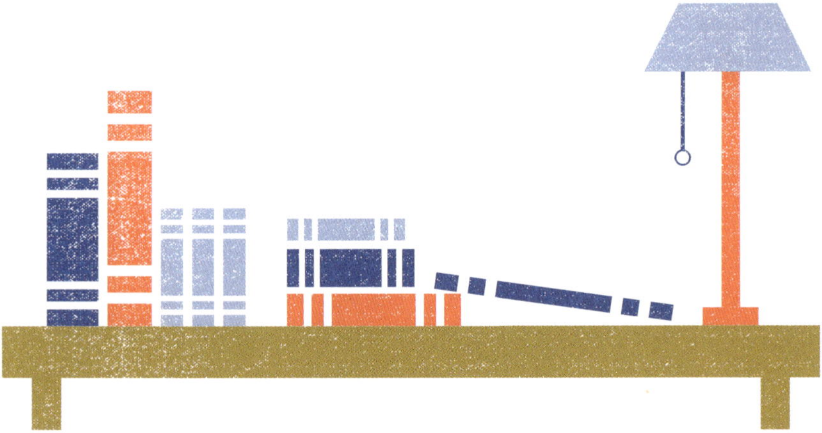

5. JEU DE BOULES

Een van je kameraden heeft vast nog wel ergens een setje jeu de boules liggen. Behalve dat het een prima excuus is om pastis te drinken (als je dat nog niet eerder hebt gedronken: het is heerlijk), is jeu-de-boulen een prima manier om tijd door te brengen met familie en vrienden. Het is een ontspannend en langzaam spel, dus je kunt ondertussen met elkaar praten en je hebt iets om naar te kijken tijdens het gesprek. Zoek in een nabijgelegen park naar een stuk met grind dat je kunt gebruiken als jeu-de-boulesbaan en neem plaids en een picknickmand mee.

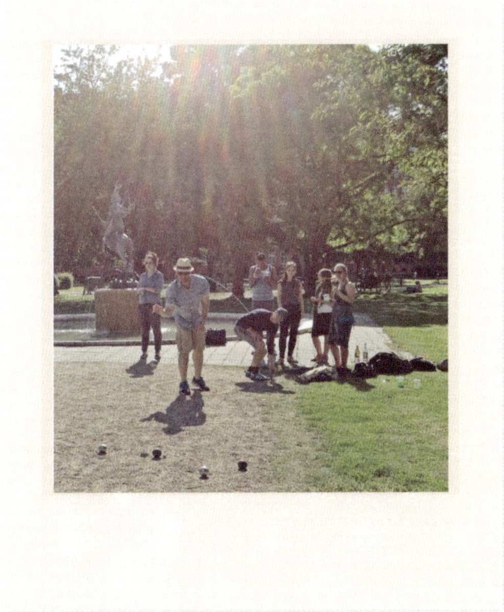

6. FIKKIE STOKEN

Vuur is een vast onderdeel van hygge en het trage bereiden van eenvoudig voedsel eveneens. Maar het is ook de saamhorigheid rondom het vuur en het feit dat je niet per se hoeft te praten omdat je ook kunt luisteren naar het geknapper en geknisper van het hout. Als het vuur begint in te zakken en te smeulen, zoek je een geschikte rechte stok waar je aan het uiteinde de schors vanaf haalt zodat het brood eromheen kan. Je draait het deeg stevig om de stok en houdt het boven het smeulende vuur. Iedereen zit nu dicht om het vuur in een kring die steeds op verschillende plekken openbreekt omdat de rook van richting verandert. Je ogen prikken van de rook, je handen branden omdat ze zo dicht bij het vuur zijn en je draaibroodje wordt zwart aan de buitenkant maar wil vanbinnen niet garen. En tóch wordt het niet hyggeliger dan nu.

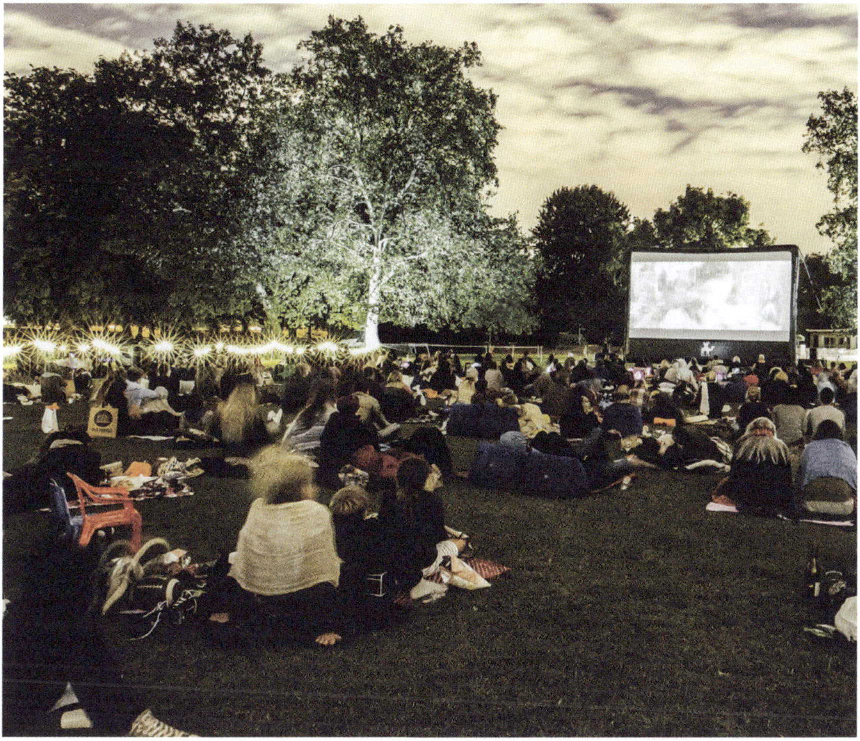

7. OPENLUCHTBIOSCOOP

In veel steden worden in de zomer films vertoond in de openlucht. In Kopenhagen is dat in augustus, omdat het in juni en juli simpelweg te lang licht is om films te vertonen. Het geluid is met regelmaat moeilijk te horen en je zit vaak oncomfortabel op de grond zonder rugleuning en de mensen die zo slim waren om wel stoeltjes mee te brengen gaan pal voor je neus zitten waardoor je een deel van het scherm niet eens meer kunt zien. En toch is het nog steeds heel hyggeligt. Ik ga vaak met een aantal vrienden. We installeren ons, eten wat, drinken wat wijn en praten terwijl we wachten tot de film begint.

8. RUILPARTIJTJE

Herinner je je die lamp nog die je in de kelder hebt gezet en al twee jaar lang van plan bent te verkopen op Marktplaats? Of die tweede blender die jullie hebben sinds jullie zijn gaan samenwonen? Waarom ruil je die niet in voor iets wat je wel nodig hebt, terwijl je tegelijkertijd een gezellige avond hebt? Nodig vrienden en familie uit voor een ruilpartijtje. De regels zijn als volgt. Iedereen brengt iets mee wat ze niet meer gebruiken maar wat een ander misschien wel kan gebruiken. Afgezien van het feit dat dit portemonnee- en milieuvriendelijk is, is het ook een mooie gelegenheid om je kledingkast, keukenkast of kelder uit te mesten. Bovendien is het gezelliger en gemakkelijker om te ruilen met vrienden dan een dag in het weekend op de vlooienmarkt te staan of een advertentie te uploaden.

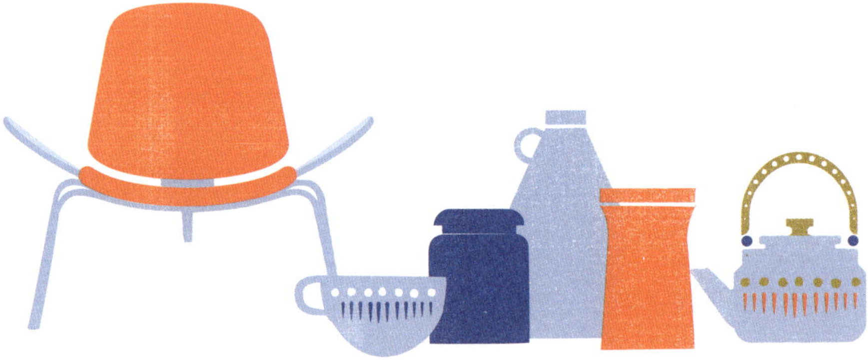

9. SLEEËN

In de winter kun je je al snel opgesloten voelen. En hoewel het hyggeligt is om je met een boek en een kop thee te ontspannen, is dat nog hyggeliger nadat je de dag hebt doorgebracht in de sneeuw. Verzamel een groep mensen en ga naar de heuvels. Als je een mooie houten slee in de kelder hebt staan, mooi, neem maar mee. Maar er zijn ook goedkopere opties. Op een stevige plastic zak kun je ook van de heuvel af sleeën. Sleeën is gratis en leuk. Neem een winterpicknickmand mee met thee of glühwein voor naderhand, maar ga niet met een slok op sleeën.

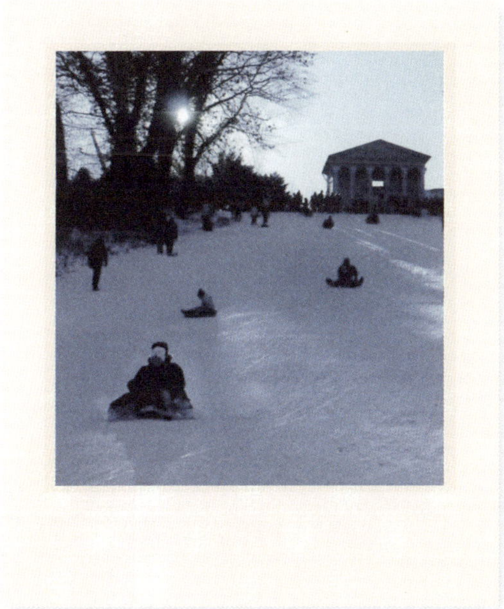

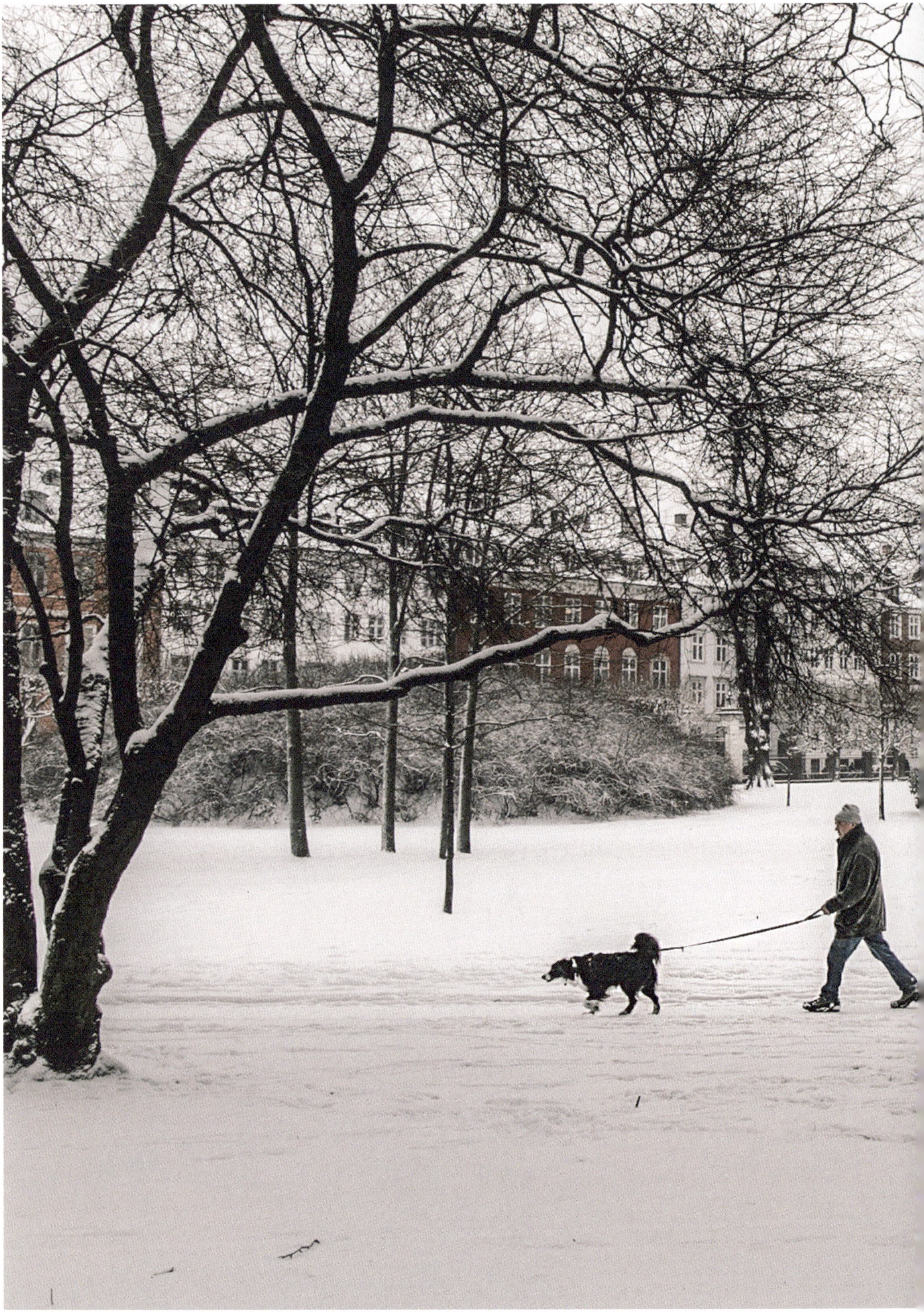

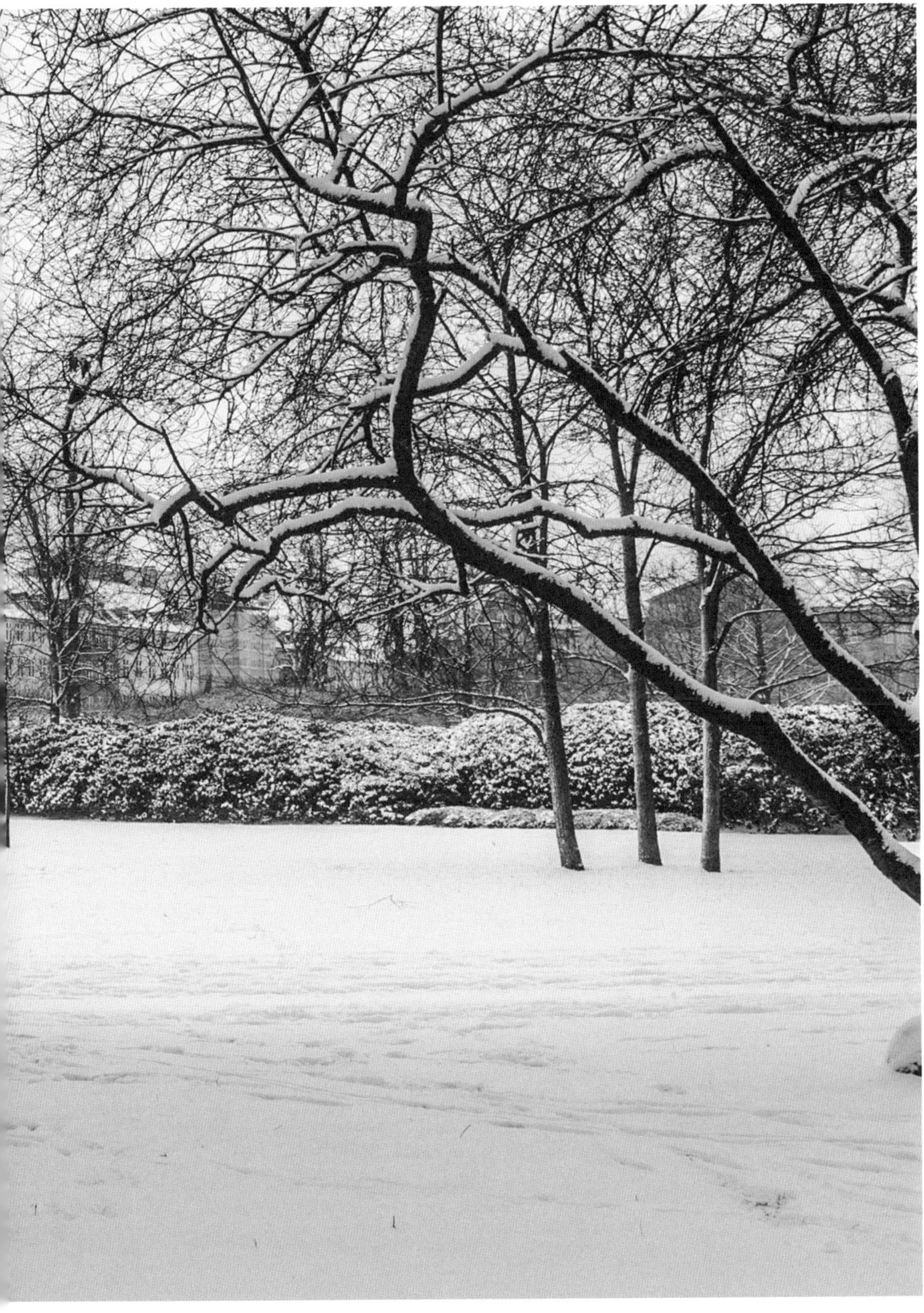

10. SPELEN

Eigenlijk vallen veel van de bovengenoemde activiteiten, zoals sleeën en bordspellen, in dezelfde categorie: spelen. Als kind waren we er dol op, maar om de een of andere reden zijn we er toen we ouder werden mee opgehouden. Volwassenen horen niet te spelen. Wij horen te stressen, ons zorgen te maken en het druk te hebben met allerlei problemen. Maar volgens een onderzoek aan Princeton onder leiding van Alan Krueger, professor in de economie en public affairs, zijn we het gelukkigst wanneer we bezig zijn met vrijetijdsbesteding.

Een van de zaken waar we als volwassene mee te maken krijgen is dat we ons te veel richten op de resultaten van een activiteit. We werken om geld te verdienen. We gaan naar de sportschool om af te vallen. We gaan met mensen om voor het netwerken en om onze carrière vooruit te helpen. Waarom doen we niets meer voor de lol? Als je je niet meer kunt herinneren wanneer je voor het laatst lol hebt gehad, denk dan aan *The Shining*: *'All work and no play makes Jack a dull boy.'* In de tabel (zie pagina 196-197) zie je dat sociale activiteiten zoals sporten, wandelen, feesten en spelen met kinderen het hoogste scoren.

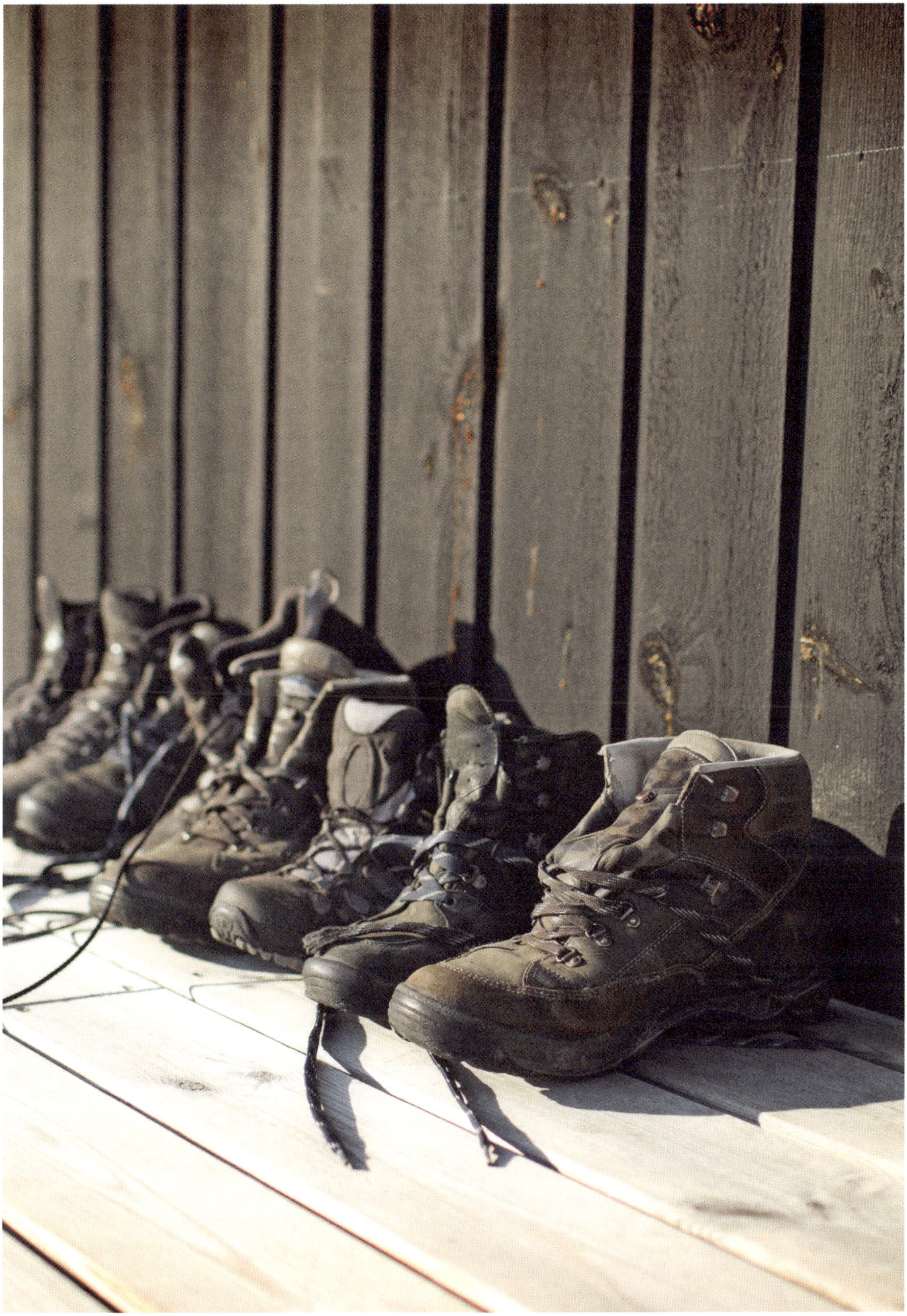

PRINCETONS ONDERZOEK NAAR TIJD EN GELUK

Voor dit onderzoek werd aan ongeveer 4.000 deelnemers gevraagd hoe gelukkig ze zich voelden bij de activiteiten die ze de dag ervoor hadden uitgevoerd. Ze konden een cijfer geven van 0 tot 6.

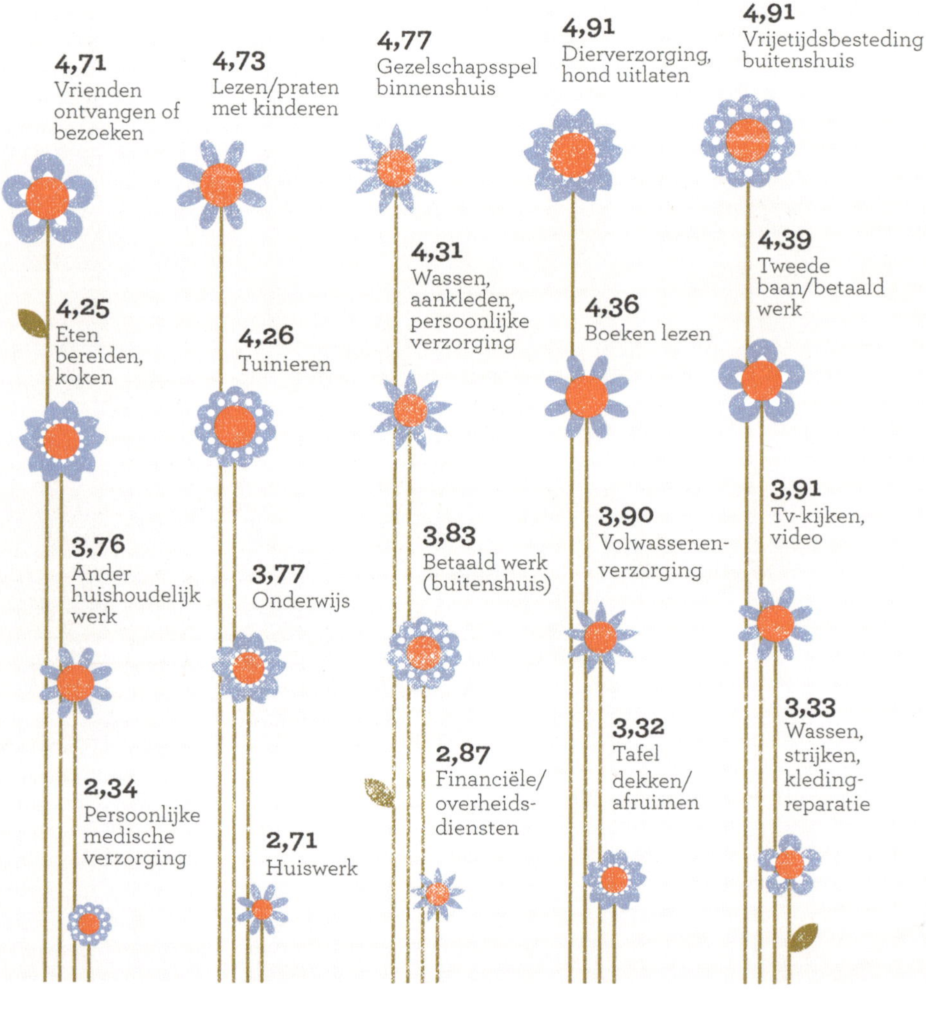

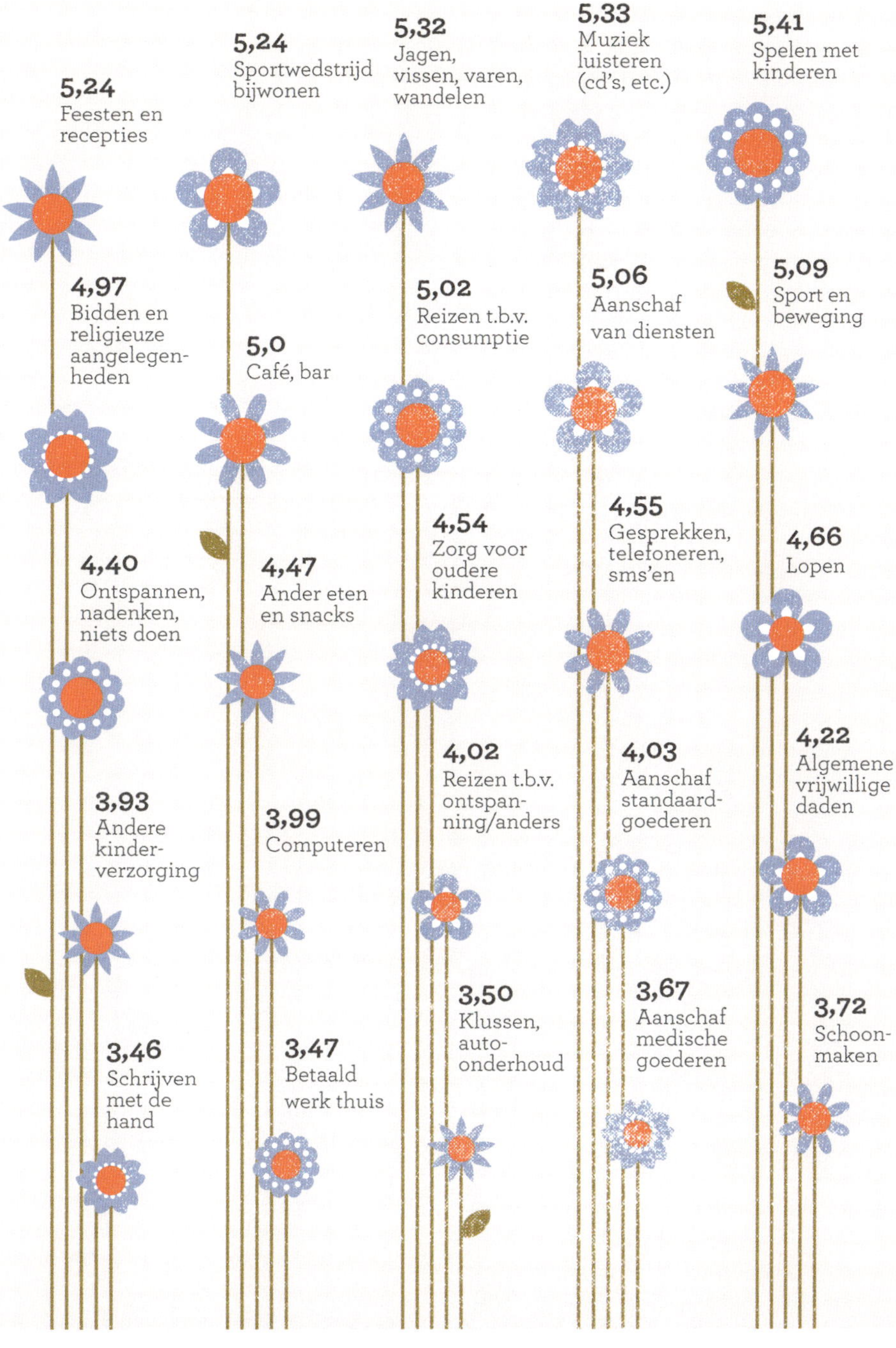
5,24
Feesten en recepties
4,97
Bidden en religieuze aangelegen-heden
4,40
Ontspannen, nadenken, niets doen
3,93
Andere kinder-verzorging
3,46
Schrijven met de hand
5,24
Sportwedstrijd bijwonen
5,0
Café, bar
4,47
Ander eten en snacks
3,99
Computeren
3,47
Betaald werk thuis
5,32
Jagen, vissen, varen, wandelen
5,02
Reizen t.b.v. consumptie
4,54
Zorg voor oudere kinderen
4,02
Reizen t.b.v. ontspan-ning/anders
3,50
Klussen, auto-onderhoud
5,33
Muziek luisteren (cd's, etc.)
5,06
Aanschaf van diensten
4,55
Gesprekken, telefoneren, sms'en
4,03
Aanschaf standaard-goederen
3,67
Aanschaf medische goederen
5,41
Spelen met kinderen
5,09
Sport en beweging
4,66
Lopen
4,22
Algemene vrijwillige daden
3,72
Schoon-maken

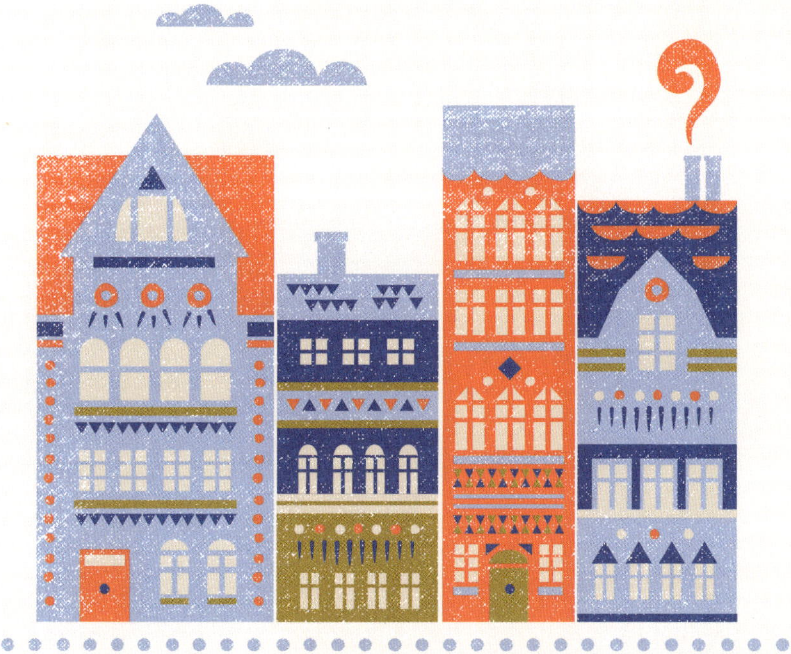

HOOFDSTUK TIEN

HYGGE-RONDLEIDING DOOR KOPENHAGEN

HYGGE-SAFARI

Als je naar Kopenhagen gaat zou je een aantal van deze hyggelige plekken kunnen bezoeken.

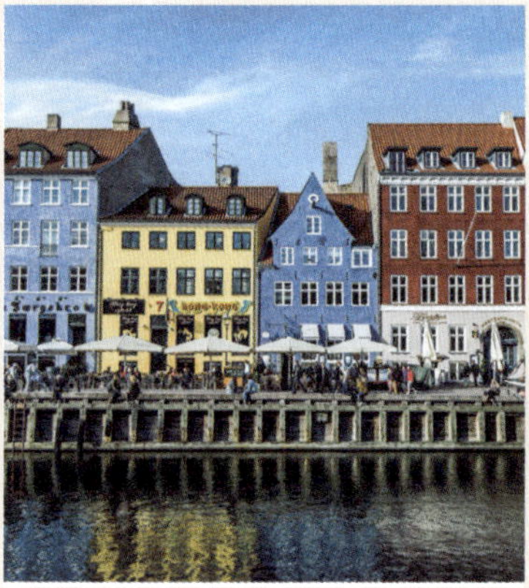

NYHAVN (NIEUWE HAVEN)

Vroeger was dit een nogal shabby stadsdeel waar luidruchtige zeelui en 'meisjes van plezier' rondhingen. Vandaag de dag kun je er naar een van de vele restaurants voor zure haring en schnaps. Als je daar niet van houdt – en als het mooi weer is – doe dan net als de Denen en koop een paar biertjes in een winkel en drink die zittend op de wal terwijl je het stadsleven aan je voorbij ziet trekken.

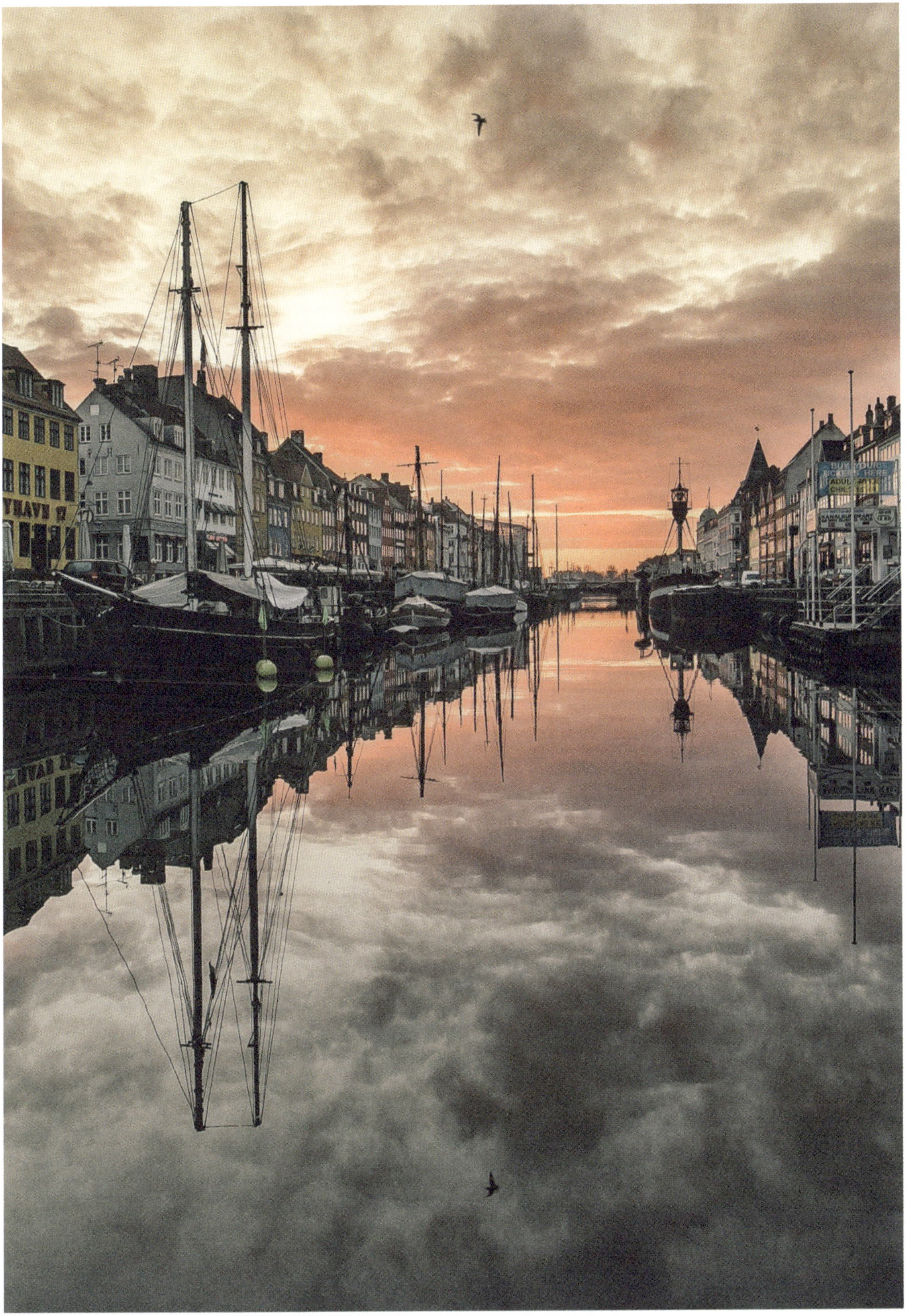
YHAVN 17
BUY YOUR
TICKETS HERE

LA GLACE

Duik in de slagroom. Weet je nog hoe belangrijk taart is? Als er een bedevaartsoord voor taart zou zijn, zou La Glace gelijkstaan aan Santiago de Compostela. La Glace werd opgericht in 1870 en is de oudste banketbakkerij van Denemarken.

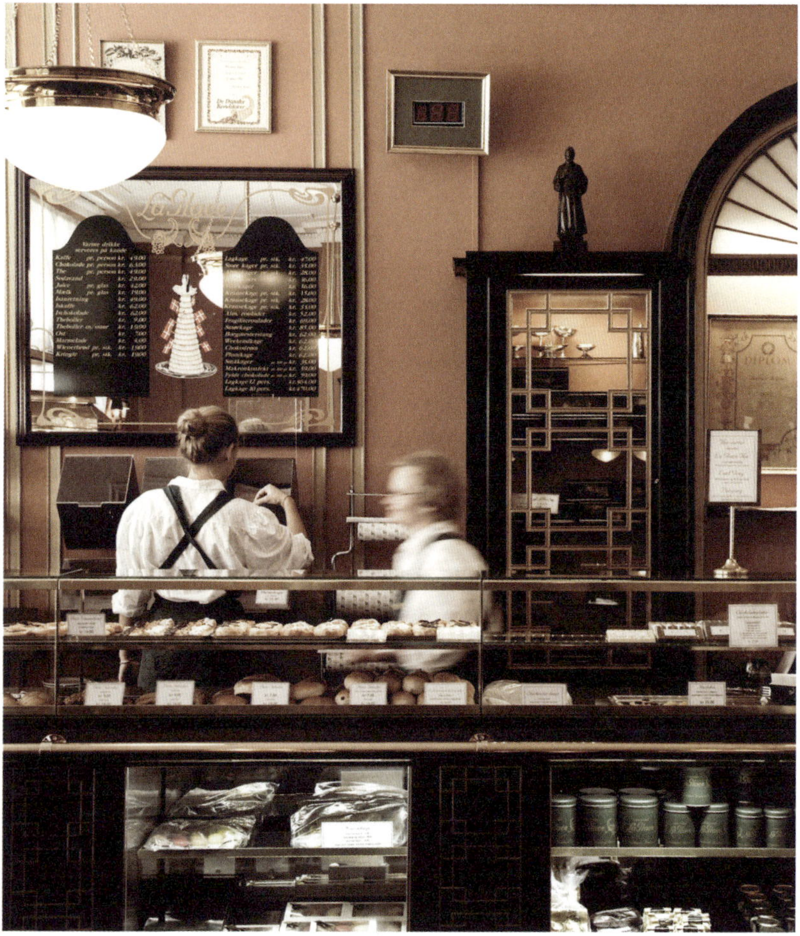

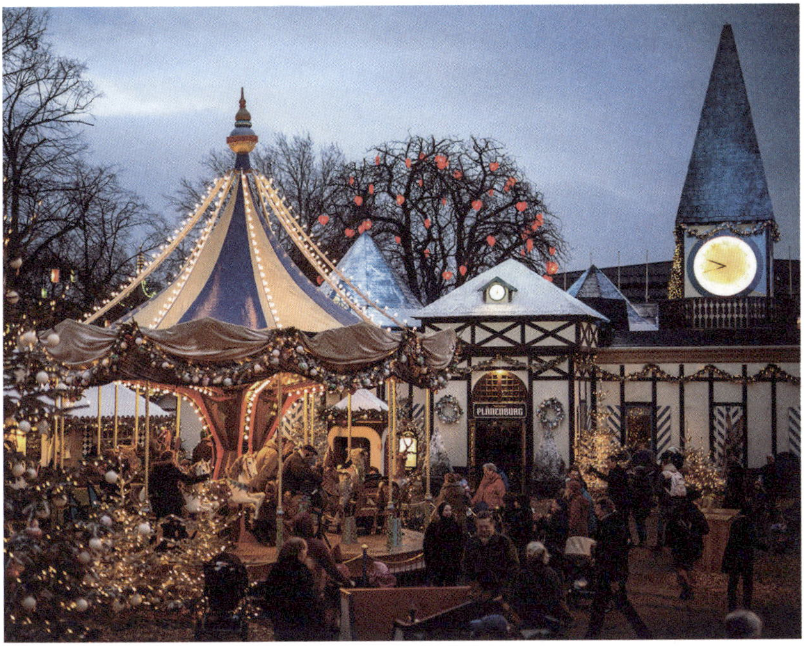

TIVOLI

Tivoli werd opgericht in 1843. Het is een klassiek attractiepark. Veel inwoners van Kopenhagen hebben een jaarkaart. Hoewel veel mensen er 's zomers heen gaan, is de mooiste tijd wanneer Tivoli is versierd voor kerst en oud en nieuw (meestal vanaf half november tot januari). Het is een lichtfeest. Honderdduizenden lichtjes maken Tivoli tot een betoverende plek in de donkere winter. Je kunt er genieten van gløgg bij een van de kampvuren of warm worden bij de open haard in de bar Nimb.

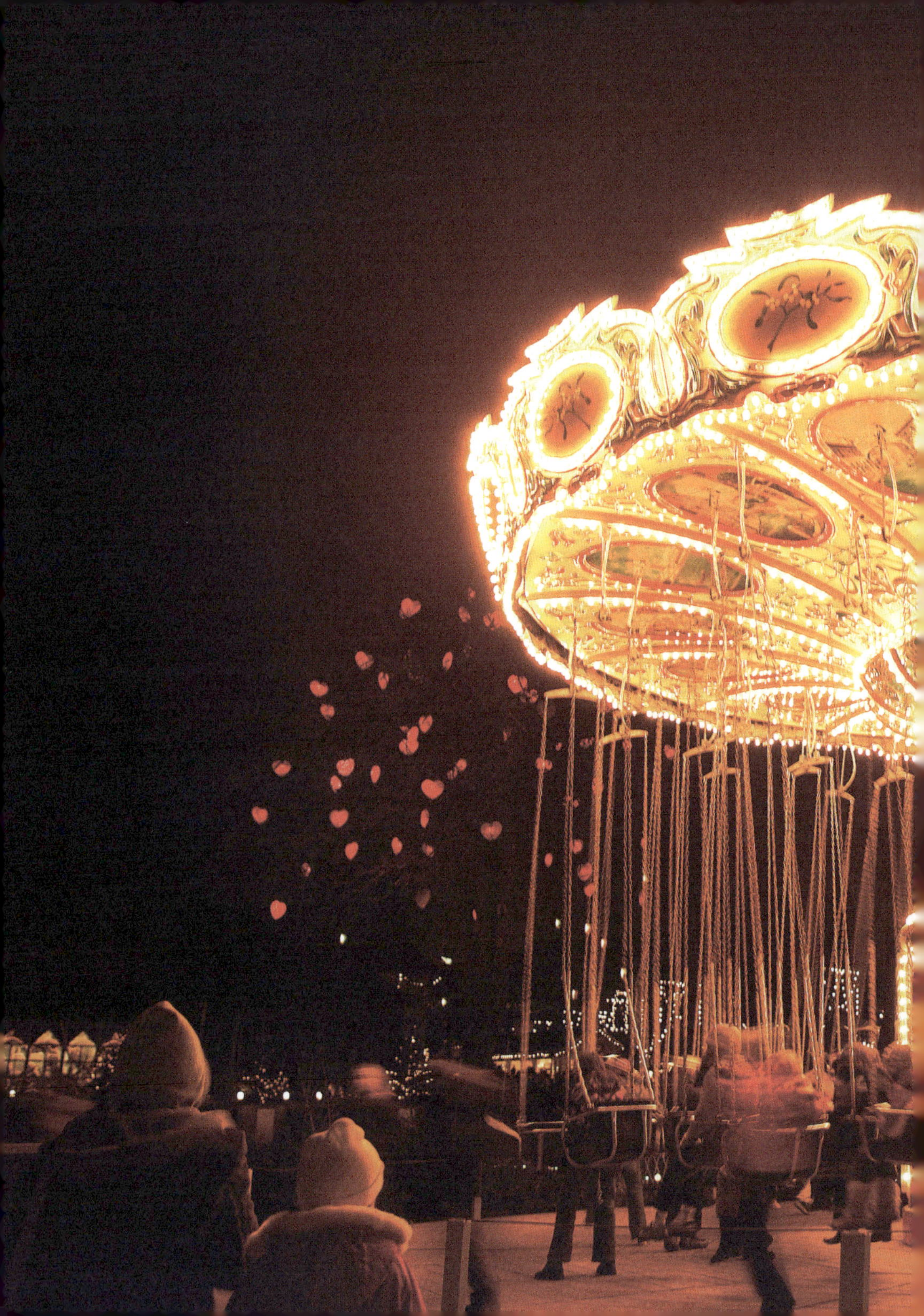

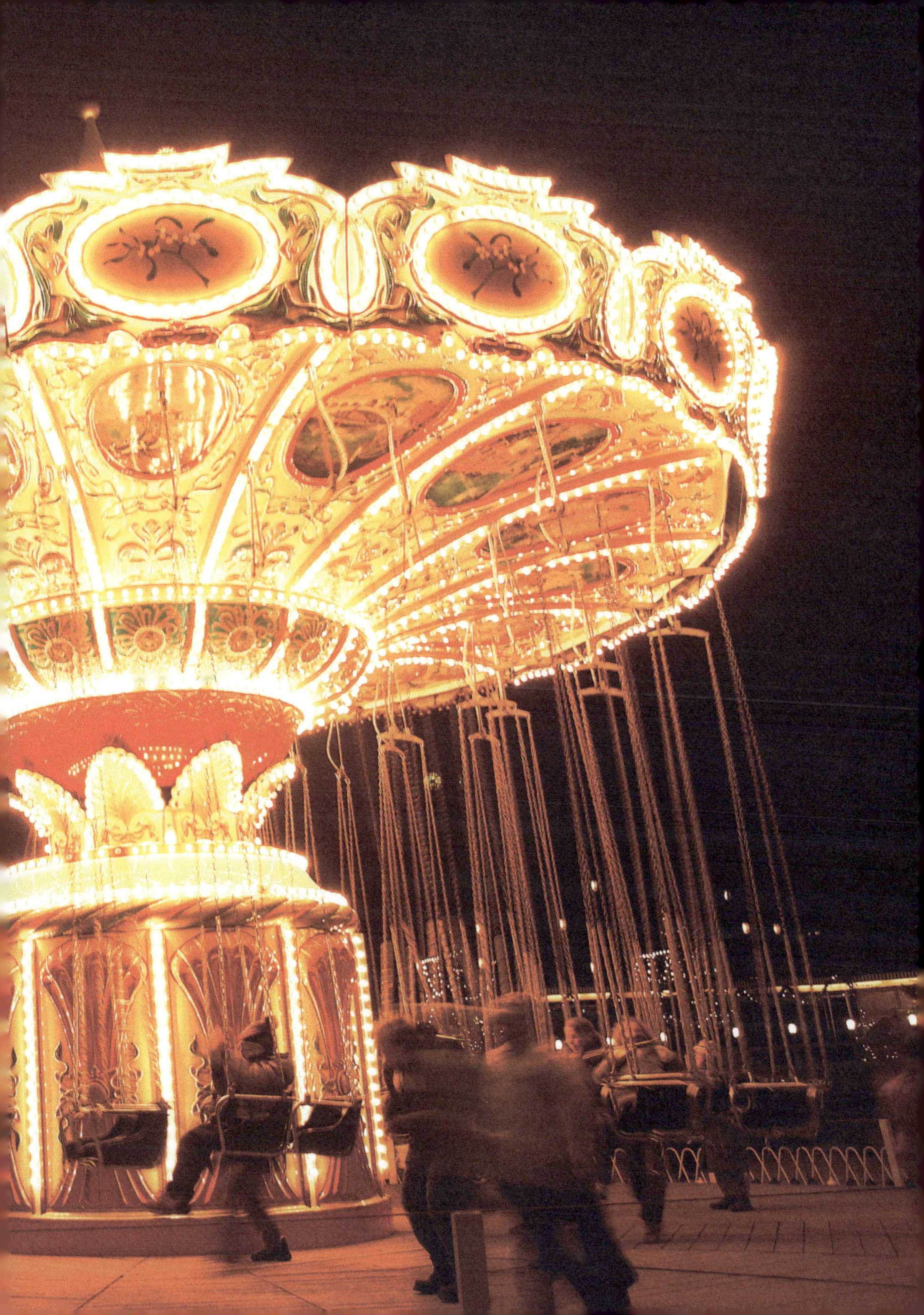

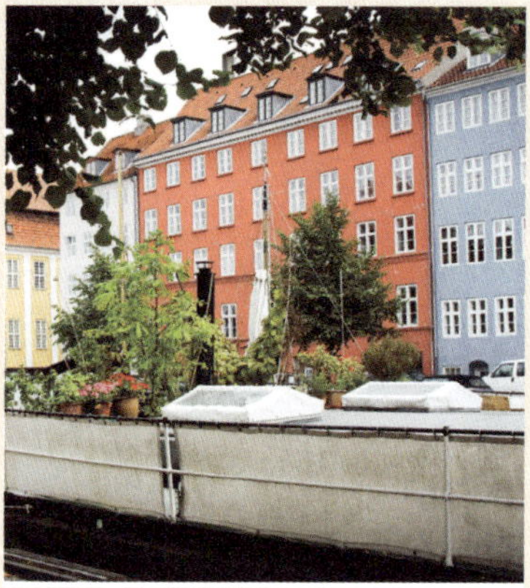

ROEIEN DOOR CHRISTIANSHAVN

Christianshavn is een deel van het centrum van Kopenhagen, maar het wordt gescheiden van de rest van het centrum door de binnenhaven. Er zijn veel grachten, waardoor het een beetje doet denken aan Amsterdam. De beste manier om dit stadsdeel te verkennen is door een roeibootje te huren en daarmee door de grachten te roeien. Neem dekens, wijn en een picknickmand mee.

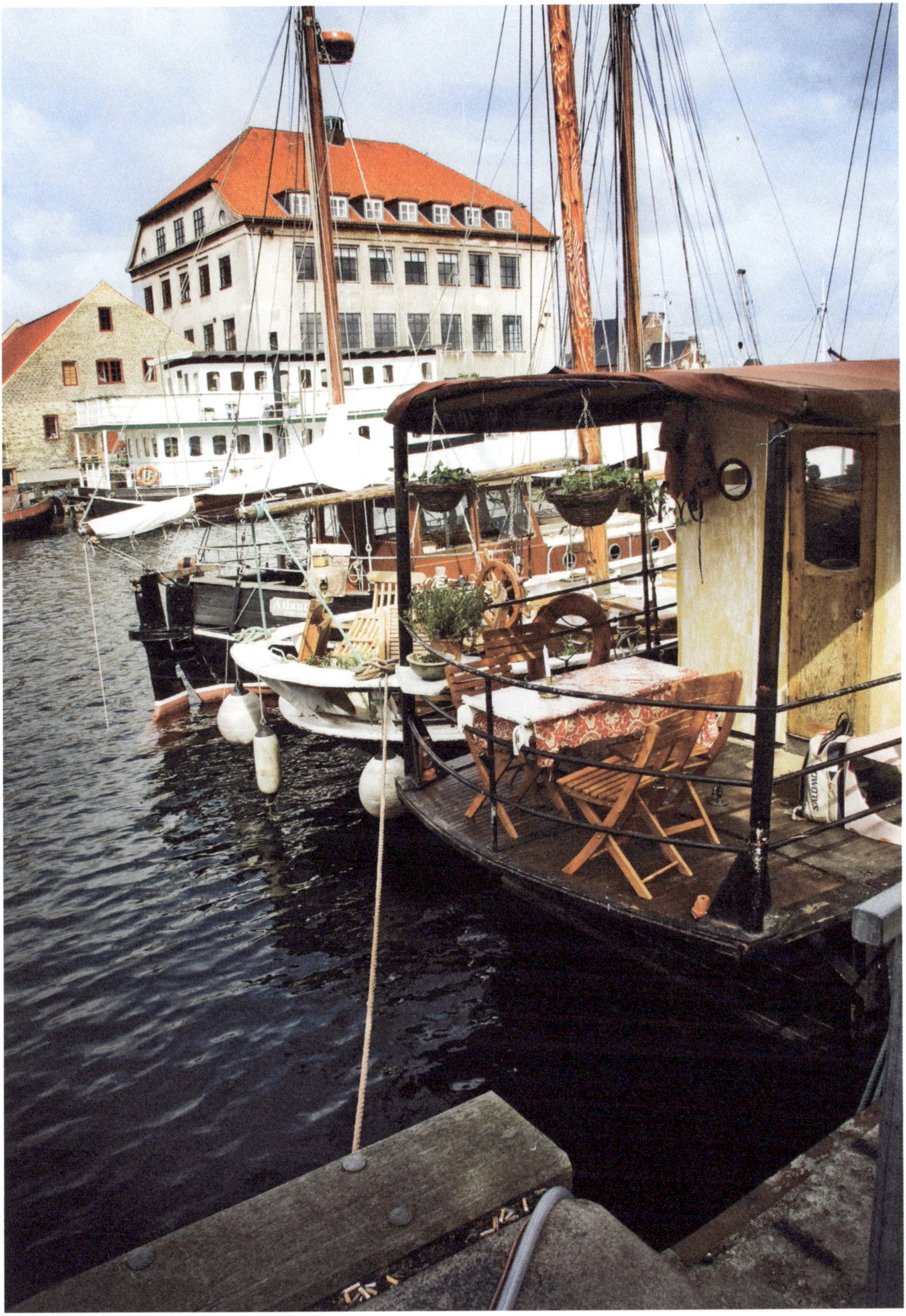

GRÅBRØDRETORV

Hier word je eeuwen teruggeworpen door de oude huizen om je heen. Dit hyggelige plein dankt zijn naam aan het klooster van de Grijze Broeders (*grå brødre*), dat werd gesticht in 1238. Er zijn talloze knusse restaurantjes rondom het plein. Bij Peder Oxe kun je klassiek Deens smørrebrød krijgen en genieten van de open haard. Zelfs een van de kapperszaken heeft er een open haard (en een Franse buldog, die graag bij je op schoot komt liggen terwijl je wordt geknipt). Helemaal hygge. Misschien heb je het geluk dat er op het plein een varken aan het spit wordt geroosterd.

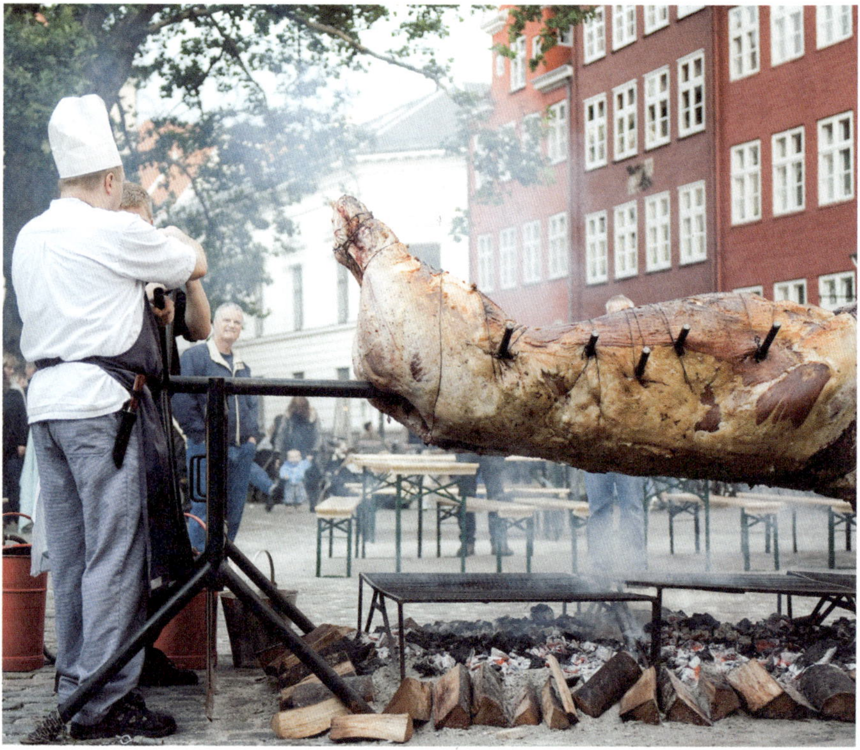

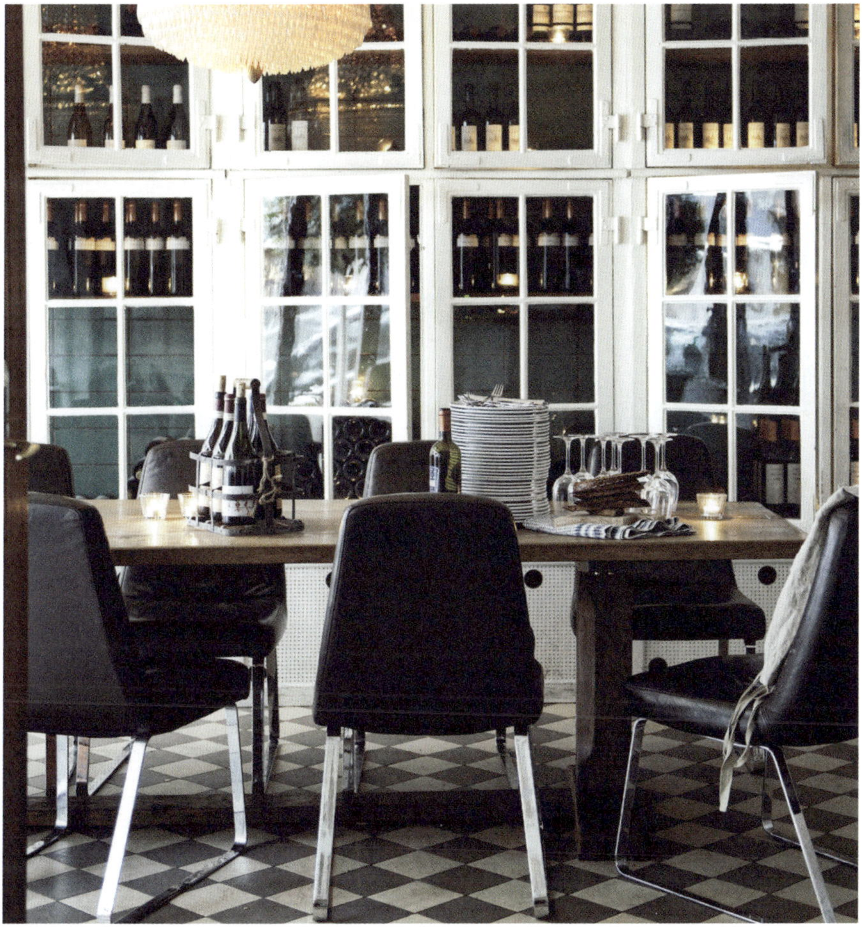

VÆRNEDAMSVEJ

Op Værnedamsvej zigzaggen de auto's tussen de fietsers en voetgangers door. Deze korte straat zorgt ervoor dat je je pas vertraagt en geniet van de geur van bloemen en koffie. Bloemisten, cafés, wijnbars en interieurzaken maken dit tot een prachtige plek om een lome, hyggelige middag door te brengen.

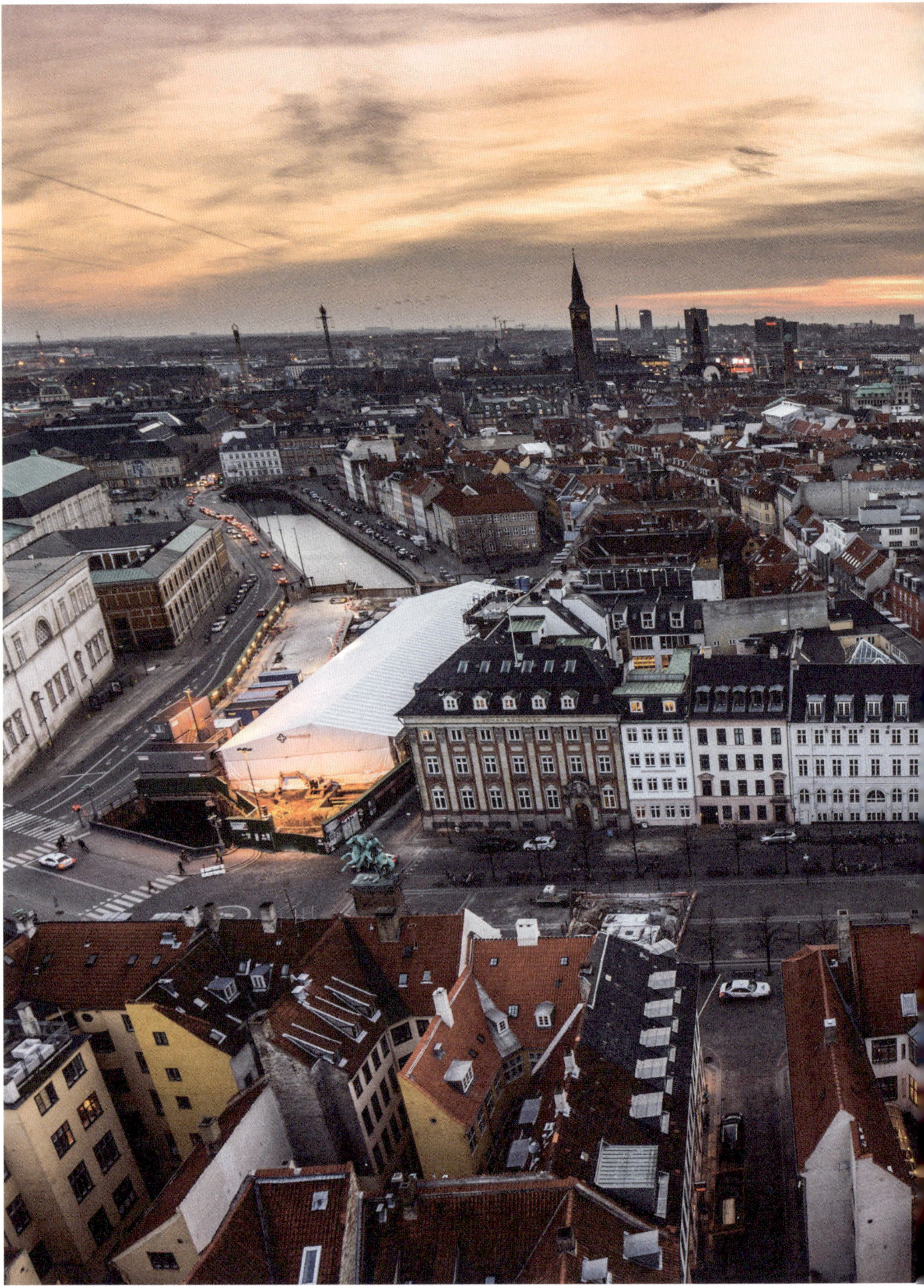

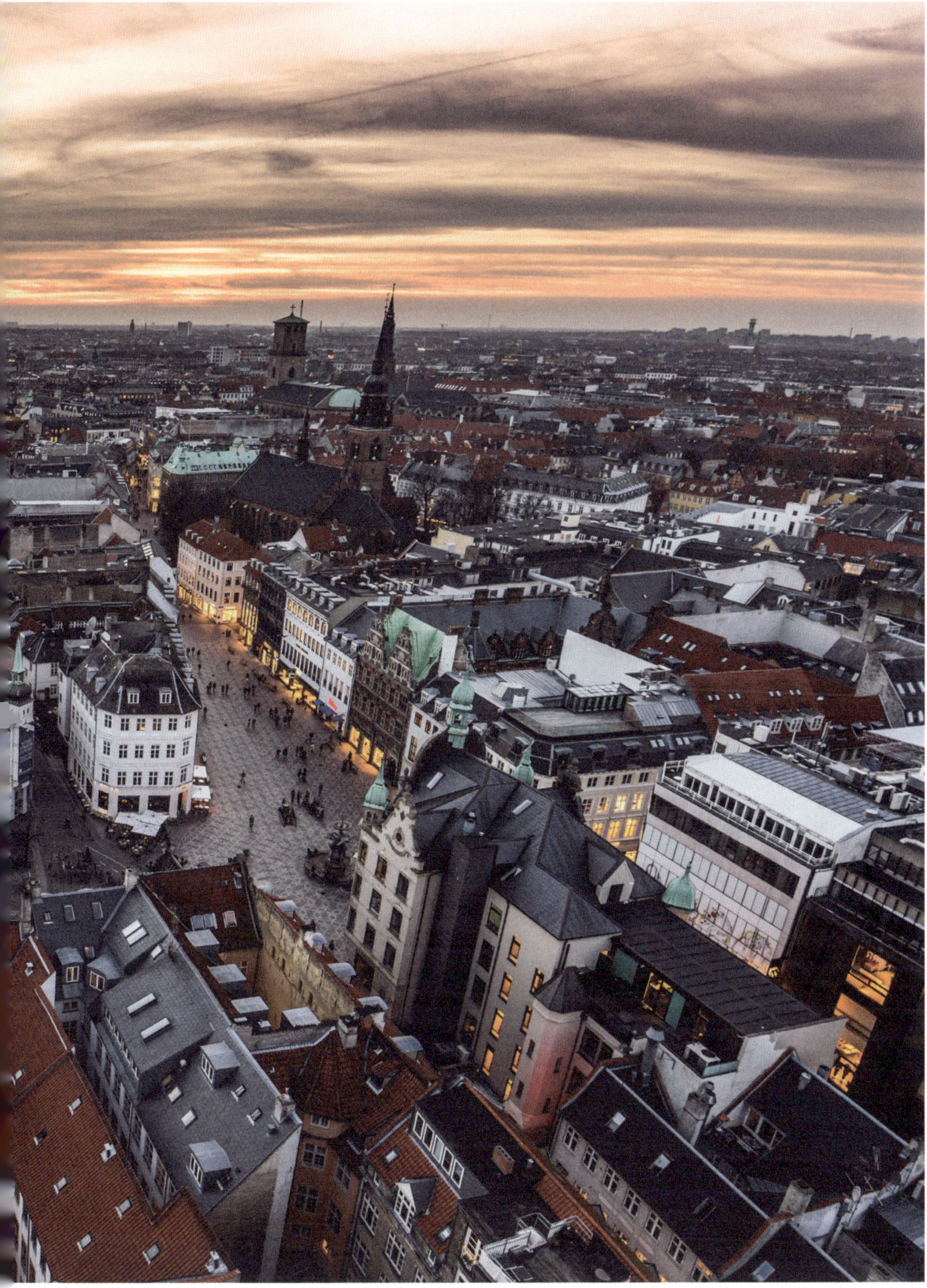

EEN SMØRREBRØD-ZAAK

Smørrebrød betekent letterlijk 'gesmeerd brood'. Het is een bruine boterham met beleg. Denen zijn gek op bruinbrood en dat is dan ook vaak een van de eerste dingen die ze missen als ze in het buitenland wonen. Expats die in Denemarken wonen noemen smørrebrød echter 'de sandalen van de duivel', omdat ze de smaak niet lekker vinden en het brood te taai. Hoe dan ook is smørrebrød een typisch Deense lunch. Smørrebrød kan allerlei soorten beleg hebben, van haring tot rauw gehakt, ei of zeevruchten. Sommige boterhammen hebben fantasievolle namen zoals 'Het avondeten van de dierenarts'. Smørrebrød wordt meestal geserveerd met bier en schnaps. In Kopenhagen zijn er heel veel ouderwetse smørrebrødzaken en met zo'n lunch zit het met de hygge wel snor.

LIBRARY BAR

In het Plaza Hotel, vlak bij het centraal station, zit de Library Bar, die werd geopend in 1914. Er zijn banken, houten lambriseringen, in leer gebonden boeken en er is echt hyggelige verlichting. Af en toe is er livemuziek in de bar, maar op een rustige avond is het er heel geschikt voor een goed gesprek. Als je met kerst in Kopenhagen bent, zal er een kerstboom op de kop aan het plafond hangen.

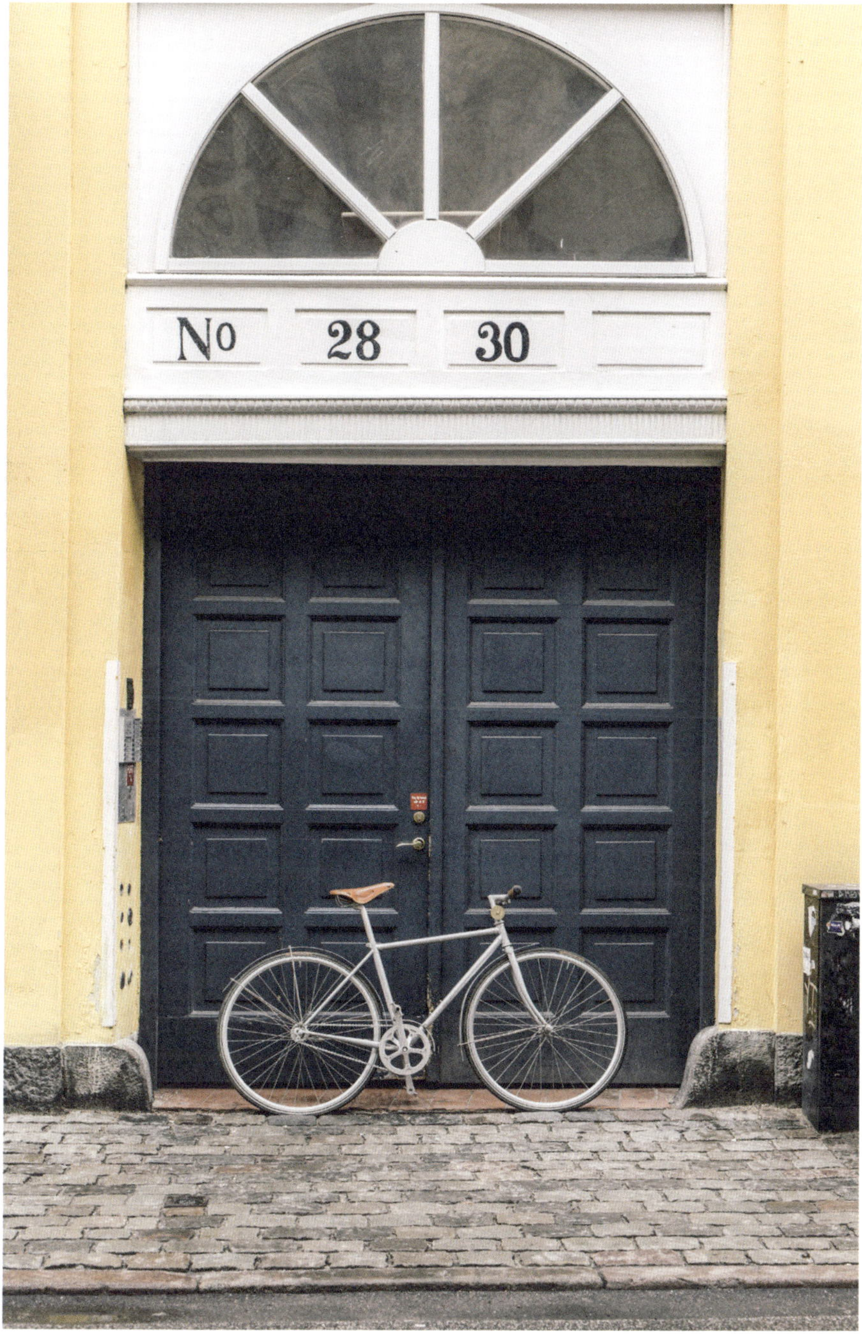
No 28 30

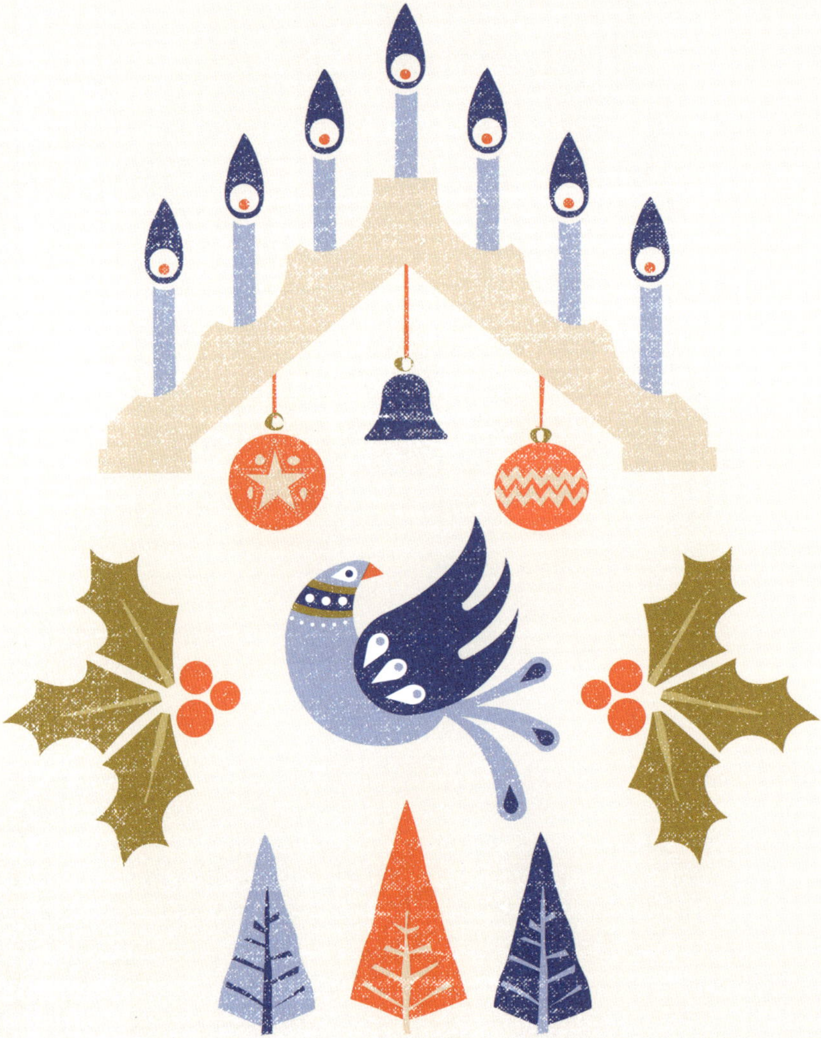

HOOFDSTUK ELF

KERSTMIS

STILLE NACHT, HYGGELIGE NACHT

Voor veel mensen – ook voor Denen – is kerst een heerlijke tijd. Maar 'heerlijk' is niet het enige woord dat kerst goed omschrijft. Als je mensen van ongeacht welke nationaliteit vraagt om kerst in één woord te omschrijven, noemen ze negen van de tien keer een bijvoeglijk naamwoord als 'gelukkig', 'vrolijk', 'warm' en 'oprecht'. Denen zijn het hiermee eens, maar het toepasselijkste woord zou in hun ogen ontbreken: 'hyggelig'.

Eén maand per jaar zijn de dagen in Denemarken zo kort dat je geluk hebt als je een glimpje zonlicht opvangt. Fietsend van en naar je werk door de natte, koude duisternis, begin je je af te vragen waarom iemand ooit bedacht heeft dat wonen in Denemarken een goed idee was. Ja, ik weet het, in Denemarken wordt het niet dertig graden onder nul, noch hebben we last van orkanen of tsunami's. Maar als je hier woont, krijg je soms wel het idee dat de weergoden een hekel aan Denen hebben, dat ze willen dat we ons ten minste één maand per jaar echt rottig en ongelukkig voelen.

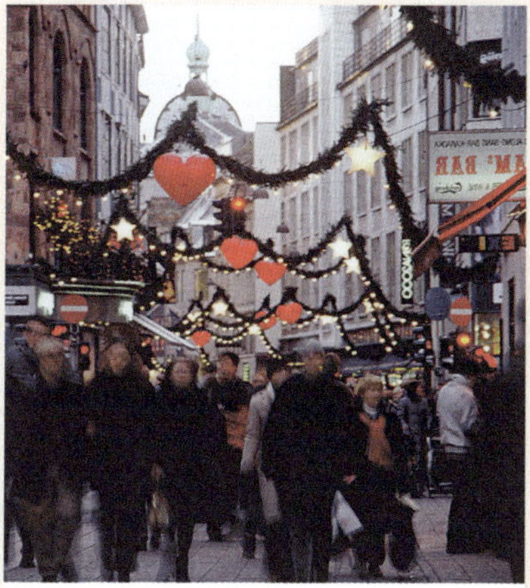

Hoe tegenstrijdig het ook klinkt, dit is toch het seizoen voor hygge. Denen weigeren gewoon om hun emoties en welzijn te laten beïnvloeden door het weer en de wetten van de natuur. Daarom gaan ze niet in winterslaap – wat op een vochtige decemberochtend wel heel aantrekkelijk kan lijken – maar hebben ze besloten er het beste van te maken.

Hoewel hygge natuurlijk het hele jaar door mogelijk is, komt het maar één keer per jaar voor dat hygge een maand lang het enige doel is. Als er geen hygge wordt bereikt, zijn alle inspanningen van een Deen rondom kerst overbodig.

Kastanjes, een open haard, vrienden en familie die samenkomen rondom een tafel vol met heerlijkheden, versieringen in rood, groen en goud, de frisse dennengeur van de kerstboom, kerstliedjes die iedereen kent en de uitzending van precies dezelfde tv-programma's als vorig jaar – en het jaar daarvoor – zijn allemaal kenmerken van normale kerstdagen over de hele wereld. Van Dallas tot Durban zingen mensen mee met 'Last Christmas'. Van Dublin tot Dubai kent iedereen de plot van *A Christmas Carol*. Zo ook in Denemarken.

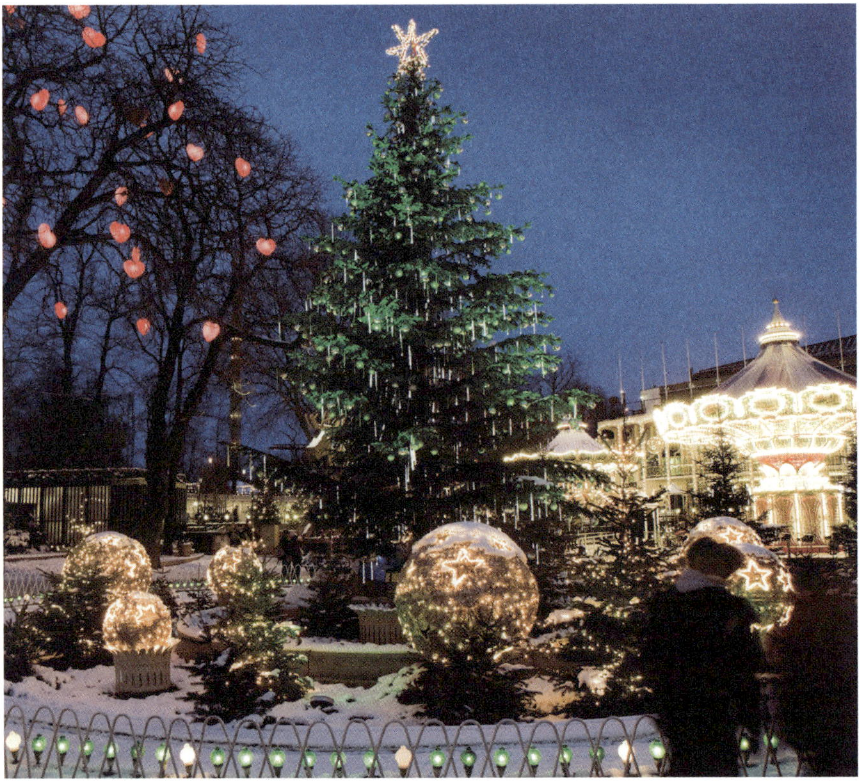

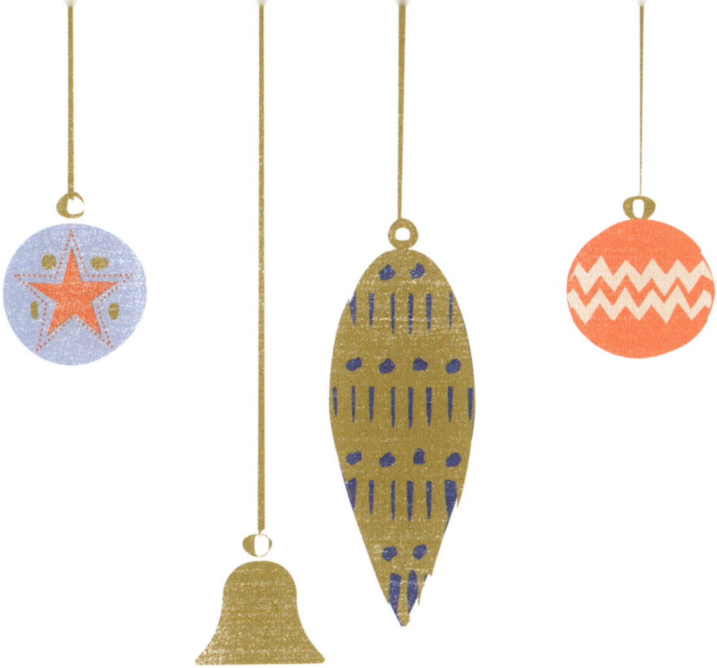

Natuurlijk zijn er ook typisch Deense kersttradities, maar een Deense kerst is niet aanzienlijk anders dan een Duitse, Franse of Britse kerst als het gaat om activiteiten of tradities.

Wat er anders is in Denemarken is dat een Deense kerst altijd gepland, bedacht en geëvalueerd wordt met betrekking tot hygge. Op geen enkel ander moment hoor je Denen het zo vaak over hygge hebben. Het wordt echt te pas en te onpas genoemd. En het Deens kent natuurlijk de samenstelling *julehygge* (kerst-hygge) die zowel als bijvoeglijk naamwoord als werkwoord gebruikt kan worden. 'Heb je zin om langs te komen voor wat julehygge?'

Op de volgende bladzijden zal ik proberen een recept te geven voor een echt hyggelige kerst – een perfecte, Deense kerst – wat nogal een opgaaf is. De Denen zijn heel erg op Kerstmis gesteld en ik weet zeker dat velen van hen het oneens zullen zijn met de elementen die ik zal noemen. De meesten zullen echter één of meer elementen herkennen als onderdeel van hun eigen kersttraditie.

FAMILIE EN VRIENDEN

Elk jaar in de tweede helft van december vindt er een enorme migratie plaats in Denemarken. Mensen die in Kopenhagen wonen maar oorspronkelijk uit een ander deel van het land komen, pakken hun spullen inclusief een lading cadeaus en gaan met de trein naar hun ouderlijk huis.

Een hyggelige kerst begint en eindigt met familie en vrienden. Dat zijn de mensen bij wie we ons veilig voelen, degenen die ervoor zorgen dat we ons op ons gemak voelen. Ze kennen ons en we genieten van hun gezelschap omdat we van hen houden. Keer op keer blijkt dat de kwaliteit van onze sociale relaties de beste indicator is voor ons emotionele welzijn.

Velen van ons zullen vinden dat we onze dierbaren te weinig zien in ons dagelijks leven. Kerst is de gelegenheid bij uitstek om dat goed te maken, om samen te komen rond een tafel vol heerlijkheden en te genieten van het leven en elkaars gezelschap. Dat is het belangrijkste ingrediënt voor een hyggelige kerst. Over de hele wereld doen mensen elk jaar hetzelfde, maar alleen in een Deens huis zul je iedereen opgelucht horen zuchten als iemand de rest verzekert dat het hyggeligt is. Pas op dat moment zullen zowel gastvrouw en gastheer als gasten voelen dat het echt Kerstmis is; hygge is bereikt.

Maar familie is niet genoeg om te zorgen voor een hyggelige kerst. En hoewel de meeste mensen tijdens de kerstdagen vrienden en familie zullen bezoeken, kunnen ze dat ook doen gedurende de rest van het jaar.

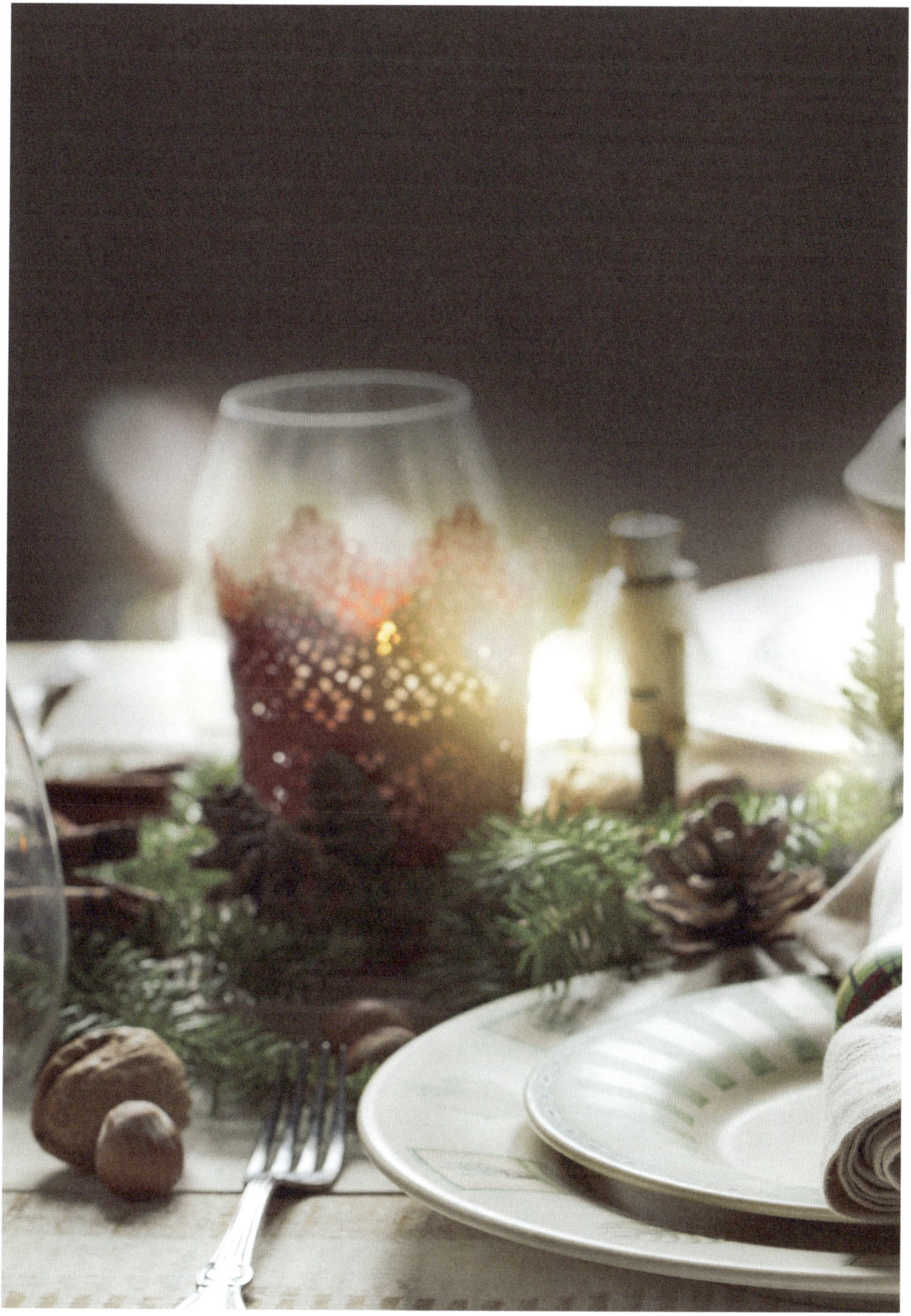

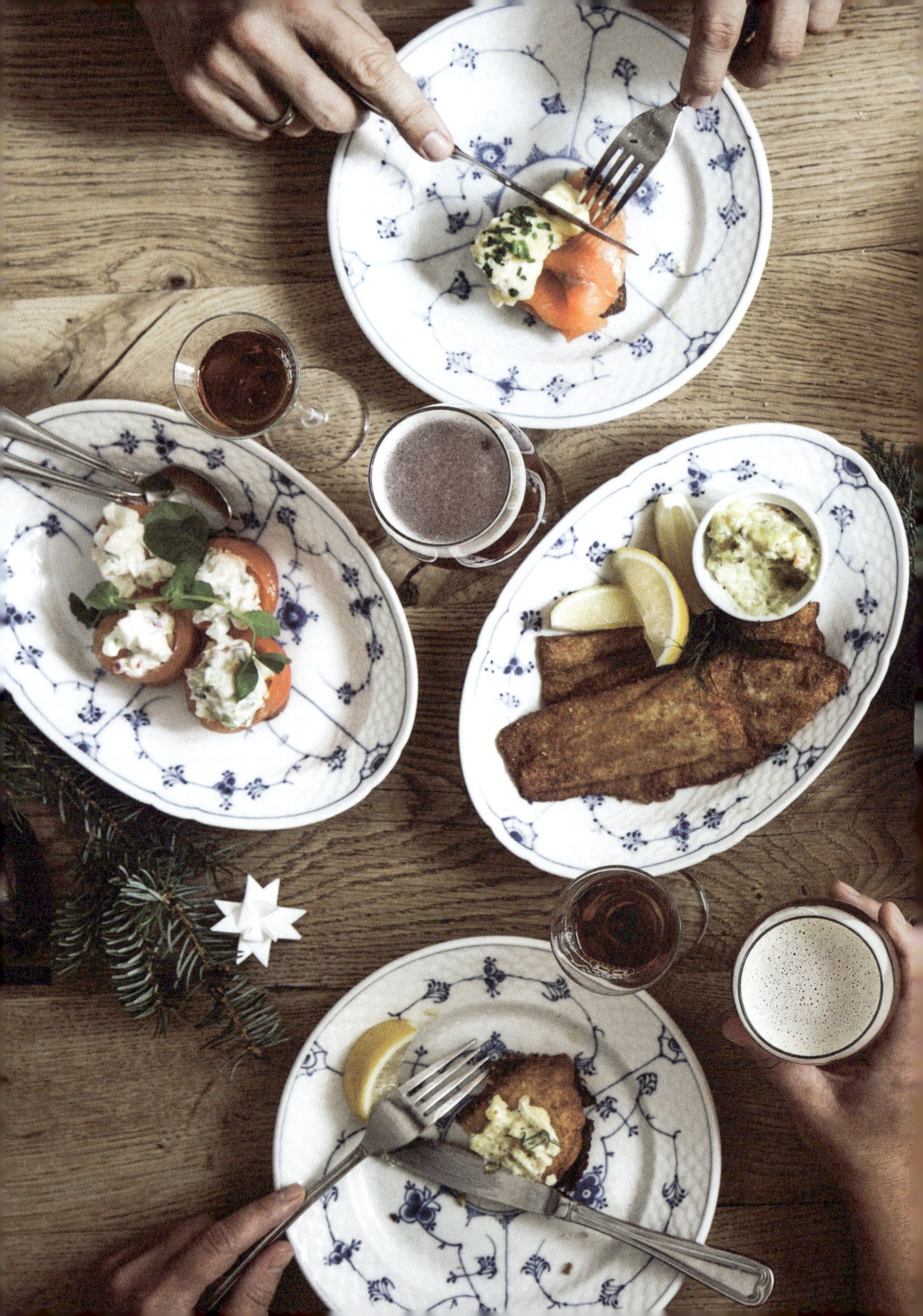

TRADITIES

ETEN

In de kerstperiode zijn er bepaalde rituelen en tradities waar we aan vast moeten houden om hygge te bereiken. Bij een Deense kerst heb je de juiste versieringen, het juiste eten en de juiste activiteiten nodig om er een echt hyggelige kerst van te maken.

Ten eerste het eten. Deens eten. Zwaar Deens eten. Als je maar lang genoeg op internet zoekt zul je allerlei diëten vinden waarbij je van alles wel of niet mag. Er zijn diëten waarbij je alleen vlees eet, of alleen vet, waterdiëten, diëten met veel koolhydraten of juist zonder. Er zijn diëten met groenten en zelfs diëten met zonlicht, maar ik ben nog nooit een dieet tegengekomen dat Deense kerstmaaltijden toestaat.

Hoofdrolspeler in het Deense kerstmaal is het vlees, dat ofwel geroosterd varkensvlees is of eend (of beide). Het wordt vergezeld van gekookte aardappels met karamelsaus, gestoofde zoetzure rodekool, jus en ingemaakte augurken. Sommigen serveren er ook nog gestoofde kool met room, worstjes en verschillende soorten brood bij.

Om het feestmaal af te maken, is er een echt Deense uitvinding *risalamande* (van het chic klinkende Franse *ris à l'amande*). Het bestaat voor de ene helft uit slagroom en de andere helft uit voorgekookte rijst, met gehakte amandelen en kersensaus erover. Risalamande eten is niet alleen heel lekker, maar het is ook een sociaal gebeuren, want ergens in de grote kom zit één hele amandel verborgen.

Meestal valt er een stilte zodra iedereen zijn kom risalamande heeft opgeschept. Argwanende blikken gaan over en weer. Wat dat betreft heeft het meer weg van poker of een westernduel dan van een kersttraditie. Wie zou de amandel hebben?

Algauw wordt de stilte verbroken door vragen als: 'Jij hebt de amandel zeker?', 'Je verstopt hem, net als vorig jaar, of niet?' Degene die de amandel heeft zal deze namelijk zo lang mogelijk proberen te verbergen en ontkennen dat hij hem heeft zodat de anderen snel hun kom leegeten. Het wordt dus een soort eetwedstrijd. Wie echt de amandel heeft, krijgt een cadeautje en zal veel opmerkingen krijgen over wat een geluksvogel hij toch is. (Op de een of andere manier lijkt het namelijk echt alsof sommige mensen vaker de amandel hebben dan andere.)

Kortom, het eten van dit kersttoetje is een sociale, hyggelige activiteit. Vind je dat het lekker klinkt? Je zou het eens moeten proeven! Voor ons lichaam is het een geluk dat het maar één keer per jaar kerst is.

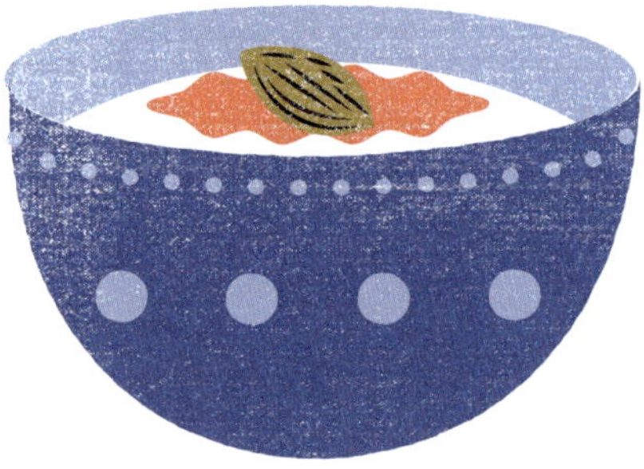

VERSIERINGEN

Geen enkele hyggelige kerst is compleet zonder goede versieringen. Deze verschillen per familie nog meer dan de kerstmaaltijd, want iedereen heeft bepaalde kerstversiering geërfd van ouders en grootouders. Vaak zijn het toch *nisse* (elfen en kabouters), dierfiguren, de Kerstman, kleine kerststalletjes en hoorntjes of geweven harten van glanspapier.

Geweven papieren harten zie je bijna nooit buiten Denemarken. Hun ontstaan wordt toegeschreven aan Hans Christian Andersen, die een kei was in papierknipkunst. De harten worden gemaakt van twee dubbelgevouwen, uitgeknipte stukken glanspapier en de flappen van de twee vormen worden door elkaar geweven om een hart te vormen. Je hebt ze in verschillende kleuren en motieven en iedere Deen weet op zijn minst hoe je een eenvoudig hart kunt maken. (Zie pagina 235 voor instructies hoe je zelf een geweven hart kunt maken.)

Dan zijn er nog kaarsen (uiteraard). Als je in de donkere dagen van december de godganse tijd binnen zit, kun je maar beter verschillende soorten licht hebben. En kaarsen zijn hyggelig. Een speciale versie van een kerstkaars is de adventskaars, die beschilderd is als een meetlint met de data van 1 tot 24 december erop.

Elke dag wordt de kaars opgebrand tot het volgende streepje. Bijna niemand brandt echter een adventskaars in zijn eentje. Het wordt vooral 's ochtends gedaan, wanneer ouders het druk hebben met alles en iedereen voorbereiden op werk en school, of 's avonds, wanneer het weer donker is en het gezin zich heeft herenigd rond de eettafel. Het branden van de adventskaars vormt letterlijk het middelpunt van het gezin. Het is een natuurlijk punt en tijdstip om bijeen te komen. Daarnaast is het een vorm van aftellen tot de Deense kerstgekte mag losbarsten.

AFTELLEN TOT HYGGE

De adventskaars is niet de enige manier waarop de Denen aftellen tot de ultieme hygge-dag. Deense kinderen hebben adventskalenders waarop ze elke dag een klepje kunnen openen om een kerstsymbool of -motief te onthullen.

Een iets uitgebreidere versie is van hout of karton waarbij je doosjes onthult waar een kleine kerstbal of een snoepje in zit. In sommige gezinnen hebben ze zelfs een cadeautjeskalender en krijgen de kinderen elke dag een klein cadeautje tot aan kerst... en dan krijgen ze er nog meer.

En dan heb je nog de tv-kalenders. Die zijn vooral voor kinderen, om het wachten op de grote dag hyggeligt te maken. Elk jaar zenden de meeste tv-zenders hun eigen *julekalender* uit. Het is meestal een kerstverhaal en het wordt in vierentwintig afleveringen uitgezonden. Op 24 december vindt de ontknoping plaats, precies wanneer de volwassenen het druk hebben met de laatste voorbereidingen.

Dat kerst inderdaad de tijd voor hygge is, wordt nog eens benadrukt door een van de vaste personages in de series, Lunte, een nisse die mensen meestal begroet met: '*Hyggehejsa*' (hygge-hallo). Elk jaar wordt er een nieuwe tv-kalender geproduceerd en er wordt ook altijd een oude herhaald. Terwijl de kinderen zich vermaken voor de tv zie je vaak dat de volwassenen ook een glimp proberen op te vangen van het programma en dan glimlachend terugdenken aan toen ze zelf nog kinderen waren en wachtend op eerste kerstdag naar dezelfde scènes keken.

Natuurlijk zijn al deze dingen op zich al hyggelig, maar ze zijn ook belangrijk omdat het tradities zijn en tradities dragen bij aan hygge. Ze herinneren ons aan andere gezellige momenten die we doorbrachten met onze vrienden en familie. Daden en dingen die we al ons hele leven kennen dragen iets van kerst of hygge in zich mee. Zonder die dingen ontbreekt er iets. Kerst zou niet hetzelfde zijn.

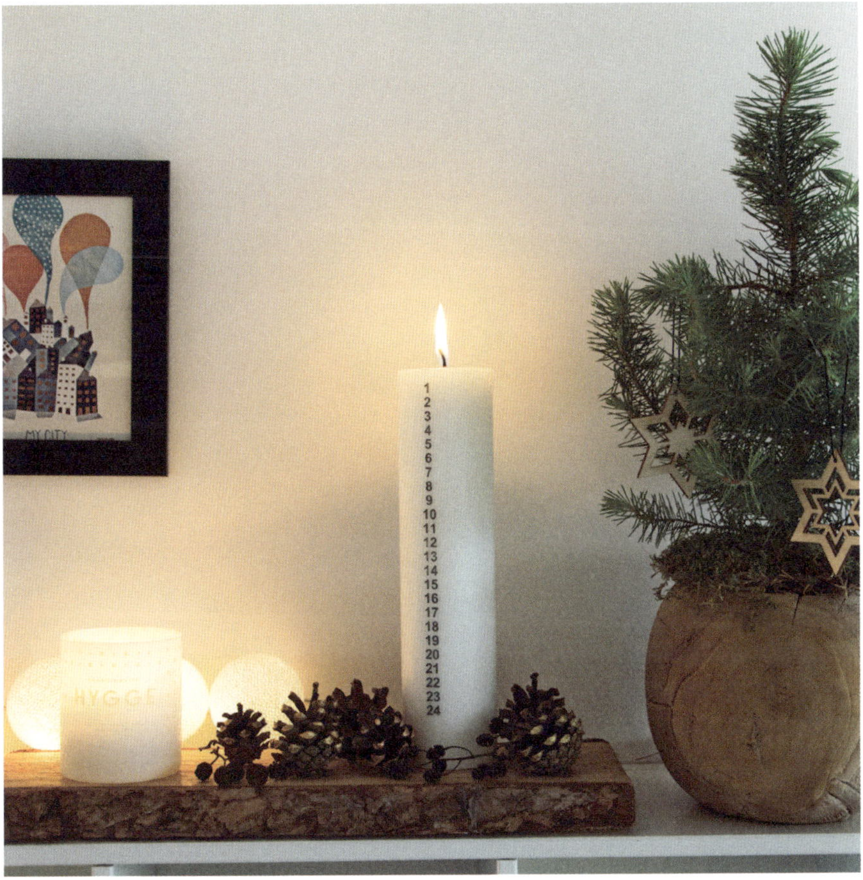

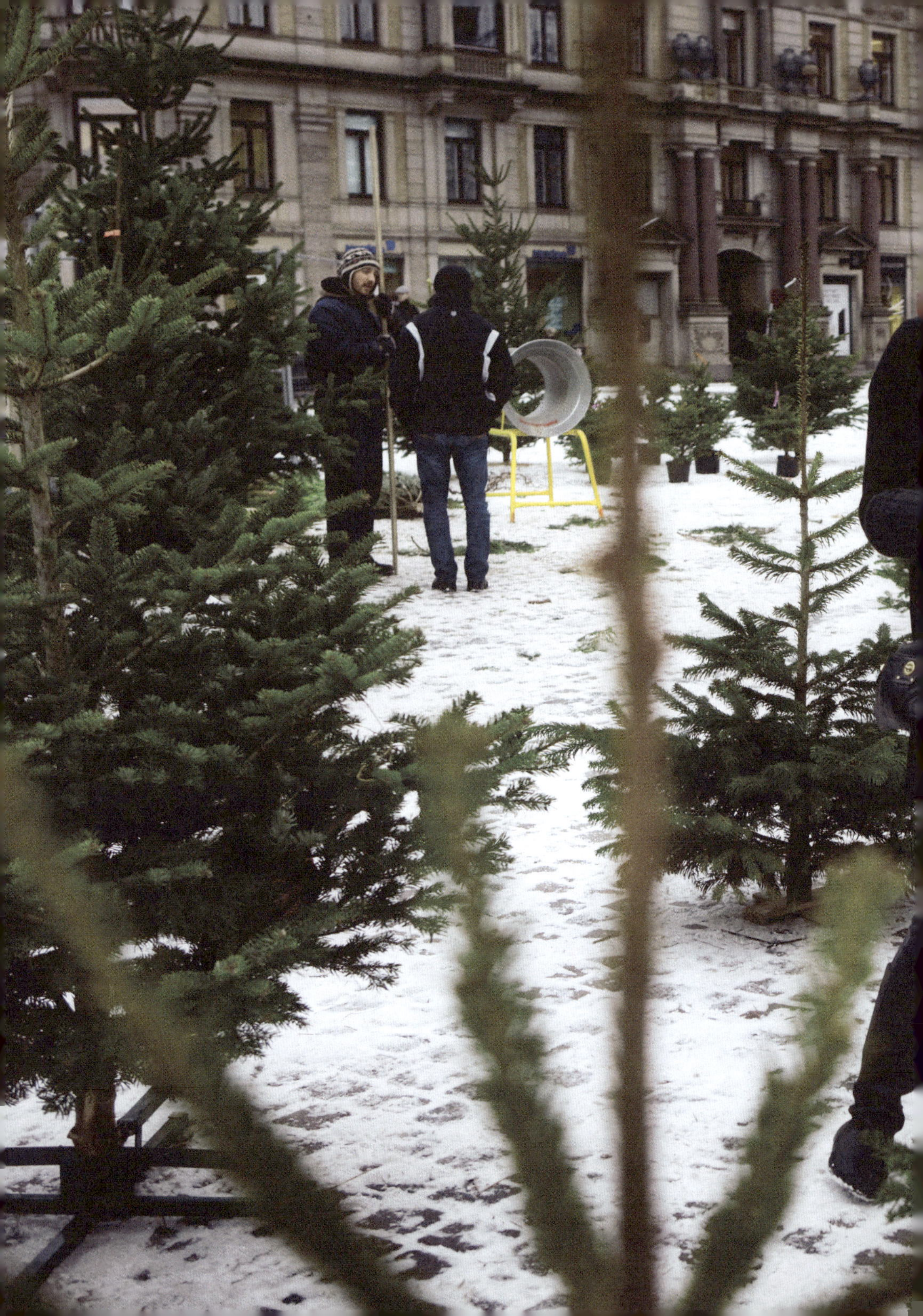

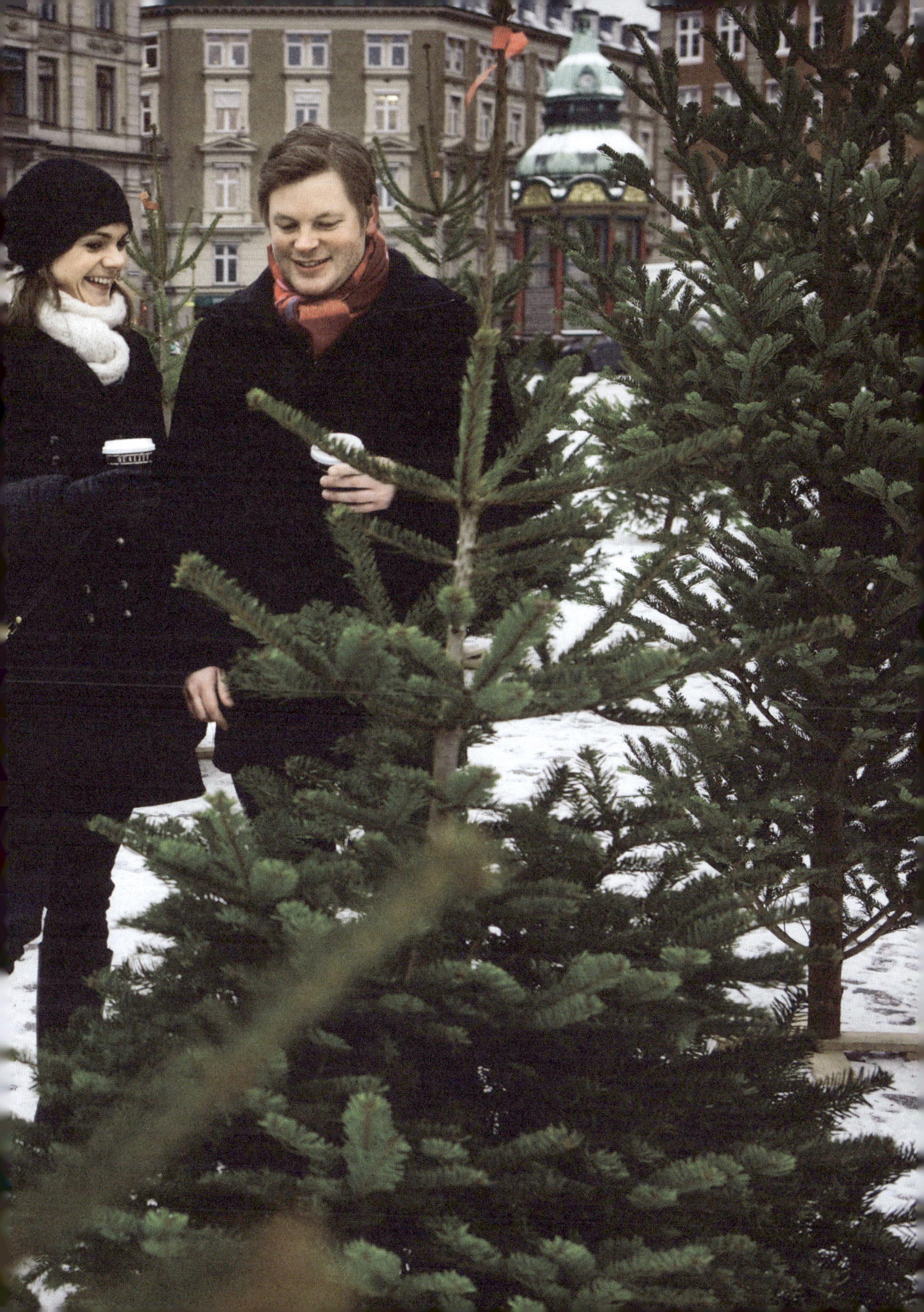

RENNEN EN VLIEGEN NAAR HYGGE

Raak je een beetje buiten adem als je leest wat er allemaal nodig is voor een Deense kerst? Dat begrijp ik volkomen. Alle dingen die ik hier heb beschreven dragen bij aan de druk om Kerstmis hygge te maken.

Als mensen het niet hygge vinden is er iets niet goed, dan is kerst mislukt.

Alle voorbereidingen voor een hyggelige kerst zijn vaak inspannend en inderdaad niet erg hyggelig. Dit klinkt misschien een beetje tegenstrijdig, maar het klopt wel. Hygge is alleen maar mogelijk als je het afzet tegen iets wat niet hygge is. Voor het concept hygge is het essentieel dat het een alternatief vormt voor alle niet-hyggelige dingen in ons dagelijks leven. Heel even beschermt hygge ons tegen het niet-hyggelige. Pas met een tegen-hygge wordt hygge waardevol. Het leven kan soms veeleisend lijken. Het lijkt misschien onveilig en oneerlijk en draait vaak om geld of sociale status. Maar op een moment van hygge doen al die dingen er even niet toe.

Weet je nog dat mijn vriendin zei dat het in ons vakantiehuisje alleen nóg hyggeliger zou zijn als het buiten zou stormen? Dat is hygge. Hoe meer het hier en nu wordt afgezet tegen de realiteit van de buitenwereld, hoe waardevoller het wordt.

Als je het zo bekijkt, is het onmogelijk om hygge te bereiken zonder al dat geren en gevlieg voor Kerstmis. Het is het bewustzijn van alle stress, alle tijd, werk en geld die er in de voorbereidingen worden gestoken en die ervoor zorgen dat hygge daarna voor een alternatief hoogtepunt zorgt. Hygge wordt uitgesteld om uiteindelijk te worden bereikt. Het feit dat je weet dat je vrienden en familie in december allemaal hard hebben gewerkt om samen te kunnen zijn en niet meer te hoeven denken aan werk, geld en al die andere wereldse zaken, maakt de hygge.

Maar dan nóg bestaan er momenten tijdens kerst die de hygge in gevaar brengen. Als hygge erom draait dat je het dagelijkse loslaat, kan bijvoorbeeld de gerichtheid op geld en het uitwisselen van cadeaus een smet zijn op pure hygge.

Bij het uitwisselen van cadeaus kan iemand zich het middelpunt van de aandacht voelen of kunnen de verschillen in status benadrukt worden. Het ontvangen van een te groot cadeau kan ervoor zorgen dat je het gevoel hebt dat je bij iemand in het krijt staat en het geven van een te groot cadeau wordt ook afgekeurd omdat de gever zich daarmee een superieure positie verschaft. Machtsvertoon is niet welkom bij hygge. In Denemarken gaat de kerst-hygge om gelijkwaardigheid. Het gaat om relaties en gemeenschapszin, niet om individuen die de aandacht op zichzelf willen vestigen. Je kunt onmogelijk hygge bereiken als iemand zich buitengesloten of superieur aan de rest voelt.

Daarom zijn de kerstdagen op hun best wanneer alles wat in dit hoofdstuk is beschreven wordt bereikt en wanneer het gevaarlijke element in het geven van cadeaus uit de weg wordt geruimd door een balans te creëren tussen geven en ontvangen. Gelukkig zijn er nadat de cadeaus zijn uitgewisseld nog genoeg cadeauvrije, hyggelige dagen vol ontspanning en lunches tot oud en nieuw. Dan wordt de hygge opnieuw opgeofferd ten behoeve van de voorbereidingen op een feest.

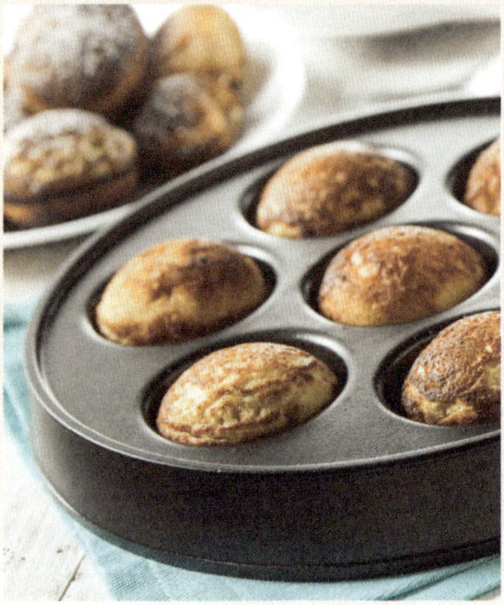

ÆBLESKIVER

[EH-BLEH-SKI-VER]

POFFERTJES

Een traditionele lekkernij tijdens de kerstvakantie zijn æbleskiver. Vergeet niet ze te serveren met gløgg (zie het recept voor gløgg op pagina 94). Je hebt een poffertjespan nodig.

Voor 4 tot 6 personen

3 eieren, gesplitst
450 ml melk
250 g bloem
1 el suiker
¼ tl zout
½ tl baking soda
3 el gesmolten boter
poedersuiker, om erbij te serveren
jam, om erbij te serveren

---

1. Meng de eierdooiers, melk, bloem, suiker, zout en baking soda goed door elkaar. Dek het beslag af en laat een halfuur rusten.

2. Als het beslag is gerezen, klop je de eiwitten stijf en spatel je ze rustig door het beslag.

3. Verhit de poffertjespan en doe een beetje boter in elk kuiltje. Giet in elk kuiltje beslag tot het driekwart vol is en bak op halfhoog vuur. Draai de æbleskiver regelmatig om, zodat ze overal even bruin worden. Dit duurt doorgaans vijf tot zes minuten. Draai ze de eerste keer om als ze aan de onderkant een bruin korstje hebben en de bovenkant nog vloeibaar is. Gebruik hiervoor een breipen of spies.

4. Serveer ze warm met poedersuiker en je lievelingsjam.

GEWEVEN KERSTHARTEN

In Denemarken bestaat een lange traditie van papieren harten weven voor in de kerstboom.

Waar die traditie precies vandaan komt is onbekend, maar het oudste geweven hart werd gemaakt door Hans Christian Andersen in 1860. Het wordt nog steeds in een museum bewaard. Aan het begin van de twintigste eeuw werd het maken van kerstharten een rage, misschien wel omdat men geloofde dat het maken van de harten van glanspapier goed was voor de fijne motoriek van kinderen. Vandaag de dag spenderen gezinnen met kinderen een groot deel van de zondagmiddagen in december aan het maken van kerstharten.

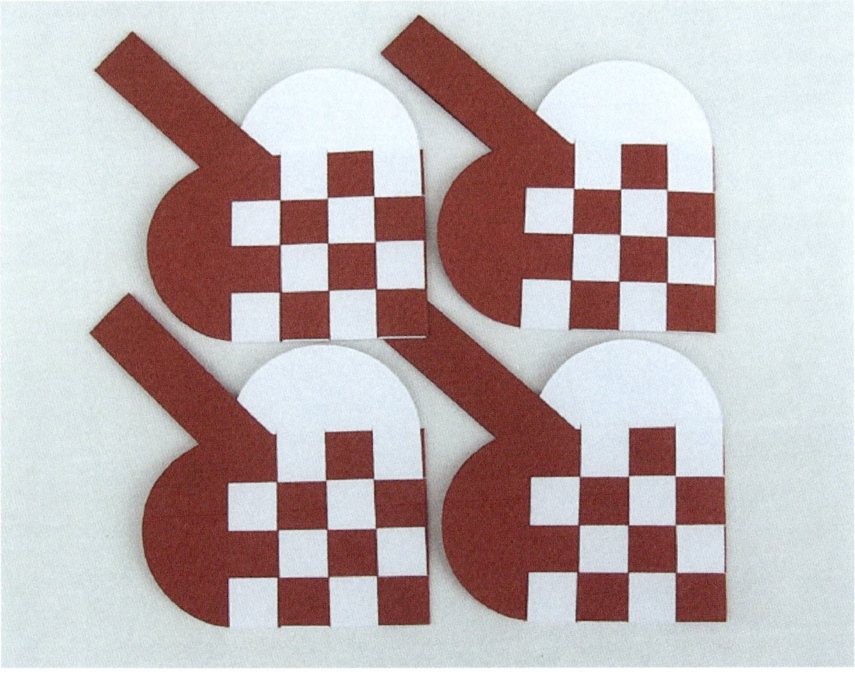

HOE JE GEWEVEN HARTEN MAAKT

Wat je nodig hebt: twee verschillend gekleurde vellen glanspapier (hier rood en blauw), een schaar, een potlood en wat geduld.

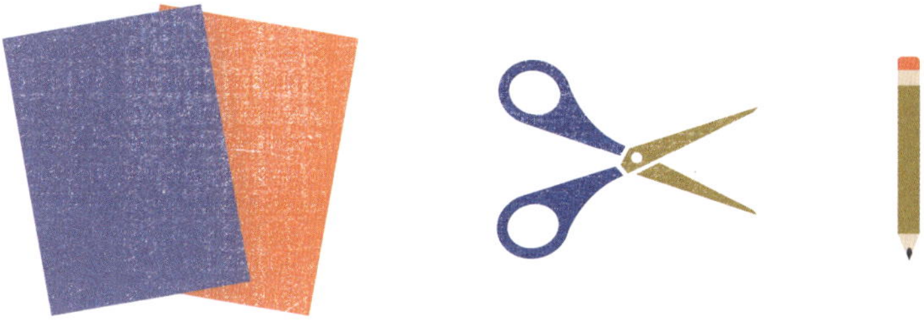

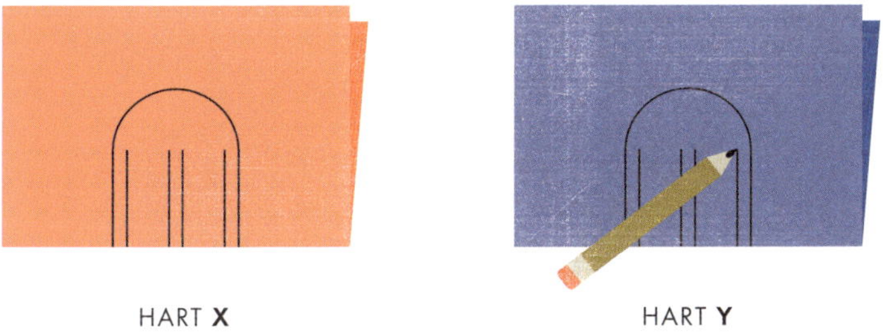

STAP 1:

Vouw de gekleurde vellen papier dubbel. (Als het papier maar aan één kant gekleurd is, zorg er dan voor dat de gekleurde kant aan de buitenkant zit.)

Teken op de buitenkant van elk stuk papier een U-vorm met vier kniplijnen (een hart X en een hart Y). De rechte kant van de U-vorm loopt langs de vouw van het papier.

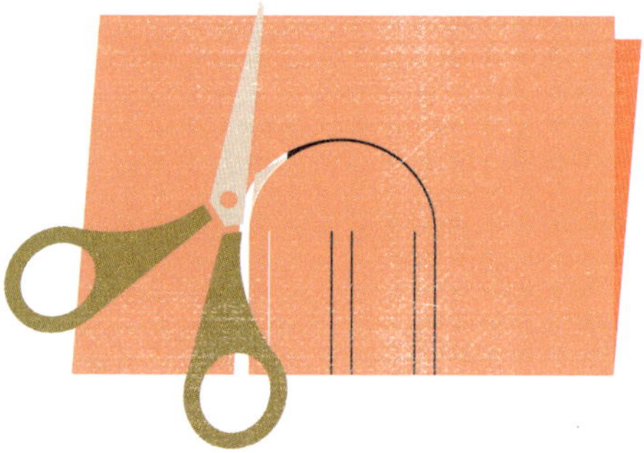

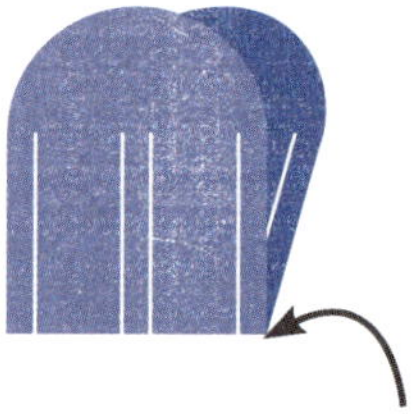

STAP 2:
Knip de vormen uit en de kniplijnen open. Je hebt nu twee dezelfde vormen in twee verschillende kleuren.

Elke vorm bestaat uit twee lagen papier en vijf reepjes.

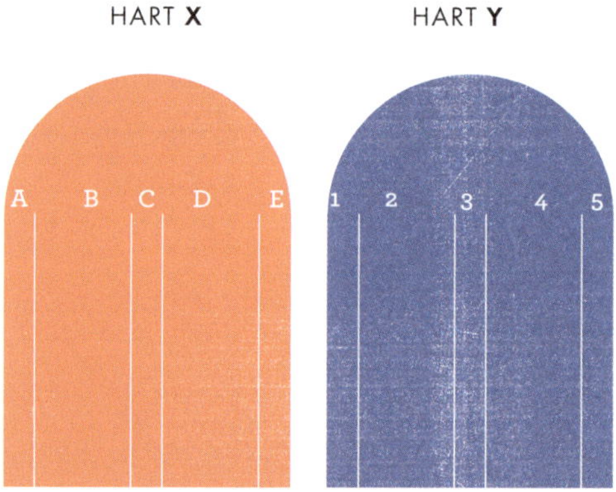

STAP 3:
Er zijn twee mogelijke handelingen bij het weven: ofwel het ene reepje gaat door het midden van het andere reepje heen, of het andere reepje komt door het midden van het ene reepje. Bij de volgende flap doe je het precies omgekeerd.

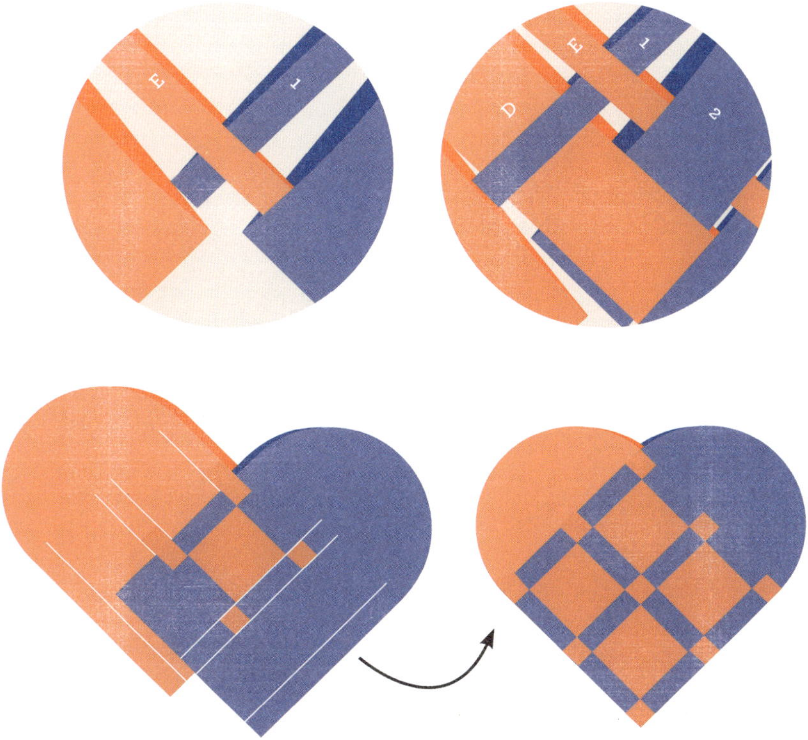

Om het hart te weven doe je reep 1 van de blauwe vorm door reep E van de rode vorm; reep D gaat door reep 1; reep 1 door reep C; reep B gaat door reep 1; reep 1 door reep A.

Herhaal dit proces met reep 2, maar doe het andersom: begin met reep E door reep 2 te halen.

Reep 3 moet dan weer hetzelfde als reep 1 worden gedaan, reep 4 als reep 2 en reep 5 net als reep 3 en 1.

Als reep 5 door reep A is geweven is het hart compleet. Nu mag je jezelf Deens noemen!

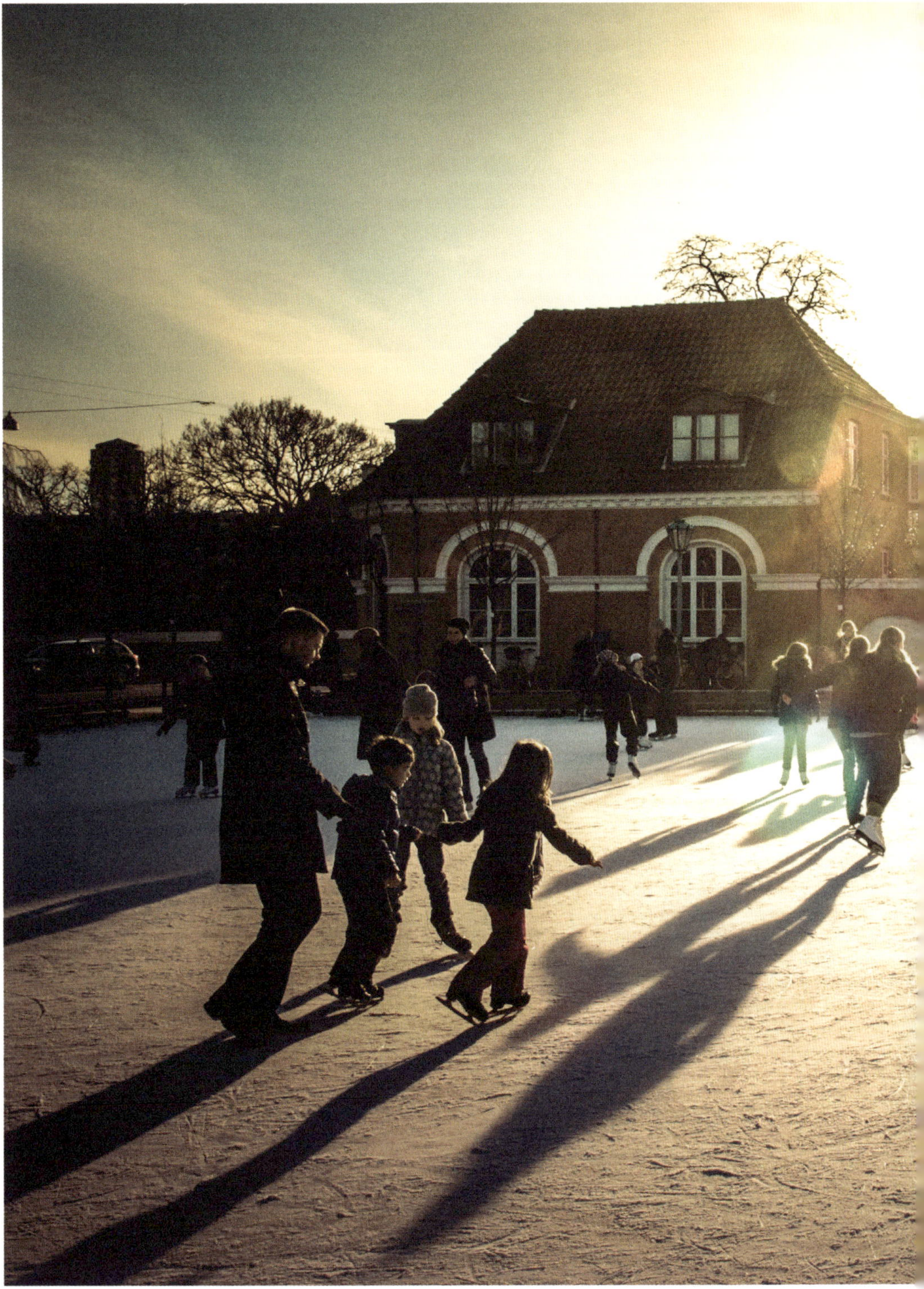

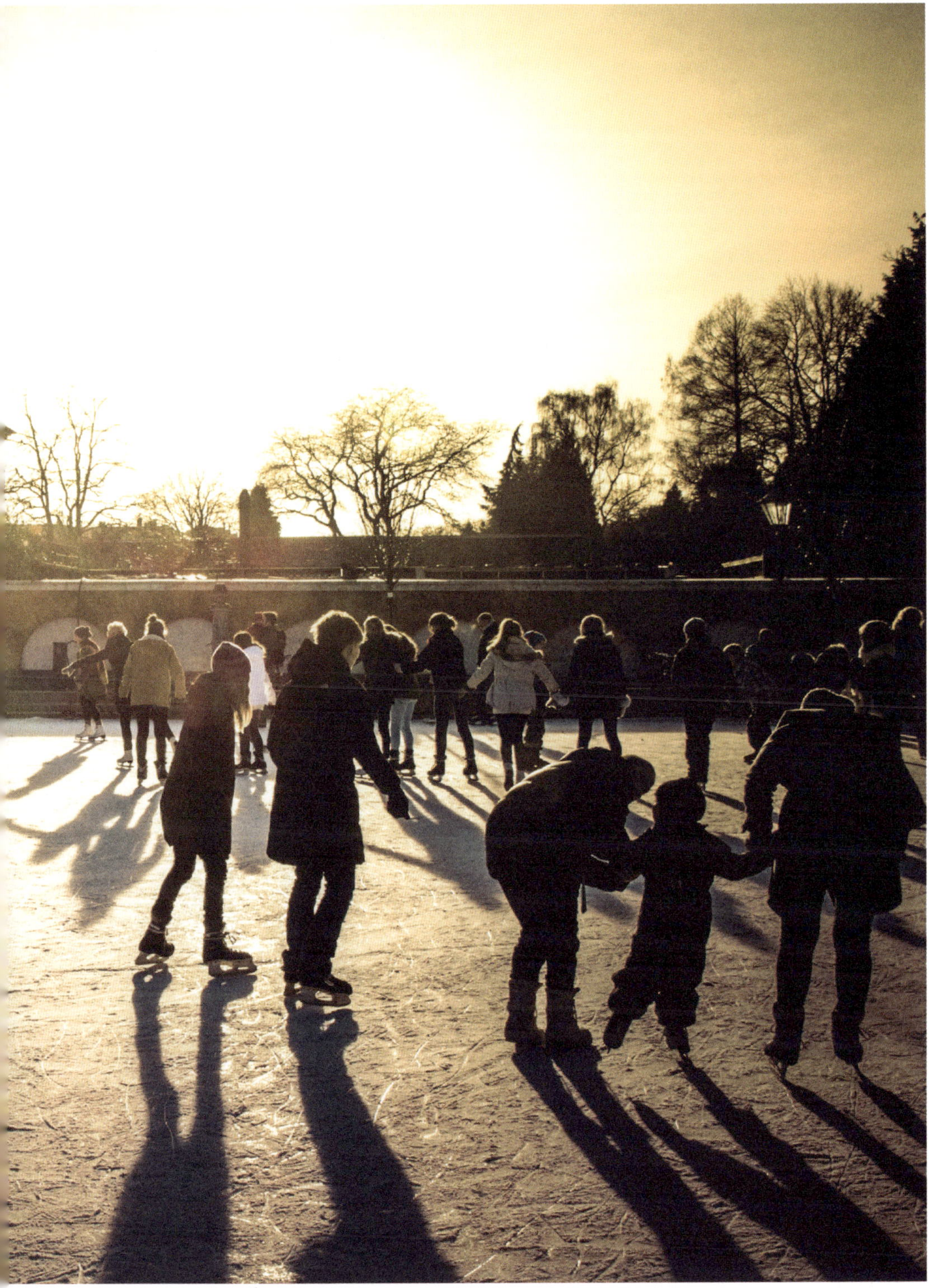

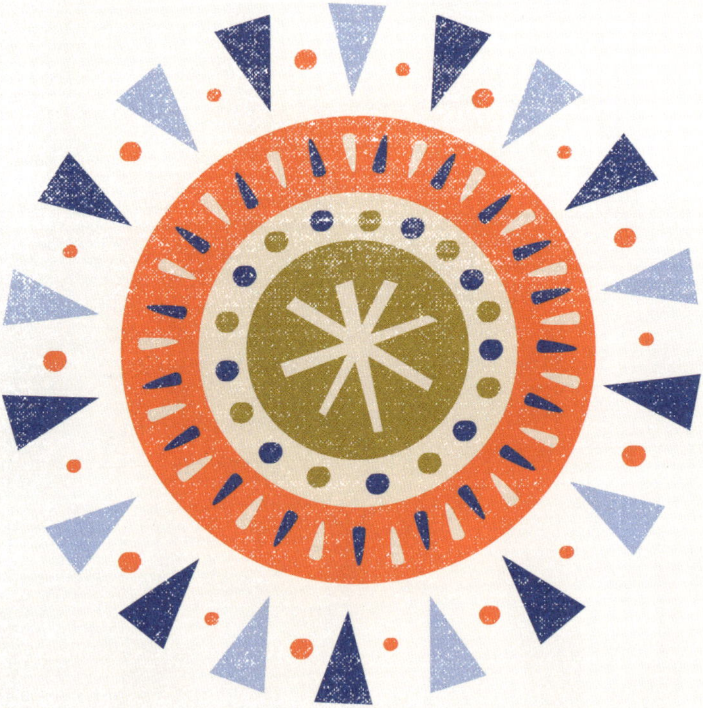

HOOFDSTUK TWAALF

ZOMER-HYGGE

THE LIVING IS EASY

Hoewel de zomer je doorgaans niet aanmoedigt tot het aansteken van kaarsen en de open haard, kan de zomer ook hyggelig zijn. In de zomer heb je een lekker kleurtje en ruik je de geuren van vers gemaaid gras, zonnebrandcrème en zout water.

Je kunt zitten lezen in de schaduw van een boom, genieten van de lange avonden en rondom een barbecue staan met je vrienden. De zomer betekent niet dat de hygge drastisch afneemt, het is alleen een ander soort hygge dan die in de herfst en de winter. Je maakt daarbij gebruik van de zon, de warmte en de natuur, maar behoudt de hoofdbestanddelen zoals samenzijn en goed eten. Hier volgen vijf suggesties die je kunt gebruiken om de zomer-hygge op gang te krijgen.

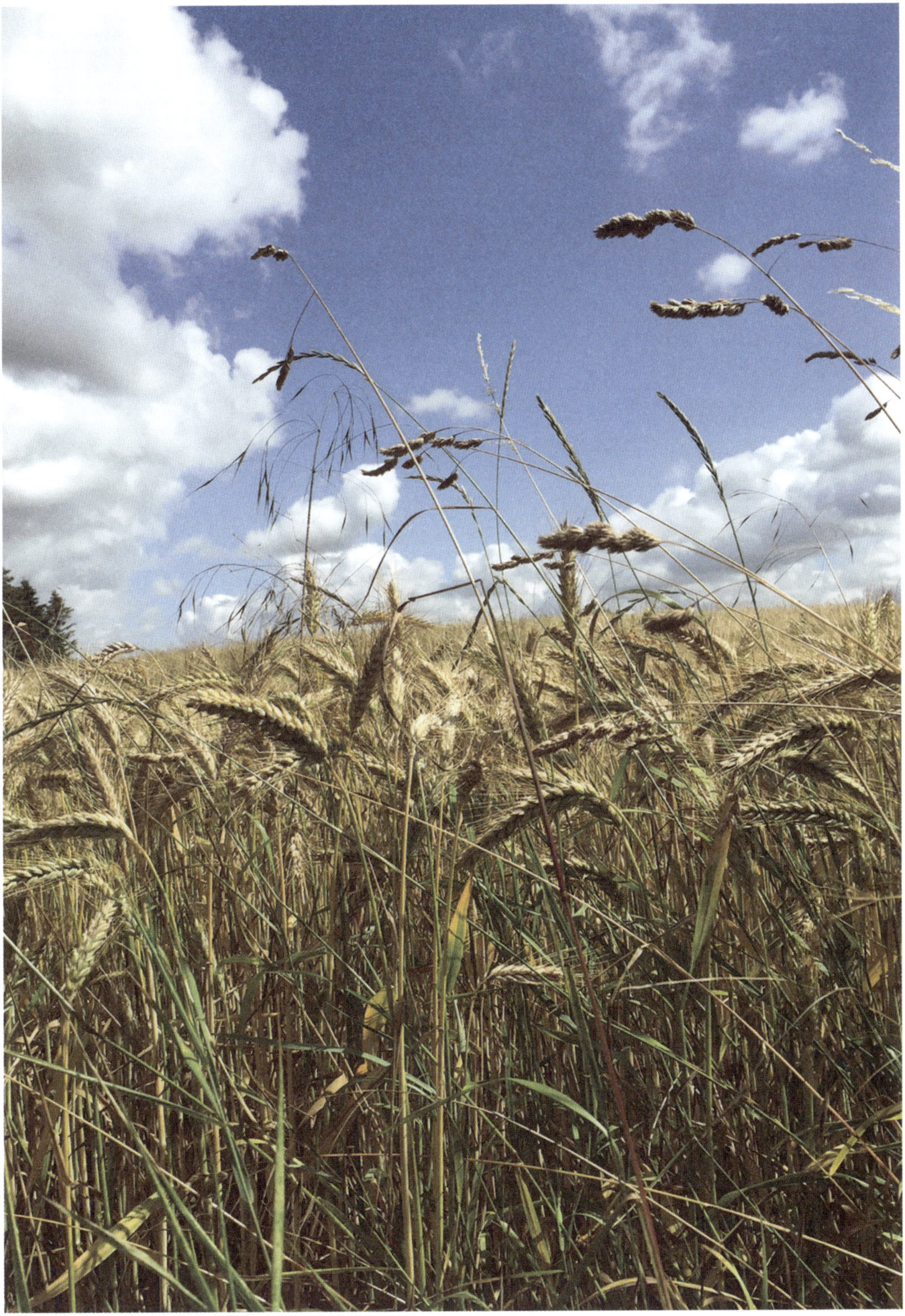

1. DENK AAN *CIDER HOUSE RULES*

Er zijn maar weinig dingen hyggeliger dan een dag in een boomgaard doorbrengen om fruit te plukken. Ongeveer één keer per jaar gaan mijn vrienden en ik naar Fejø, een klein eiland in het zuiden van Denemarken dat bekendstaat om zijn appels. Er staan rijen en rijen appel- en pruimenbomen. Als we aan het eind van de zomer op het eiland aankomen, zijn de Opal-pruimen rijp en de Filippa-appels klaar voor de pluk.

Als je een dag in de boomgaard doorbrengt, kun je de volgende dag hygge ervaren door jam te maken of het fruit op een andere manier in te maken. Ik hoop dat we dit jaar cider kunnen gaan maken. Misschien wordt het tijd voor die pantry party waar ik het eerder over had.

Ook in Nederland zijn er allerlei pluktuinen en kwekers waar je zelf mag plukken.

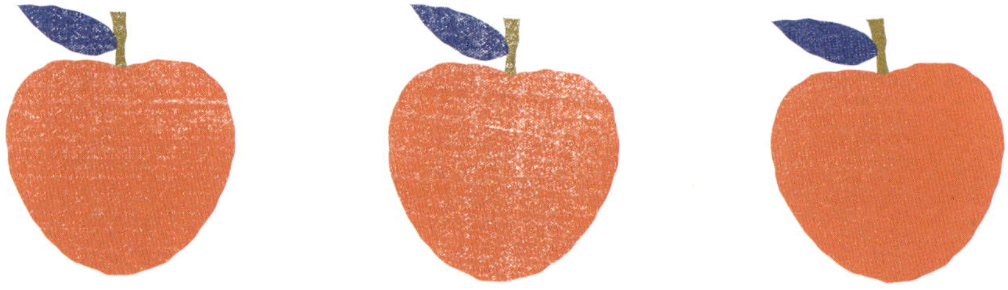

2. ORGANISEER EEN BARBECUE VOOR VRIENDEN EN FAMILIE

Door de barbecue aan te steken krijg je de hygge razendsnel op gang. Het is een soort hygge die overal ter wereld wordt beoefend. Nodig je vrienden en familie uit en bereid samen het eten. Steek de barbecue aan en terwijl je wacht tot de kooltjes precies goed gloeien, doe je een spelletje croquet of het Vinkingspel kubb, dat er voornamelijk uit bestaat dat je stukken hout tegen andere stukken hout aan gooit.

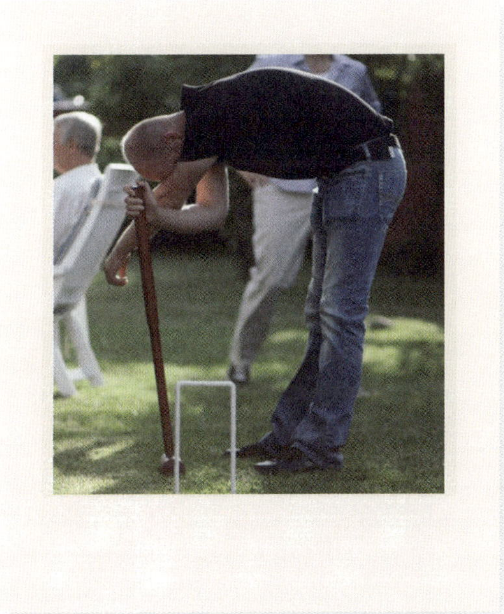

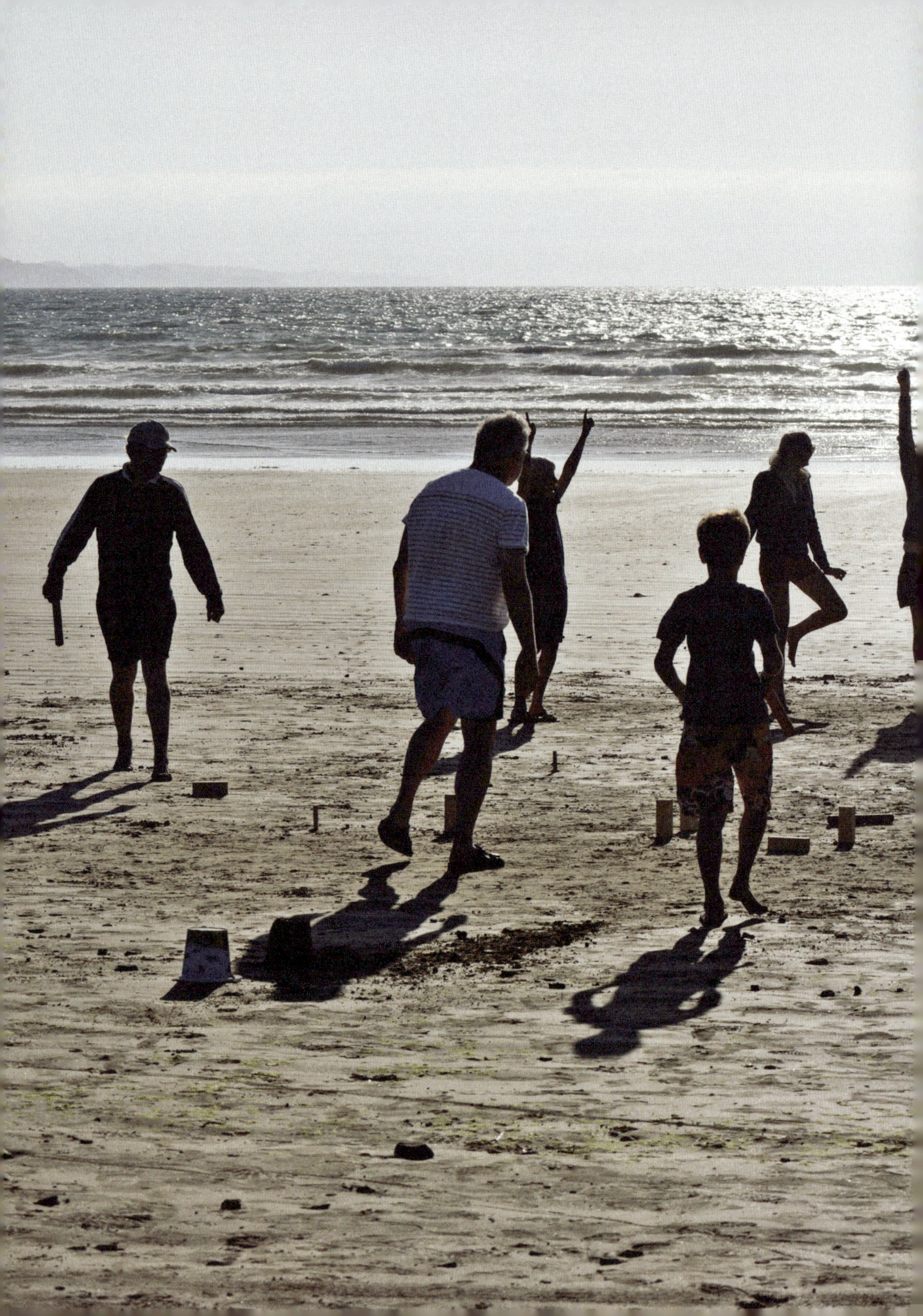

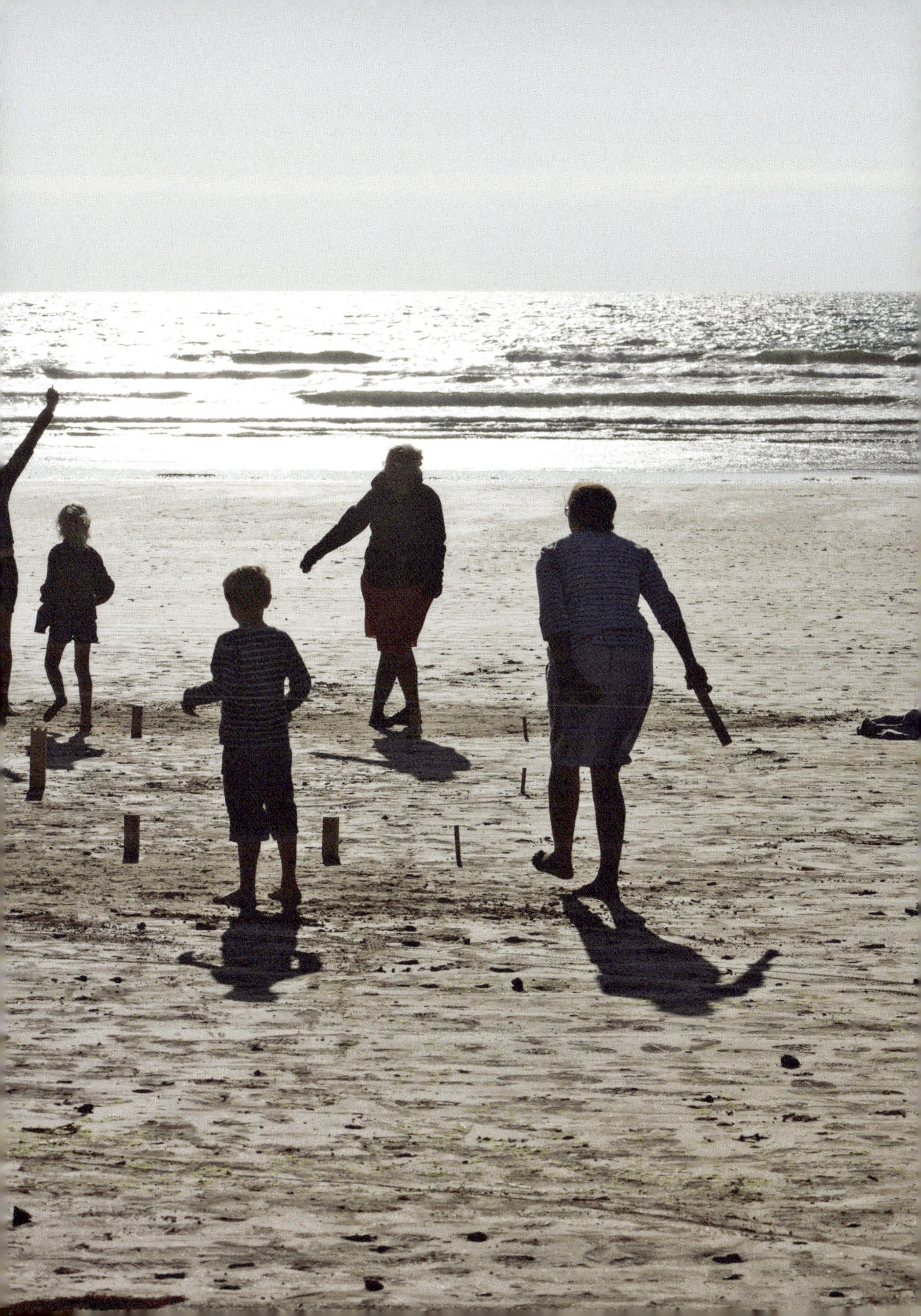

3. BEGIN EEN VOLKSTUINTJE

Momenteel schieten de moes- en volkstuintjes als paddenstoelen uit de grond. En terecht. Het is een heerlijke manier om de hyggelige sfeer van een dorp naar de stad te brengen. Je tomatenplantjes verzorgen terwijl je koffiedrinkt en kletst met de andere tuinders is zowel hyggeligt als meditatief. Bovendien brengt het mensen uit de buurt samen en voedt het de gemeenschapszin. Daar kan toch niemand iets op tegen hebben?

Het starten van volkstuintjes was een van de voorstellen van het Happiness Research Institute toen we aan de slag gingen in een stad net buiten Kopenhagen. We zochten naar ideeën om de sociale cohesie te versterken en isolement en eenzaamheid in de gemeenschap te verminderen. De volkstuintjes waren zo'n succes dat ik vond dat we er ook zelf een moesten beginnen. Zo gezegd, zo gedaan. Tegenover ons kantoorgebouw staat een kerk met veel land eromheen waar ruimte was voor wel twintig plantenperken. We bestelden zeven ton aarde en besteedden een zondagmiddag aan het maken van de tuin. De middag werd uiteraard besloten met een barbecue.

4. PICKNICKS AAN HET WATER

De zomer is een mooie tijd om naar een streekmarkt te gaan en je mandje te vullen met aardbeien, kersen en watermeloen. Doe er wat brood en kaas bij en klaar is Kees. Neem al je vrienden mee of alleen die ene belangrijke persoon en zoek een plekje aan zee. Dit is het recept voor een van de hyggeligste activiteiten die je in de zomer kunt ondernemen. Door alleen maar te genieten van gesprekken, lezen en nietsdoen vliegt de dag voorbij.

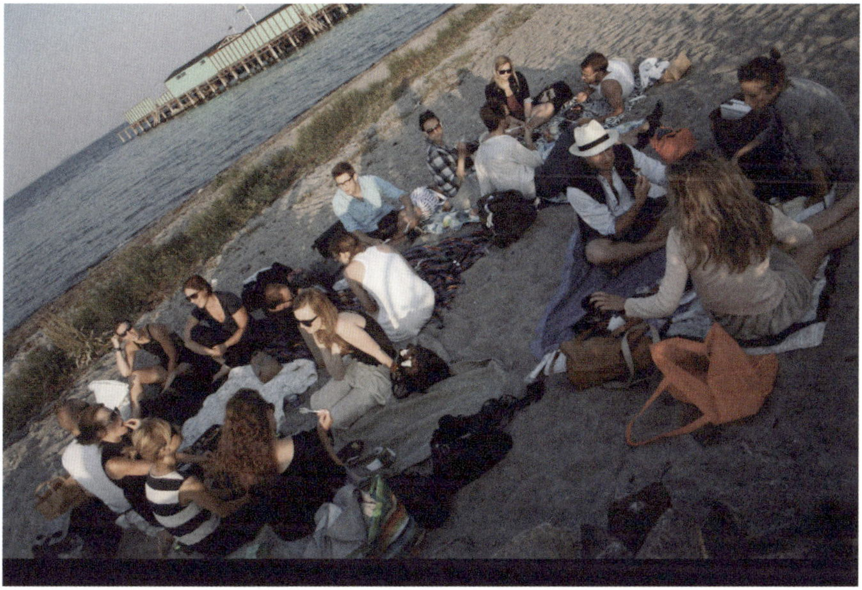

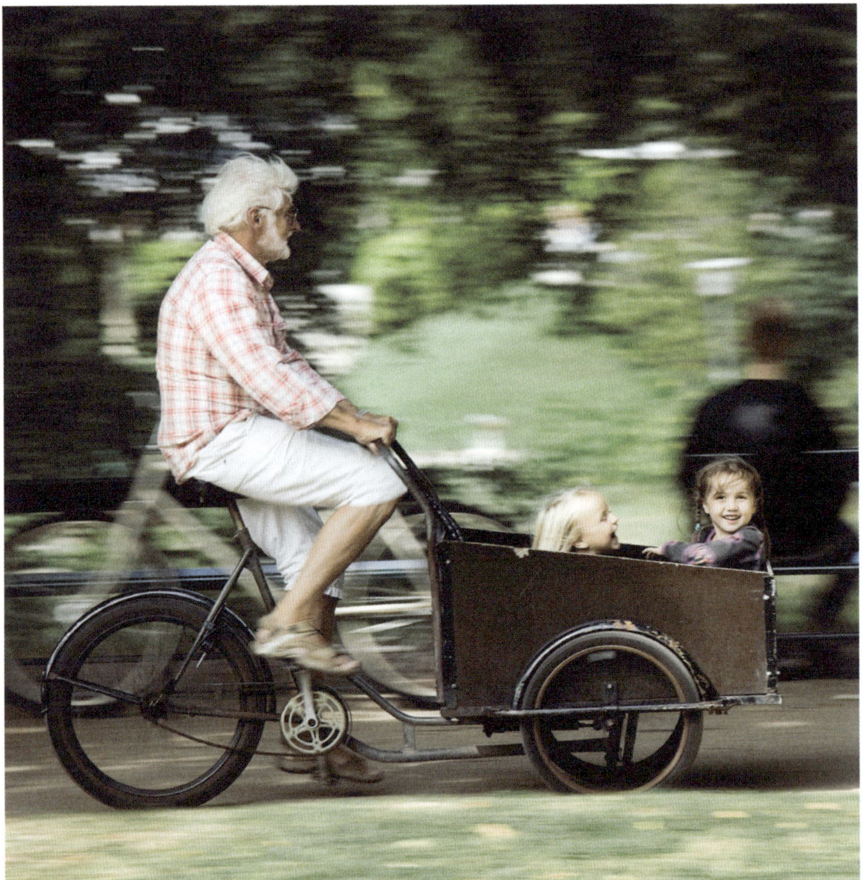

5. GA LEKKER BAKFIETSEN

Er is geen betere manier om je stad of buurt te verkennen dan op de fiets. Als je, zoals ik, het geluk hebt dat je iemand kent met een bakfiets, kun je die misschien een dagje lenen. Doe je kinderen, echtgenoot, ouders, beste vriend, hond of iemand die bij je op bezoek is in de bak (geadviseerd wordt om niet meer dan twee personen in te laden) en ga op die pedalen staan. Je kunt natuurlijk ook te voet of met de auto gaan, maar de bakfiets kan een soort verplaatsbaar hyggefort worden.

Neem kussens, een deken, snacks, muziek of een picknickmand mee. Waar je maar zin in hebt. Dit is de ideale manier om een zomermiddag door te brengen, maar met een warme deken en dikke trui kan dit eigenlijk het hele jaar door. Ik heb zelfs een keer in de winter een mooie Zweedse vrouw door Kopenhagen gereden onder alle kerstlichtjes door in een poging haar te versieren. Het mocht niet baten. 'Het was gewoon niet het juiste moment.' (Wat je volgens mij in elke taal kunt vertalen met: ik vind je gewoon niet zo leuk.) Maar ik weet in elk geval zeker dat er tijdens ons afspraakje geen gebrek aan hygge was.

FIETSEN EN GELUK

Naast hygge, Hans Christian Andersen, Lego en Deens design, staat Denemarken ook bekend om zijn liefde voor fietsen.

Het is niet zo moeilijk om het land van de cyclofielen te zijn als het hoogste punt van het land nog geen tweehonderd meter is en de steden flink investeren in goede fietspaden. (En de wegenbelasting van 150 tot 180 procent zal ook wel meehelpen.)

Hoe dan ook, de Denen zijn dol op hun fietsen en op het fietsen op zich. In Kopenhagen gaat 45 procent van de inwoners op de fiets naar school of werk. Ongeveer een derde van de mensen die in de stad werken maar buiten de stad wonen, kiest voor de fiets. Ik denk dat we allemaal vinden dat fietsen een gemakkelijke manier is om lichaamsbeweging aan onze dagbesteding toe te voegen terwijl het tegelijkertijd milieu- en portemonneevriendelijk is. Maar dat is niet waarom Kopenhagenaars fietsen. We doen het omdat het gemakkelijk is. Het is eenvoudigweg de snelste manier om van A naar B te komen. En er is nog een bijkomend voordeel dat niet alom bekend is: van fietsen word je gelukkiger.

Een veelomvattend onderzoek dat in 2014 werd uitgevoerd door UEA's Norwich Medical School en het Centre for Health Economics van de universiteit van York werd gebaseerd op bijna 18.000 forenzen gedurende achttien jaar. Ze ontdekten dat mensen die op de fiets naar hun werk gaan gelukkiger zijn dan diegenen die met de auto of het openbaar vervoer reizen.

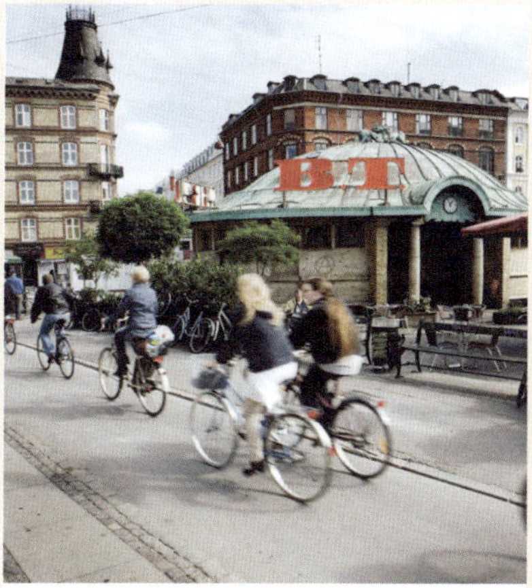

Je zou kunnen zeggen dat we niet zeker kunnen weten of het geluk door het fietsen komt. Het zou net zo goed andersom kunnen zijn: hoe gelukkiger mensen zijn, hoe meer ze geneigd zijn om de fiets te pakken. Dat zou kunnen, maar nu wordt het interessant. Toen de onderzoekers de resultaten analyseerden, ontdekten ze dat de mensen die door de jaren heen waren overgestapt van auto of bus naar de fiets of lopen, gelukkiger werden na die overstap. En om je nog meer om de oren te slaan met fascinerende feiten die pleiten voor de fiets; een ander onderzoek van de McGill-universiteit in Montreal toont ook aan dat de mensen die op de fiets naar het werk gaan het meest tevreden zijn met het forenzen, zelfs als ze er langer over doen.

Als gelukkiger worden nog niet genoeg is om je te overtuigen, kan ik je nog vertellen dat een Nederlands onderzoek (daar zijn ze ook fietsfanaten) aan de Universiteit Utrecht heeft aangetoond dat je drie tot veertien maanden langer leeft als je de fiets pakt in plaats van met de auto naar je werk te gaan. Een Deens onderzoek concludeerde, niet geheel verrassend, dat kinderen die op de fiets naar school gaan aanzienlijk fitter zijn dan kinderen die gebracht werden.

'Oké,' zul je misschien zeggen. 'Dus van fietsen word je gezonder en gelukkiger. Maar wat heb je aan gezondheid en geluk? Daar kan ik toch niks voor kopen...' Nou, je bent misschien niet de juiste doelgroep voor mijn volgende argument, maar hier komt-ie: als je op de fiets stapt, hebben we er allemaal baat bij. Het is goed voor de gemeenschap.

Fietsen is niet alleen goed voor het individu en zijn of haar welzijn en gezondheid, maar het is ook een indicator voor de gemeenschapszin om hem of haar heen. In een Zweeds onderzoek uit 2012 onder meer dan 21.000 mensen werd ontdekt dat mensen die voornamelijk met de auto reizen over het algemeen minder sociale gelegenheden en familiebijeenkomsten bijwonen. Daarnaast hadden de chauffeurs relatief minder vertrouwen in andere mensen. Diegenen die zich te voet of fietsend verplaatsten woonden meer sociale gelegenheden bij en hadden relatief meer vertrouwen in anderen.

Dit betekent niet dat je op slag meer vertrouwen zult hebben in de mensheid als je je auto inruilt voor een fiets. De onderzoekers wijzen erop dat mensen steeds verder van huis gaan werken, en dus langer moeten reizen, als gevolg van een flexibelere arbeidsmarkt. Dit betekent ook dat het sociale netwerk van mensen geografisch verder weg ligt, waardoor ze minder een gevoel van thuis hebben in hun buurt. Met andere woorden, als een stad zo is ingericht dat men lang moet reizen naar het werk, beschadigt dat de sociale gezondheid van die stad. Als er veel mensen fietsen is dat waarschijnlijk een aanwijzing dat je in een gezonde buurt woont. Als we ervoor willen zorgen dat er saamhorigheid in de buurten ontstaat en wederzijds vertrouwen onder bewoners, is dit iets waar serieus rekening mee moet worden gehouden bij stedenbouw.

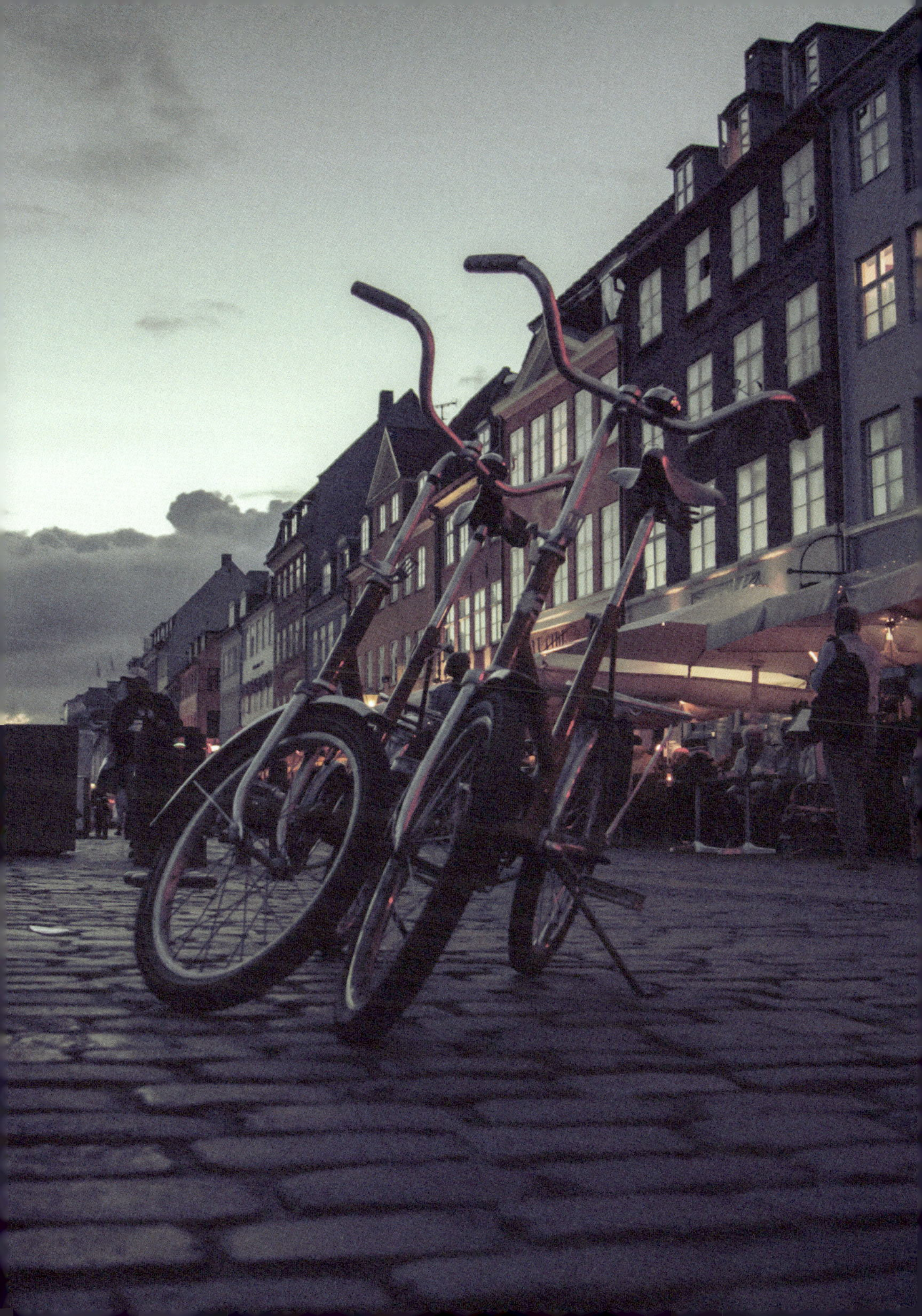

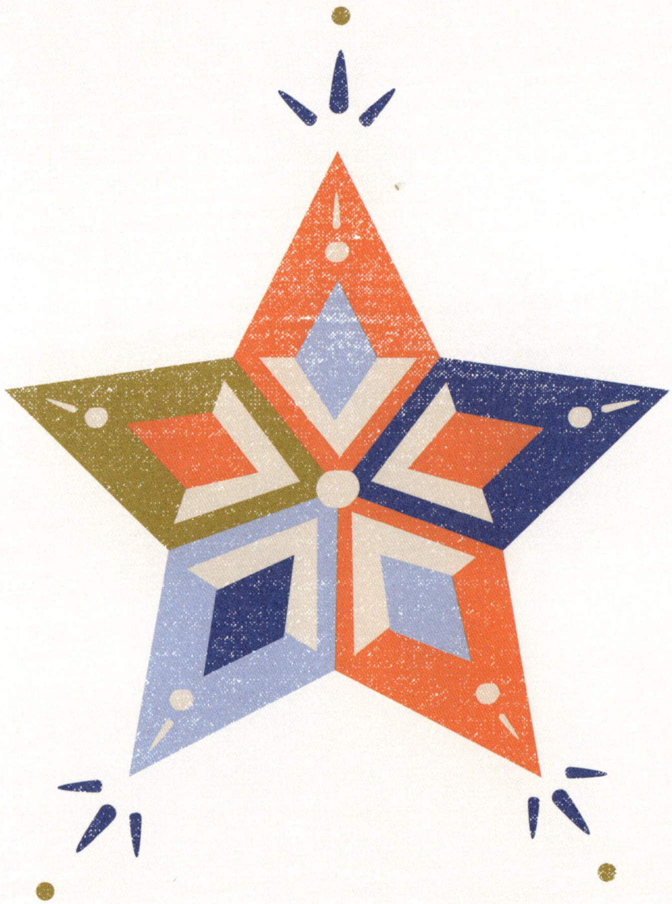

HOOFDSTUK DERTIEN

VIJF ASPECTEN VAN HYGGE

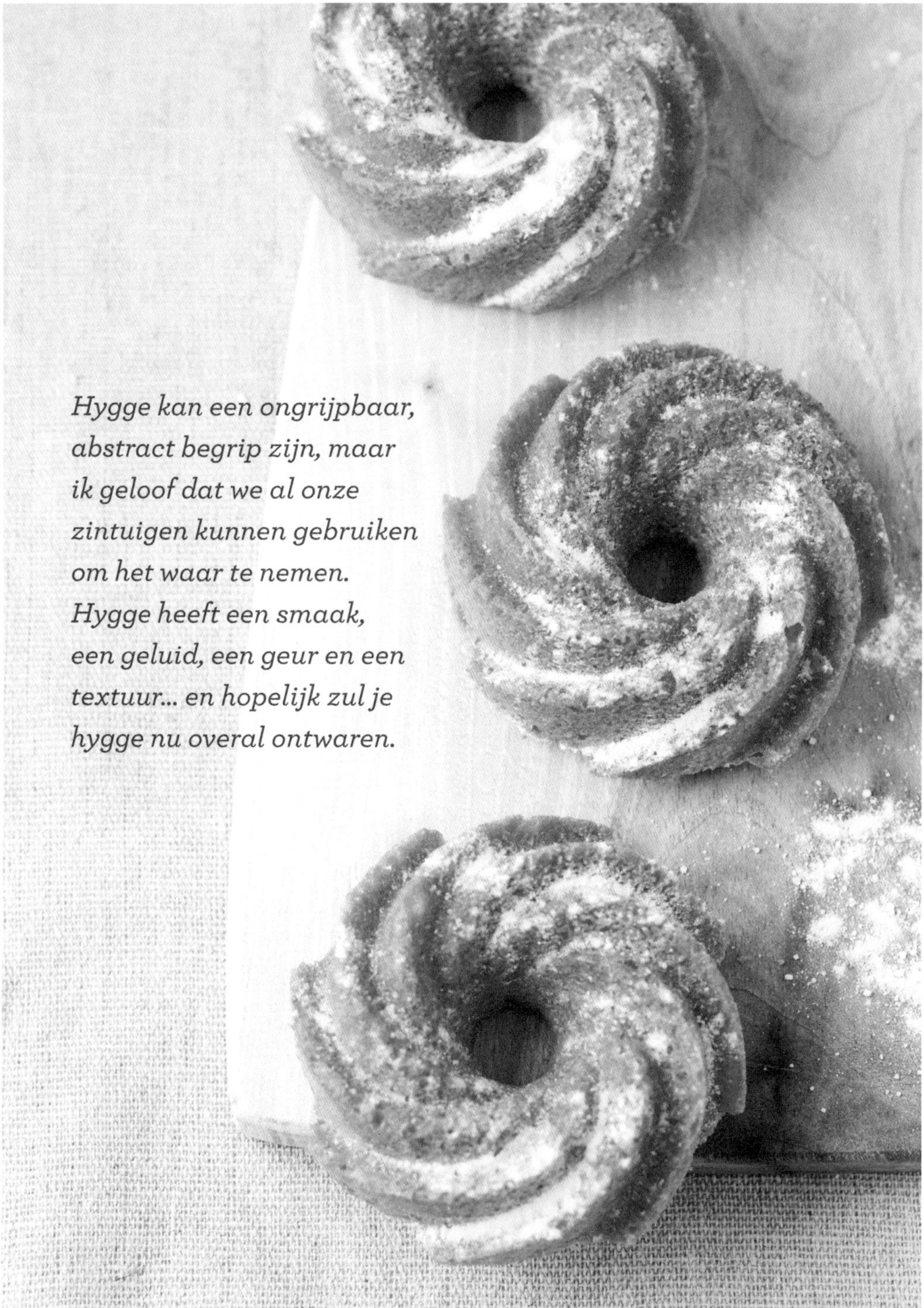

Hygge kan een ongrijpbaar, abstract begrip zijn, maar ik geloof dat we al onze zintuigen kunnen gebruiken om het waar te nemen. Hygge heeft een smaak, een geluid, een geur en een textuur... en hopelijk zul je hygge nu overal ontwaren.

DE SMAAK VAN HYGGE

Smaak is een belangrijk element van hygge omdat er vaak iets te eten bij komt kijken. En dat 'iets' mag niet te vers, alternatief of uitdagend zijn.

De smaak van hygge is bijna altijd vertrouwd, zoet en geruststellend. Als je een kop thee hyggeliger wilt maken doe je er honing in. Als je een taart hyggeliger wilt maken doe je er glazuur op. En als je stoofvlees hyggeliger wilt maken doe je er wijn bij.

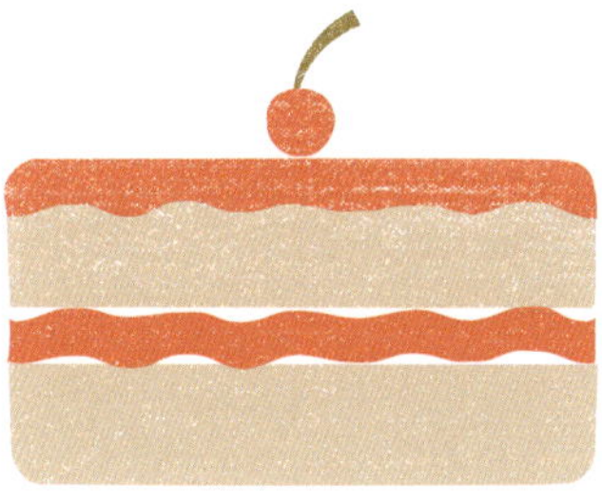

HET GELUID VAN HYGGE

Het geknapper en geknisper van brandend hout is waarschijnlijk het hyggeligste geluid dat er bestaat. Maar maak je geen zorgen als je in een flat woont en geen vuurtje kunt stoken zonder enorme risico's.

Er is nog meer geluid dat hyggeligt is, maar eigenlijk heeft hygge vooral te maken met de afwezigheid van veel geluid, waardoor je zelfs de zachtste geluidjes kunt horen zoals regendruppels op het dak, de wind die buiten waait, het geluid van bomen die ruisen in de wind of houten planken die kraken als je eroverheen loopt. Ook het geluid van iemand die tekent, kookt of breit kan hyggeligt zijn. Elk geluid van een veilige omgeving kan de soundtrack van hygge vormen. Bijvoorbeeld het geluid van onweer kan heel hyggeligt zijn als je binnen zit en je veilig voelt, als je buiten staat niet echt.

DE GEUR VAN HYGGE

Heb je ooit iets geroken waardoor je terug werd geworpen in de tijd naar een plek waar je je veilig voelde? Of iets geroken waardoor je, meer dan bij een herinnering, een flashback kreeg en de wereld even zag zoals hij was toen je nog een kind was?

Misschien heb je weleens iets geroken wat sterke gevoelens opriep van veiligheid en troost, zoals de geur van een bakkerij, of van de appelbomen in een tuin uit je jeugd, of misschien de vertrouwde geur van je ouderlijk huis?

Wat een geur hyggelig maakt verschilt van persoon tot persoon, want geur relateert een situatie aan de ervaring die iemand al heeft met die geur. Voor sommige mensen is de geur van sigaretten in de ochtend het hyggeligste wat er bestaat, terwijl andere er alleen maar misselijk van worden en hoofdpijn van krijgen. Eén ding dat alle hyggelige geuren echter gemeen hebben is dat ze je doen denken aan veiligheid en je het gevoel geven dat je geliefd bent. We gebruiken geur om te controleren of we iets wel kunnen eten, maar we gebruiken geur ook om erachter te komen of een plek veilig is en hoezeer we op onze hoede moeten zijn. De geur van hygge is de geur die je vertelt dat je je volledig kunt ontspannen. De geur van eten dat wordt bereid, of de geur van een deken die je thuis gebruikt of de geur van een bepaalde plek, kunnen allemaal heel hyggelig zijn omdat ze ons herinneren aan een gemoedstoestand waarin we ons helemaal veilig voelden.

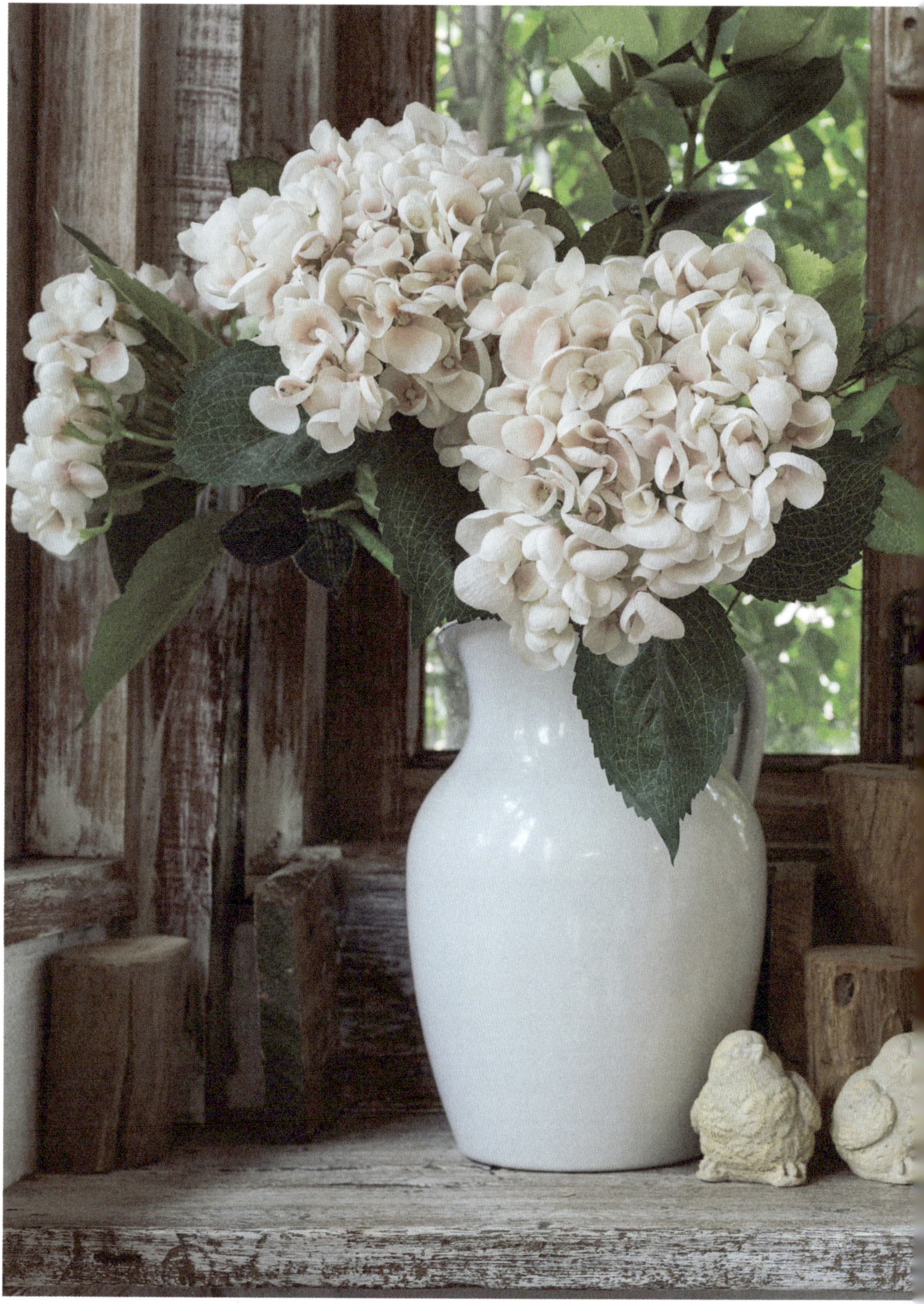

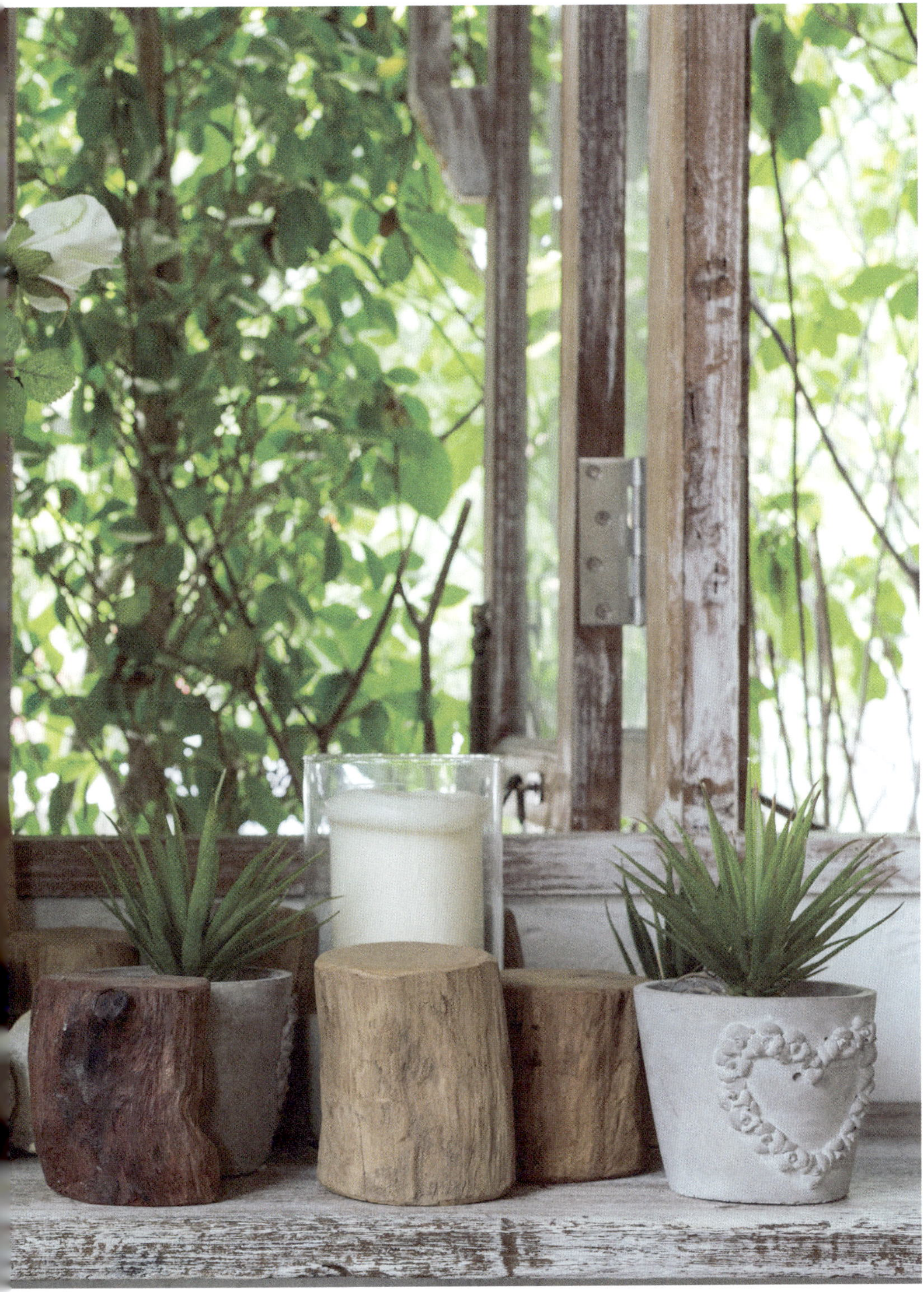

HOE VOELT HYGGE?

Zoals ik eerder al heb verteld kun je door met je vingers over een glad houten oppervlak te strijken, een warme aardewerken mok vast te houden of de haren op een rendiervel te aaien de hygge voelen.

Oude, zelfgemaakte spullen die veel tijd hebben gekost om te maken zijn altijd hyggeliger dan gekochte, nieuwe spullen. Kleine dingen zijn hyggeliger dan grote dingen. Als de slogan van de VS 'Hoe groter, hoe beter' luidt, is die van Denemarken: 'Hoe kleiner, hoe hyggeliger.'

In Kopenhagen zijn bijna alle gebouwen maar drie of vier verdiepingen hoog. Nieuwe huizen van beton, staal en glas halen het niet bij de hyggefactor van oudbouw. Alles wat met echt vakmanschap gemaakt is – objecten van hout, aardewerk, wol, leer, enzovoorts – is hyggeligt. Glanzend metaal en glas zijn niet hyggelig, tenzij ze oud genoeg zijn. Het rustieke, organische oppervlak van iets wat niet perfect is en wat versleten is of zal worden, voelt hygge aan. Ook kan het heel hygge aanvoelen als je in iets warms zit in een koude omgeving; dat is heel iets anders dan het gewoon warm hebben. Het gaat erom dat jij het aangenaam hebt in een onaangename omgeving.

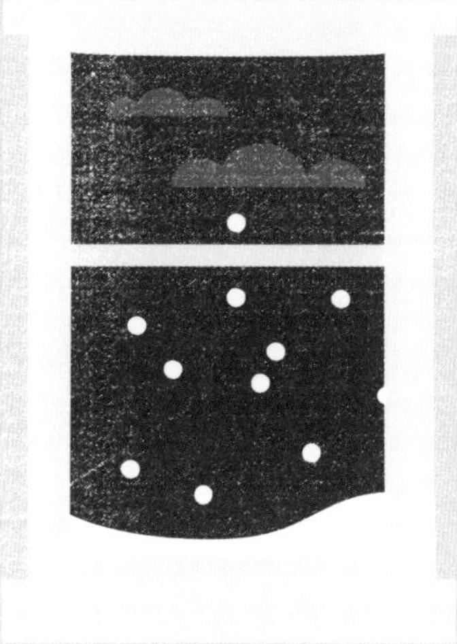

HYGGE ZIEN

Bij hygge draait het heel erg om licht. Te fel licht is niet hyggeligt. Maar bij hygge draait het ook om de tijd nemen.

Dit kan benadrukt worden door te kijken naar iets wat heel langzaam beweegt, zoals zacht vallende sneeuw – of zoals de Inuit dat noemen: aqilokoq – of de trage vlammen in een open haard. In het kort kun je zeggen dat langzame, organische bewegingen en donkere, natuurlijke kleuren hyggelig zijn. Het zien van een felverlichte ziekenhuisgang of het kijken naar voorbijrazend verkeer op een snelweg is dat niet. Hygge is gedimd, natuurlijk en langzaam.

HET ZESDE ZINTUIG VAN HYGGE

Bij hygge gaat het erom dat je je veilig voelt. Vandaar dat hygge een teken kan zijn dat je de mensen om je heen vertrouwt.

Hygge kan ook aangeven wanneer je op je gevoel kunt vertrouwen, wanneer je je comfortzone hebt uitgebreid om nieuwe mensen toe te laten en wanneer je helemaal jezelf kunt zijn.

Hygge kan dus worden geproefd, gehoord, geroken, aangeraakt en gezien. Maar het allerbelangrijkste is dat hygge wordt gevoeld. Aan het begin van dit boek had ik het over Winnie de Poeh en ik denk dat zijn wijsheid nog steeds geldt: liefde spel je niet, dat voel je.

Dan zijn we nu toegekomen aan het laatste thema in dit boek: geluk.

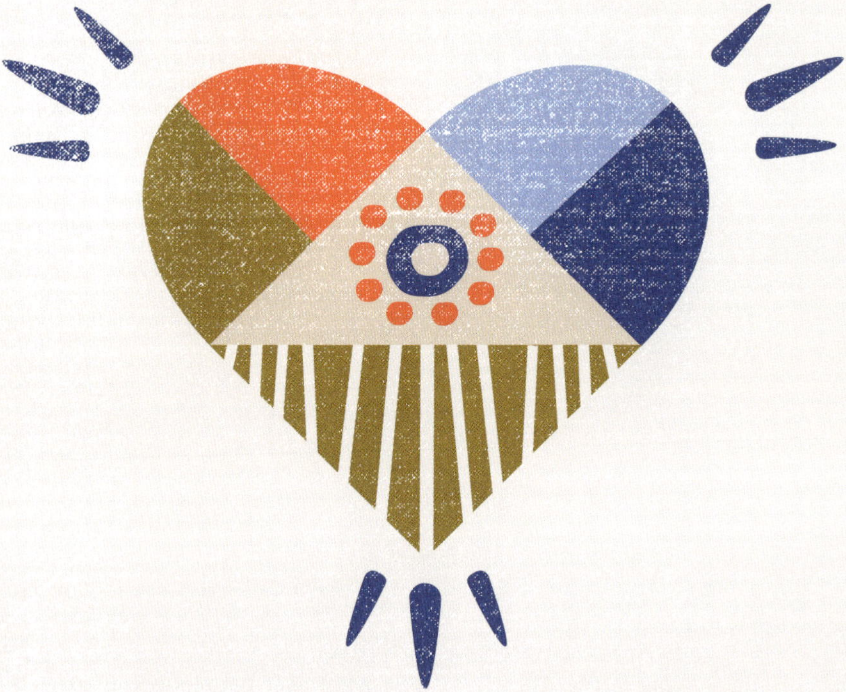

HOOFDSTUK VEERTIEN

HYGGE EN GELUK

Vandaag de dag zijn politiek leiders over de hele wereld geïnteresseerd in de reden waarom de ene maatschappij gelukkiger is dan de andere. Tegelijkertijd ondernemen verschillende landen stappen om te meten hoe succesvol ze zijn als maatschappij, niet alleen aan de hand van economische groei, maar ze kijken ook in hoeverre de kwaliteit van leven is verbeterd. Dit is een gevolg van het feit dat de laatste jaren het bruto binnenlands product (bbp) niet meer de belangrijkste indicator is voor groei. Toch is dit geen nieuw idee. Robert Kennedy zei meer dan veertig jaar geleden al:

> *Het bruto nationaal product zorgt niet voor gezonde kinderen, de kwaliteit van hun opleiding of het plezier in hun spel. Het behelst niet de schoonheid van onze poëzie of de sterkte van onze huwelijken, de intelligentie van ons publieke debat of de integriteit van onze ambtenaren... Kortom, het meet alles behalve datgene wat het leven de moeite waard maakt.*

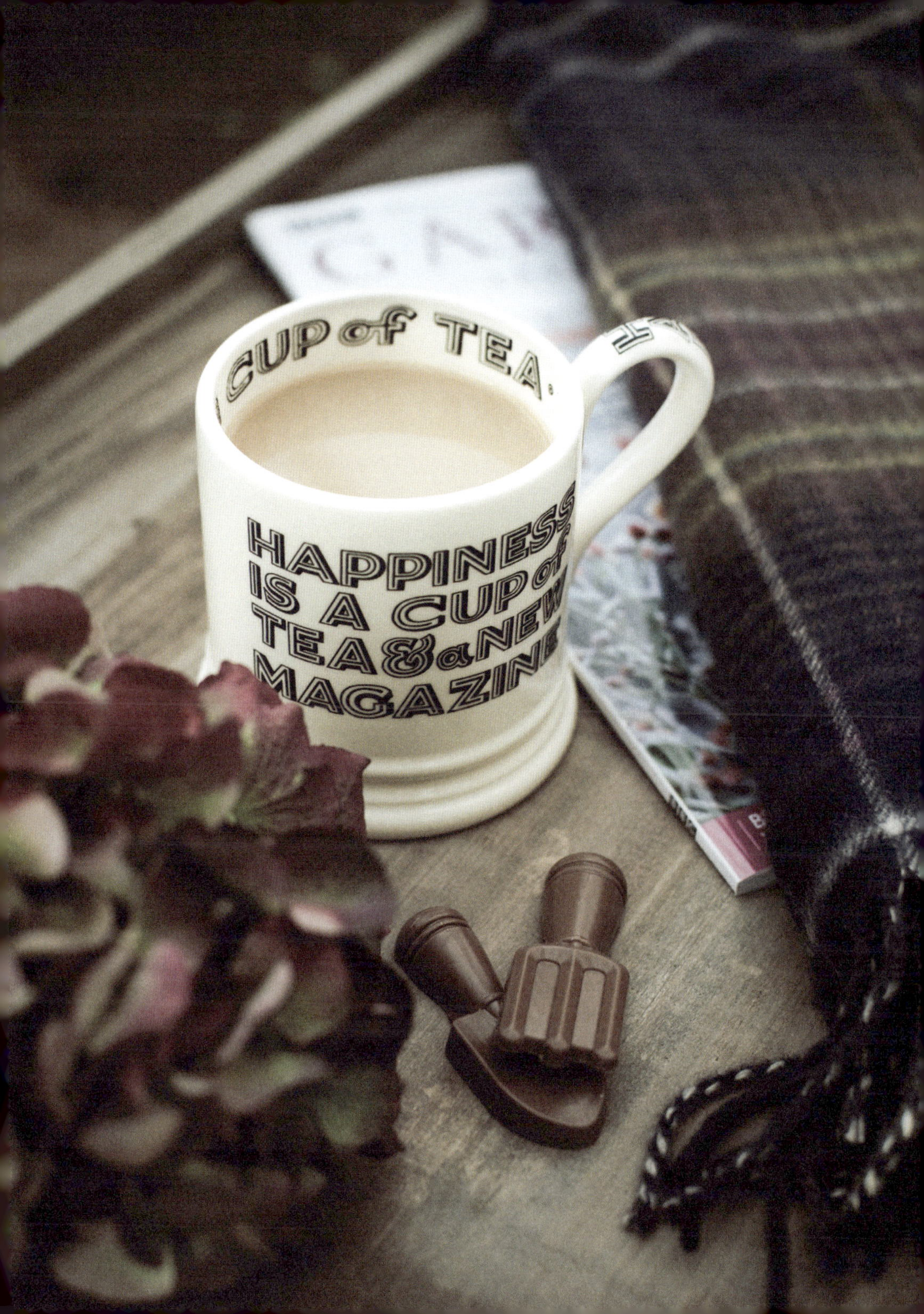
CUP of TEA
HAPPINESS
IS A CUP of
TEA & a NEW
MAGAZINE

De interesse in geluksonderzoek is de laatste tijd dan ook gestegen en het aantal onderzoeken is eveneens toegenomen. Denemarken lijkt overal boven aan de lijst te eindigen. 'Ongeveer één keer per jaar wordt de positie van Denemarken als supermacht weer door een nieuw onderzoek onderstreept,' schreef een journalist van *The New York Times* in 2009. Sindsdien is die uitspraak steeds vaker bevestigd.

Het World Happiness Report dat wordt uitgevoerd in opdracht van de VN, is nu vier keer gepubliceerd. Drie keer eindigde Denemarken op de eerste plek en één keer zakten we naar nummer drie. Het World Happiness Report is slechts een van de vele topnoteringen van Denemarken als gelukkig en leefbaar land.

Hetzelfde patroon komt naar voren als de OESO onderzoek doet naar tevredenheid van leven, en als de European Social Survey kijkt naar geluk. Het tijdschrift *Monocle* heeft Kopenhagen meermaals benoemd als leefbaarste stad. Tegenwoordig is het in Denemarken alleen nog maar nieuws als we niét op de eerste plek eindigen in een welzijnsonderzoek. De Denen kunnen alleen nog maar minzaam glimlachen als ze horen dat Denemarken het gelukkigste land van de wereld is. Toch zijn ze zich er wel van bewust dat Denemarken niet het mooiste weer heeft en dat ze er niet bepaald uitzien als het gelukkigste volk van de wereld als ze op een natte februariochtend in de file staan.

Maar waarom zijn de mensen in Denemarken dan wel gelukkig?

De positie van Denemarken in geluksonderzoeken

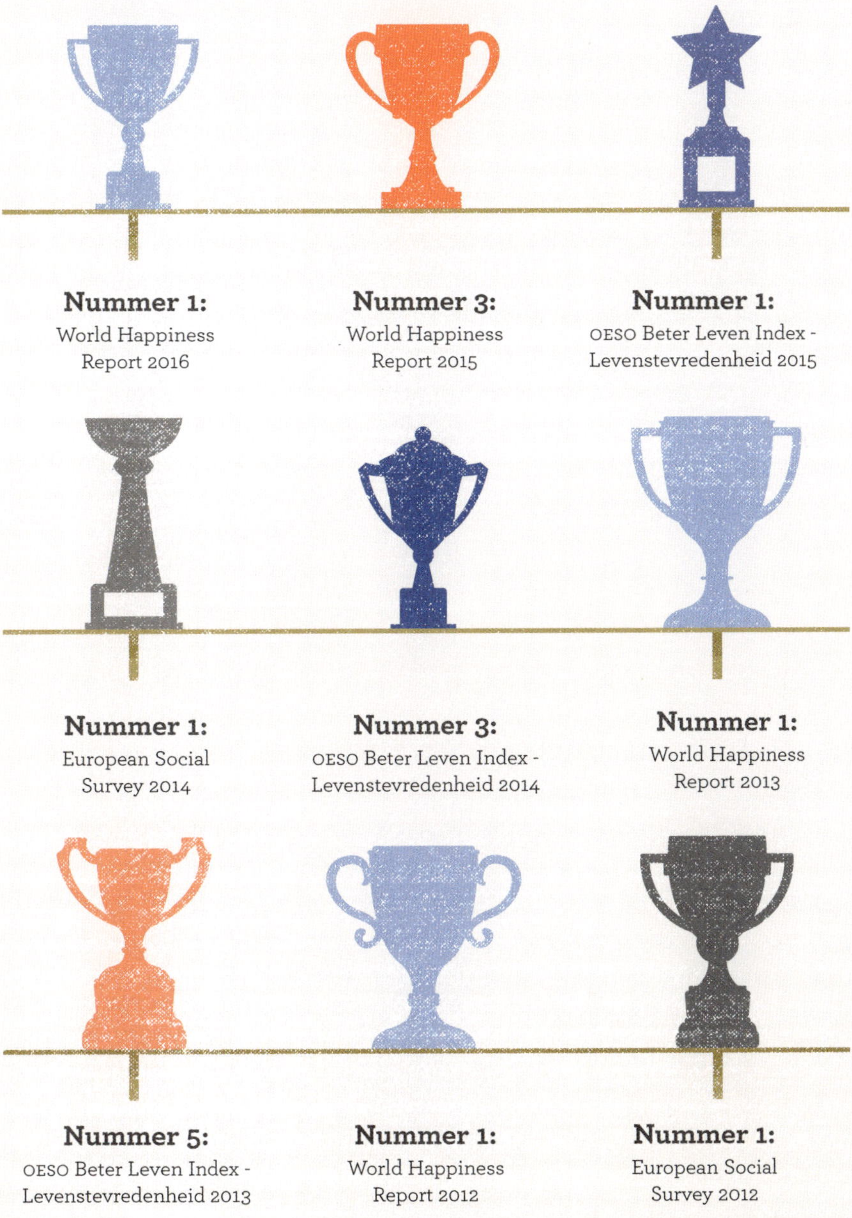

DE GELUKKIGE DENEN

Zoals gezegd wordt Denemarken dus regelmatig aangewezen als het gelukkigste land ter wereld en dat heeft de interesse gewekt van geluksonderzoekers. Wat is de reden van zo'n hoog geluksniveau in Denemarken?

Bij het Happiness Research Institute hebben we geprobeerd deze vraag te beantwoorden in het rapport 'De gelukkige Denen – een onderzoek naar het hoge geluksniveau in Denemarken'. In het kort: er zijn heel veel redenen. Dat men in het ene land gelukkiger is dan in het andere, komt door verschillende factoren: genetica, onze relaties, gezondheid, inkomen, werk, je nuttig voelen en vrijheid.

Maar een van de hoofdredenen waarom Denemarken zo goed scoort in de internationale geluksonderzoeken is de verzorgingsstaat, want die neemt onzekerheid, zorgen en stress weg uit de samenleving. Je kunt zeggen dat Denemarken het gelukkigste land ter wereld is of je kunt zeggen dat Denemarken het minst ongelukkig is. De verzorgingsstaat is erg goed (niet perfect, maar goed) in het terugdringen van extreme ongelukkigheid. Gratis gezondheidszorg voor iedereen, gratis universitair onderwijs en relatief royale secundaire arbeidsvoorwaarden dragen in grote mate bij aan het terugdringen van ongelukkigheid. Dat is vooral van belang voor diegenen die het niet zo breed hebben; dat deel van de maatschappij is in Denemarken gelukkiger dan in andere rijke landen.

Verder heerst er in Denemarken veel vertrouwen (kijk maar naar al die kinderwagens die buiten cafés staan geparkeerd terwijl de ouders binnen koffiedrinken), er is veel vrijheid (Denen geven aan dat ze erg veel controle over hun eigen leven hebben), rijkdom, een goed bewind en een goed functionerende maatschappij.

Wat deze factoren betreft verschilt Denemarken echter niet van andere Scandinavische landen. Noorwegen, Zweden, Finland en IJsland genieten ook een hoog niveau van welvaart. Daarom zijn ook alle Scandinavische landen terug te vinden in de top tien bij geluksonderzoeken. Maar misschien maakt hygge net dat verschil voor Denemarken. Ik denk dat hygge en geluk met elkaar samenhangen omdat hygge het dagelijks geluk nastreeft en sommige aspecten van hygge leiden tot geluk. Laten we eens kijken welke aspecten dat zijn.

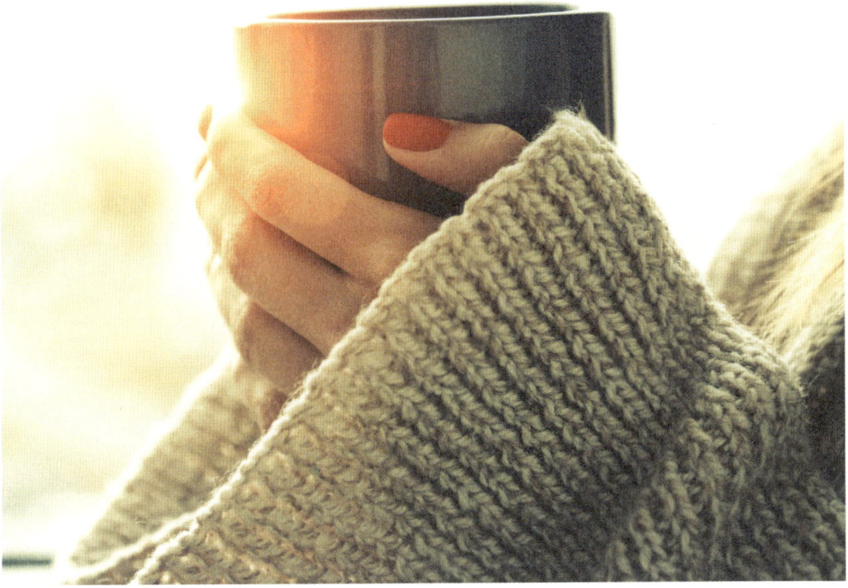

HYGGE ALS SOCIAAL VANGNET

Na het bovenstaande te hebben gelezen, kunnen we nu misschien driekwart van de redenen uitleggen waarom sommige landen gelukkiger zijn dan andere. Factoren als gulheid, vrijheid, bbp, goed bestuur en een gezonde levensverwachting. Maar de factor die de grootste invloed heeft op ons geluk is het sociale netwerk.

Wat dat inhoudt is eenvoudigweg het antwoord op de vraag of mensen iemand hebben op wie ze kunnen terugvallen in een moeilijke tijd, ja of nee. Het is niet de beste of meest genuanceerde manier om ons sociale netwerk te meten, maar dit zijn de gegevens die we hebben voor alle landen die mee hebben gedaan aan het World Happiness Report.

Een van de redenen van het hoge geluksniveau in Denemarken is de goede balans tussen werken en leven, waardoor mensen meer tijd hebben voor familie en vrienden. Volgens de Beter Leven Index van de OESO hebben de Denen meer vrije tijd dan alle andere OESO-leden en volgens de European Social Survey is 33 procent van de mensen in Denemarken kalm en vredig, tegenover 23 procent in Duitsland, 15 procent in Frankrijk en 14 procent in het Verenigd Koninkrijk.

Het beleid doet er dus wel degelijk toe, maar misschien zorgt hygge ook wel voor een speciaal soort samenzijn met je dierbaren. In het hoofdstuk over kameraadschap hebben we het al gehad over het verband tussen relaties, hygge en geluk.

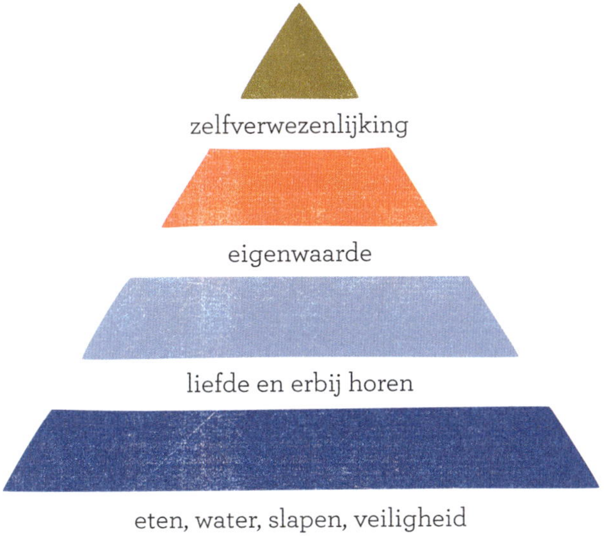

Dit verband valt niet te onderschatten. In 1943 ontwikkelde de Russisch-Amerikaanse psycholoog Abraham Maslow een model dat de piramide van menselijke behoeften wordt genoemd en de theorie dat we bij het voldoen aan onze behoeften onderaan moeten beginnen en zo naar boven moeten werken. De basisbehoeften zijn lichamelijk: eten, water en slaap... en veiligheid. Maar dan volgen de sociale behoeften, onze behoefte aan liefde en ergens bij horen. Als in die behoeften niet wordt voorzien kunnen we niet door naar de volgende lagen, namelijk die van eigenwaarde en zelfverwezenlijking.

Nu geluksonderzoekers bestuderen wat de gemene delers zijn onder hen die zichzelf gelukkig noemen, komt er een patroon naar voren waaruit blijkt dat deze mensen zonder uitzondering zinvolle en positieve sociale relaties hebben. Uit andere studies is gebleken dat wanneer iemand zich sociaal geïsoleerd voelt, dezelfde gebieden in de hersenen actief worden als wanneer iemand fysieke pijn ervaart.

De vier edities van het World Happiness Report die tot nu toe zijn gepubliceerd staan bol van de bewijzen voor een verband tussen relaties en geluk. Familie en vrienden en innige relaties met geliefde volwassenen verklaren de grootste variaties in geluk. Met uitzondering van de armste landen, vertoont geluk meer verband met de kwaliteit van relaties dan met rijkdom.

Volgens de rapporten zijn de belangrijkste relaties die met onze geliefden – in alle lagen van de bevolking – maar onze relaties op het werk, met vrienden en in de gemeenschap zijn ook belangrijk. Relaties van goede kwaliteit hebben dus invloed op onze mate van geluk, maar andersom geldt dat eveneens. Uit de onderzoeken blijkt namelijk ook dat als iemand erg gelukkig is dat tevens leidt tot betere sociale relaties. De reden daarvoor kan zijn dat geluk ons socialer maakt en dat daardoor de kwaliteit van de relaties die we hebben, verbetert. Experimenten tonen ook aan dat mensen die een positieve bui hebben meer interesse tonen in sociale en onbaatzuchtige activiteiten. Ook het World Happiness Report dat 123 naties onderzocht, ontdekte dat het ervaren van positieve gevoelens sterk gerelateerd was aan goede sociale relaties tussen verschillende socioculturele gebieden.

Concluderend kunnen we zeggen dat onderzoeken die over tientallen jaren plaatsvonden aantonen dat er een verband is tussen onze relaties en ons welzijn. Gelukkigere mensen hebben een grotere vriendenkring en betere vriendschappen en familierelaties. Goede relaties zorgen voor geluk en zijn er eveneens het gevolg van. De onderzoeken suggereren dat, van alle factoren die geluk beïnvloeden, het gevoel dat je een verbintenis hebt met de mensen om je heen bijna helemaal boven aan de lijst staat.

Daarom is hygge misschien wel een van de redenen dat Denen altijd zeggen dat ze veel geluk ervaren. Niet alleen is er in Denemarken een beleid dat ervoor zorgt dat ze tijd hebben voor zinvolle relaties, maar de taal en de cultuur zorgen er ook voor dat Denen prioriteit geven aan tijd doorbrengen met hun familie en vrienden, en dat ze kwalitatief goede relaties opbouwen.

GENIETEN EN DANKBAARHEID

Zoals reeds genoemd in het hoofdstuk over eten, gaat het er bij hygge om dat je jezelf en anderen trakteert. Het gaat erom dat je geniet van het moment en de eenvoud van goed eten en goed gezelschap.

Het gaat erom dat je de warme chocolademelk met slagroom de liefde en aandacht geeft die hij verdient. In één woord: verwennerij. Hygge gaat om het nu, hoe je van het moment geniet en er het beste van maakt.

Genieten draait voor het grootste deel om dankbaarheid. We herinneren elkaar er vaak aan dat we dingen niet voor lief moeten nemen. Dankbaarheid is meer dan 'dank je wel' zeggen als je een cadeautje krijgt. Het gaat erom dat je in gedachten houdt dat je nú leeft en dat je stilstaat bij het moment en het leven dat je leidt waardeert, dat je beseft wat je allemaal hebt en niet denkt aan wat je niet hebt. Clichés? Jazeker.

Niettemin is uit onderzoek gebleken dat het beoefenen van dankbaarheid van invloed is op de mate van geluk.

Volgens Robert A. Emmons, professor in de psychologie aan Davis, de universiteit van Californië, en een van 's werelds grootste experts op het gebied van dankbaarheid, zijn mensen die dankbaar zijn niet alleen gelukkiger dan mensen die niet dankbaar zijn, maar ze zijn ook hulpvaardiger, vergevingsgezinder en minder materialistisch.

In een van zijn onderzoeken, waarbij meer dan duizend mensen werden ondervraagd, werd aan sommige deelnemers gevraagd om dankbaarheidsdagboeken bij te houden door wekelijks op te schrijven waar ze dankbaar voor waren. De onderzoekers ontdekten dat dankbaarheid psychologische, fysieke en sociale voordelen oplevert. De mensen die dagboeken bijhielden meldden dat ze positieve gevoelens zoals alertheid en enthousiasme ervoeren, ze sliepen beter en vertoonden minder symptomen van ziekte. Ook waren ze alerter op situaties waarbij ze behulpzaam konden zijn.

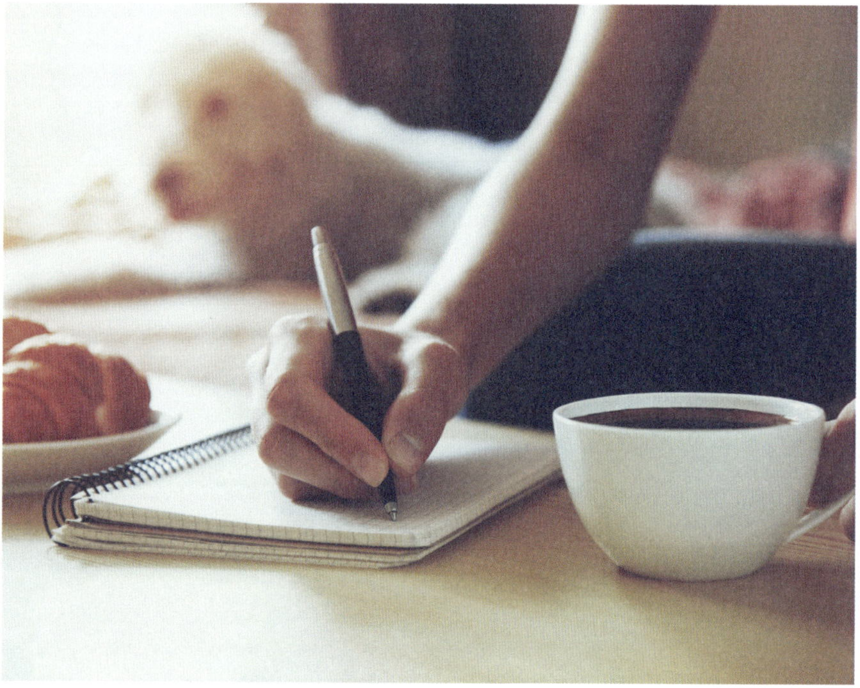

Uit onderzoek is ook gebleken dat dankbare mensen sneller herstellen van pijn en verwondingen dan andere en minder geneigd zijn om gestrest te raken in verschillende situaties. Het mag duidelijk zijn waarom het van belang is om dankbaarheid op te nemen in je dagelijks leven.

Helaas is ons emotionele systeem gek op nieuwe dingen en passen we ons dan ook snel aan nieuwigheden aan, vooral als die positief zijn. Daarom moet je steeds nieuwe dingen verzinnen om dankbaar voor te zijn en niet in hetzelfde denkpatroon blijven hangen. Emmons gelooft dat dankbaarheid ervoor zorgt dat mensen een stapje terug doen, waardoor ze de waarde zien van wat ze hebben en het daardoor meer waarderen. Dit verkleint eveneens de kans dat ze het voor lief zullen nemen.

Hygge helpt ons dankbaar te zijn voor de dagelijkse dingen. Bij hygge haal je het meeste uit het moment, maar hygge is ook een manier van geluk inplannen en koesteren. Denen plannen hyggelige tijden in en denken er later graag aan terug.

'Hoort nostalgie ook bij hygge?' vroeg een van de ontwerpers van dit boek aan mij. Hij had wat gelezen in de vroege versies en we bespraken nu het gevoel en het visuele aspect in café Granola aan de Værnedamsvej in Kopenhagen. In eerste instantie verwierp ik zijn idee, maar tijdens het schrijven begon ik me langzaamaan te realiseren dat hij gelijk had. Terugdenkend aan hygge-momenten – zitten bij de open haard of op een balkon in de Franse Alpen, of het zomerhuisje uit mijn jeugd binnenlopen – werd ik helemaal high van de nostalgie. En tegelijkertijd merkte ik dat ik breeduit zat te glimlachen.

Volgens het onderzoek 'Nostalgia: Content, Triggers, Functions' in de *Journal of Personality and Social Psychology* (november 2006) brengt nostalgie positieve gevoelens teweeg, versterkt het onze herinneringen en het gevoel dat we geliefd zijn en stimuleert het ook nog eens ons zelfvertrouwen. Hoewel hygge en geluk allebei draaien om het waarderen van het moment, mag dat moment dus ook gepland en bewaard worden. Hygge en geluk omvatten zowel het heden als het verleden en de toekomst.

HYGGE ALS DAGELIJKS GELUK

Ik bestudeer geluk. Elke dag probeer ik die ene vraag te beantwoorden: waarom zijn sommige mensen gelukkiger dan andere?

Ik heb me laten vertellen dat muzikanten de muziek al in hun hoofd kunnen horen als ze notenschrift lezen. Hetzelfde gebeurt bij mij als ik kijk naar geluksgegevens. Ik hoor de geruststellende geluiden van goede levens. Ik hoor het plezier, het gevoel van verbondenheid en het besef dat je nuttig bent.

Veel mensen zijn echter sceptisch over de mogelijkheid om geluk te meten. Een van de argumenten is dat er verschillende opvattingen zijn over wat geluk is. We proberen dat te erkennen door te zeggen dat geluk een overkoepelende term is die wij ontleden, waarna we de verschillende componenten bestuderen. Dus als het Happiness Research Institute, de VN, de OESO en verschillende overheden proberen om geluk en kwaliteit van leven te meten en nader te omschrijven, kunnen we ten minste drie aspecten van geluk in ogenschouw nemen.

Als eerste kijken we naar tevredenheid over het leven. Dit doen we door mensen in internationale onderzoeken te vragen: hoe tevreden ben je al met al met je leven? Of: hoe gelukkig ben je op een schaal van 1 tot 10? Doe eens een stapje terug en bekijk je leven. Denk aan het beste leven dat je zou kunnen leiden en het slechtste: waar sta je voor je gevoel dan nu? Hier scoort Denemarken het hoogst van de hele wereld.

Als tweede kijken we naar het emotionele en hedonistische aspect. Welke emoties ervaren mensen dagelijks? Als je naar gisteren kijkt: was je toen boos, verdrietig of eenzaam? Heb je gelachen? Voelde je je gelukkig? Geliefd?

Het derde aspect heet het eudemonische aspect, ontleend aan het Oudgriekse woord '*eudaimonia*', dat geluk betekent. Het is gebaseerd op de opvatting van Aristoteles over geluk; hij vond een zinvol leven een goed leven. Hierbij gaat het er dus om of mensen zich nuttig voelen.

Idealiter volgen we een duizendtal mensen – op een wetenschappelijke manier, niet als een stalker – gedurende ongeveer tien jaar. Want in die periode zullen sommigen promotie maken, sommigen hun baan verliezen en sommigen gaan trouwen. De vraag is: welke invloed hebben die veranderingen in omstandigheden op de verschillende aspecten van geluk?

Hoe gelukkig ben je al met al? Hoe tevreden ben je met je leven? Deze vragen zijn over de hele wereld miljoenen keren gesteld en beantwoord zodat we nu de gegevens kunnen bestuderen. Wat hebben gelukkige mensen gemeen, of ze nu uit Denemarken, het Verenigd Koninkrijk, de Verenigde Staten, China of India komen? Wat is het gemiddelde effect op geluk van bijvoorbeeld een verdubbeling van je inkomen of een huwelijk? Wat zijn de gemene delers van geluk?

Dit doen we al jaren met betrekking tot gezondheid bijvoorbeeld. Daarbij wordt ook naar de overeenkomsten gekeken tussen mensen die honderd worden. Door die onderzoeken weten we dat alcohol, tabak, beweging en voeding effect hebben op onze levensduur. Diezelfde methode gebruiken we nu om te leren begrijpen wat effect heeft op geluk.

Je zou kunnen zeggen dat geluk heel subjectief is. Natuurlijk, dat is het ook en zo hoort het ook. Wat ik belangrijk vind is hoe je je voelt over je leven. Volgens mij kun je zelf het beste beoordelen of je gelukkig bent of niet. Natuurlijk is het moeilijk om te moeten werken met subjectieve maatstaven, maar het is niet onmogelijk. We doen het al bij stress, angst en depressie; ook dat zijn namelijk subjectieve verschijnselen. Uiteindelijk draait het om wat we als individu van ons leven vinden. Er is nog nooit een goed argument geopperd dat me ervan zou kunnen overtuigen dat geluk het enige is wat niet op een wetenschappelijke manier onderzocht kan worden. Geluk is datgene wat er het meest toe doet in het leven; waarom zouden we dat niet proberen te begrijpen?

Daarom proberen we te begrijpen wat nou precies leidt tot tevredenheid, tot emotioneel en hedonistisch geluk en eudemonisme. De verschillende aspecten hebben uiteraard een onderling verband. Als je dagelijks leven gevuld is met positieve emoties zul je waarschijnlijk een hogere mate van tevredenheid aangeven. Maar het tweede aspect is zeer veranderlijk. We detecteren hier een weekendeffect. Mensen geven aan dat ze meer positieve emoties ervaren in het weekend dan door de week. Dit zal de meeste mensen niet verrassen, omdat we in het weekend meer tijd hebben om activiteiten te ondernemen die positieve emoties teweegbrengen. Verder zijn de verschillende aspecten van geluk ook biologisch gezien aan elkaar gerelateerd. Hedonistisch en eudemonistisch welzijn zijn bijvoorbeeld aan elkaar gerelateerd omdat de hersenactiviteit bij hedonistische ervaringen van genot overeenkomen met de hersenactiviteit bij eudemonistische ervaringen.

Terug naar hygge en geluk. Volgens mij is een van de interessantste ontdekkingen van de afgelopen jaren dat het ervaren van positieve emoties meer effect heeft op ons algehele welzijn dan de afwezigheid van negatieve emoties (hoewel beide belangrijk zijn volgens het World Happiness Report).

Tijdens het onderzoek voor en het schrijven van dit boek ben ik tot het besef gekomen dat hygge een dagelijkse aanjager kan zijn voor geluk. Hygge reikt ons de taal, het doel en de methode aan waarmee we geluk kunnen inplannen en behouden, én hygge zorgt ervoor dat we elke dag een kleine dosis geluk innemen. Als je na een lange werkdag in een koude, regenachtige wintermaand thuiskomt, brengt hygge je het dichtste bij gelukkig.

En laten we wel wezen, dáár speelt ons leven zich het grootste gedeelte van de tijd af: niet in koude, regenachtige wintermaanden, maar in het dagelijks leven. Eén keer per jaar (of vaker, als we geluk hebben) liggen we misschien op een strand in een exotisch oord en treffen we daar zowel hygge als geluk aan. Maar bij hygge draait het om het beste halen uit datgene waar we het meeste van hebben: het dagelijks leven. Misschien verwoordde Benjamin Franklin het wel het beste toen hij zei: 'Geluk schuilt meer in klein dagelijks gemak of genot dan in grote stukken geluk die zelden voorkomen.'

En nu ga ik op bezoek bij mijn vader en zijn vrouw. Ik denk dat ik een taart voor hen meeneem.

FOTOVERANTWOORDING

p.7 Westend61/Getty Images

p.13 Tulio Edreira/EyeEm/Getty Images

p.17 Lynnette/Shutterstock

p.31 Ann-Christine/Valdemarsro.dk

p.40 Sandra Starke/EyeEm/Getty Images

p.45 Ann-Christine/Valdemarsro.dk

p.51 Meik Wiking

p.54 savageultralight/Shutterstock

p.56 Fotovika/Shutterstock

p.60 Ann-Christine/Valdemarsro.dk

p.64 Svitlana Sokolova/Shutterstock

p.71 Mikkel Heriba/Copenhagenmediacenter

p.74 La Glace

p.76 Ann-Christine/Valdemarsro.dk

p.79 Sarka Babicka/Getty Images

p.81 Radovan Surlak/EyeEm/Getty Images

p.85 Peter Anderson/Getty Images

p.86 AS Food Studio/Shutterstock

p.88 Ann-Christine/Valdemarsro.dk

p.90 Ann-Christine/Valdemarsro.dk

p.92 Ann-Christine/Valdemarsro.dk

p.94 AGfoto/Shutterstock

p.96 Ann-Christine/Valdemarsro.dk

p.99 Klaus Vedfelt/Getty Images

p.103 Renata Gimatova/EyeEm/Getty Images

p.104 Anna Fox/EyeEm/Getty Images

p.106 Anne Vanraes/EyeEm/Getty Images

p.109 Ruth Jenkinson/Getty Images

p.113 Serny Pernebjer/Getty Images

p.116 Kahlerdesign

p.117 IsakBA/Shutterstock

p.119 Meik Wiking

p.121 KristianSeptimiusKrogh/Getty Images

p.122 Kay Bojesen Denmark

p.123 Ann-Christine/Valdemarsro.dk

p.124 Jodie Johnson/Shutterstock

p.126 Yulia Grigoryeva/Shutterstock

p.129 Meik Wiking

p.130 Hero Images/Getty Images

p.132 Photographee.eu/Shutterstock

p.134 Jill Ferry Photography/Getty Images

p.138 Meik Wiking

p.144 Marc Volk/Getty Images

p.147 Meik Wiking

p.148 Lumina Images/Getty Images

p.151 Meik Wiking

p.155 Morten Jerichau/
Copenhagenmediacenter

p.156 Ann-Christine/Valdemarsro.dk

p.157 Meik Wiking

p.159 Meik Wiking

p.160 Hinterhaus Productions/Getty Images

p.163 Ann-Christine/Valdemarsro.dk

p.164 Klaus Bentzen/Copenhagenmediacenter

p.166 Meik Wiking

p.168 Ethan Miller/Staff/Getty Images

p.170 Dennis Paaske/EyeEm/Getty Images

p.171 venerof/Shutterstock

p.172 galyaivanova/Getty Images

p.173 Anna Shepulova/Shutterstock

p.177 Paul Viant/Getty Images

p.178 JAG IMAGES/Getty Images

p.181 Meik Wiking

p.183 Ann-Christine/Valdemarsro.dk

p.184 Lolostock/Shutterstock

p.187 Meik Wiking

p.189 SarahGinn/Nomad Cinema

p.191 Meik Wiking

p.192 Thomas Høyrup Christensen/ Copenghagenmediacenter

p.195 Marcel ter Bekke/Getty Images

p.200 www.caecacph.com/Jacob Schjørring & Simon Lau/Copenhagenmediacenter

p.201 Thomas Høyrup Christensen/ Copenghagenmediacenter

p.202 La Glace

p.203 Anders Bøgild/Copenhagenmediacenter

p.204 Tivoli/Copenhagenmediacenter

p.206 Ty Stange/Copenhagenmediacenter

p.207 Ty Stange/Copenhagenmediacenter

p.208 Ty Stange/Copenhagenmediacenter

p.210 www.caecacph.com/Jacob Schjørring & Simon Lau/Copenhagenmediacenter

p.213 Martin Heiberg/ Copenhagenmediacenter

p.217 Cees van Roeden/ Copenhagenmediacenter

p.218 Ty Stange/Copenhagenmediacenter

p.221 AnjelikaGr/Shutterstock

p.222 Chris Tonnesen/Copenhagenmediacenter

p.227 Ann-Christine/Valdemarsro.dk

p.228 Ty Stange/Copenhagenmediacenter

p.232 Brent Hofacker/Shutterstock

p.234 Belinda Gehri/Great Dane Paper Shop

p.238 Jonas Smith/Copenhagenmediacenter

p.243 Ann-Christine/Valdemarsro.dk

p.245 Meik Wiking

p.246 Westend61/Getty Images

p.249 Meik Wiking

p.250 Ty Stange/Copenhagenmediacenter

p.253 Ty Stange/Copenhagenmediacenter

p.255 Adrian Lazar/Copenhagenmediacenter

p.258 Westend61/Getty Images

p.262 WichitS/Shutterstock

p.267 Here/Shutterstock

p.271 Sean Malyon/Getty Images

p.275 A. en I. Kruk/Shutterstock

p.280 A. en I. Kruk/Shutterstock

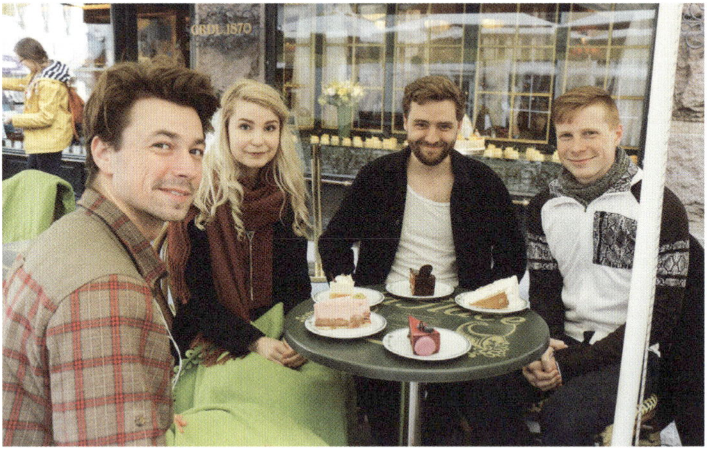

Ik wil graag de onderzoekers aan het Happiness Research Institute – Johan, Felicia, Michael en Kjartan – bedanken voor hun hulp bij het schrijven van dit boek. Zonder hen zou mijn werk nog niet half zo hyggeligt zijn.

La Glace, juni 2016